门诊保障：
从个人账户到门诊统筹

王宗凡 著

U0260951

中国劳动社会保障出版社

图书在版编目（CIP）数据

门诊保障：从个人账户到门诊统筹/王宗凡著. —北京：中国劳动社会保障出版社，2012

ISBN 978-7-5167-0121-8

Ⅰ.①门… Ⅱ.①王… Ⅲ.①医疗保健制度-体制改革-研究-中国 Ⅳ.①R199.2

中国版本图书馆 CIP 数据核字（2012）第 273910 号

中国劳动社会保障出版社出版发行

（北京市惠新东街1号　邮政编码：100029）

出版人：张梦欣

*

北京世知印务有限公司印刷装订　　新华书店经销

787 毫米×1092 毫米　16 开本　18.75 印张　239 千字

2012 年 11 月第 1 版　　2012 年 11 月第 1 次印刷

定价：48.00 元

读者服务部电话：010-64929211/64921644/84643933

发行部电话：010-64961894

出版社网址：http://www.class.com.cn

目　　录

第一篇　个人账户

第二篇　门诊大病统筹

第三篇　门诊统筹

第一篇　个人账户

　　自新加坡在医疗保险中引入个人账户之后，医疗个人账户就引起了广泛的质疑。时至今日，在医疗保险领域引入个人账户的国家很少。在20世纪90年代我国职工医疗保险改革过程中，确定了社会统筹与个人账户相结合的基本原则，也引入了个人账户。1998年以来，我国在全国范围内全面建立了社会统筹与个人账户相结合的城镇职工基本医疗保险制度。可以说，个人账户的引入在职工医疗保险改革的顺利过渡过程中曾经发挥了巨大作用。不过，医疗个人账户不能互助共济、没有公平的缺陷也非常突出。因此，在随后创建新型农村合作医疗制度和城镇居民基本医疗保险制度过程中，我国政府并没有延续社会统筹与个人账户相结合的原则，而是采用大病统筹的制度模式。并且随着两项制度的全面建立和不断完善，两项制度都采用了门诊统筹的方式解决门诊保障问题，将互助共济的社会统筹也引入门诊保障领域。新出台的《社会保险法》有关职工基本医疗保险的部分完全没有提到个人账户，也没有提及坚持社会统筹与个人账户相结合的原则。医疗个人账户由此引起了一轮"存废"的热议。本篇将对职工医疗保险个人账户的产生、发展、基本政策和地方实践及实施的成效问题进行深入分析，并进一步提出职工医疗保险个人账户走向的政策建议。

第一章

职工基本医疗保险个人账户的由来和定位

第一节　医疗个人账户的概念和优缺点

从全球范围来看，医疗保障制度主要有四种模式：国家健康服务（又称免费医疗）、社会医疗保险、商业医疗保险和医疗个人账户。目前，以社会医疗保险作为医疗保障主体制度①的国家最多，其次是国家健康服务制度，而以商业医疗保险、医疗个人账户为主体的国家比较少，特别是以医疗个人账户作为医疗保障主体制度的国家只有新加坡和我国。还有少数国家在辅助性的商业医疗保险领域也引入了个人账户，如美国和南非。

所谓医疗个人账户，是指通过将个人和（或）单位缴纳的医疗缴费记入个人所有的医疗资金账户的一种医疗保障筹资方式。医疗个人账户是仅限个人使用且只能用于医疗费用支付的资金账户。一般来说，建立医疗个人账户的目的是，一个人在年轻、健康时把一部分资金储蓄积累起来，等到将来年老、发生大病时才用于支付自己的医疗费用，即通过储蓄医疗资金以防范未来的大病风险。医疗个人账户与医疗保险（社会保险或商业保险）的不同点在于：医疗保险是在不同健康状况的人之间（健康者与患病者）进行医疗资金的横向再分配和平衡，而医疗个人账户则是在个人的现时消费与将来的医疗消费之间进行纵向的资金平衡。

---

①　一个国家的医疗保障制度通常是多层次的体系，但以一种模式为主体。

　　从整个社会来看，建立医疗个人账户的优点是，通过个人的自我储蓄积累为将来年老、大病预先储备医疗资金，减轻社会和政府所承担的医疗费用负担，缓解将来人口老龄化带来的医疗费用支付压力。不过，医疗个人账户存在不公平的缺陷。医疗个人账户属于个人所有，没有社会互助共济，不能在群体之间分散风险。这使得弱势人群（穷人、大病患者和老年人）难以化解个人的疾病经济风险。正是由于医疗个人账户明显缺乏公平，所以它难以成为一个国家医疗保障制度的主体形式。医疗个人账户必须与其他保障形式结合起来，由其他保障形式来体现公平，对医疗个人账户的不公平进行平衡和补救。

第二节　我国医疗个人账户的引入过程

　　我国于 20 世纪 90 年代初将医疗个人账户引入城镇职工医疗保险改革之中。但我国引入医疗个人账户不是像最早引入医疗个人账户的新加坡那样将其单独作为医疗保障的主体制度，而是将其与社会医疗保险结合起来，建立社会统筹（社会医疗保险）和个人账户相结合（简称统账结合）的基本医疗保险制度作为国家医疗保障的主体制度。医疗个人账户只是国家医疗保障主体制度的一个组成部分。

　　医疗个人账户最早是 1984 年由新加坡率先建立起来的。新加坡的医疗个人账户并不是一个单独的医疗保障制度，而是新加坡中央公积金制度的一个组成部分，中央公积金制度是一个强制储蓄性的社会保障制度，包含养老、医疗、住房保障等多项福利待遇。在总体缴费比例 40%（单位和个人各半）中，有 6%～8% 划入医疗个人账户，通过强制储蓄积累，用于将来的大病（指住院和昂贵的门诊治疗项目）医疗费用支付。

　　我国职工医疗保险制度改革过程中确立社会统筹和个人账户相结合的制度模式，一方面受到以德国为代表的社会医疗保险制度的影响，另一方面显然也受到了新加坡医疗个人账户的影响。统账结合的医疗保险制度是德国式社会保险模式与新加坡个人账户（公积金）模式的组合体。

1993 年，中共十四届三中全会《关于建立社会主义市场经济体制若干问题的决定》中，提出了城镇职工养老和医疗保险制度实行社会统筹和个人账户相结合，职工医疗保险实行统账结合的基本原则由此得以确立。1995 年，我国政府开始在江苏省镇江市和江西省九江市开展统账结合的医疗保险制度改革试点（被称为"两江试点"），为全国医疗保险制度改革探索道路。1996 年，国务院决定在全国范围内扩大统账结合医疗保险改革试点，医疗保险改革试点范围扩大到 20 多个省区的 38 个城市。与此同时，在海南、深圳和青岛等地也参照统账结合的原则进行医疗保险制度改革探索。1998 年年底，在总结各地医疗保险制度改革试点经验的基础上，国务院颁布了《关于建立城镇职工基本医疗保险制度的决定》，开始在全国城镇建立统账结合的职工基本医疗保险制度。时至今日，统账结合的职工医疗保险制度早已全面建立，为广大城镇职工提供了较好的医疗保障。如从 1995 年城镇职工医疗保险制度改革试点开始计算，我国在医疗保险领域引入个人账户已有整整 17 年的历史。

第三节　我国医疗个人账户的功能定位

《关于建立城镇职工基本医疗保险制度的决定》确定的医疗保险制度改革的一个最重要的基本原则就是社会统筹与个人账户相结合。社会统筹是把医疗保险筹资的一部分集中起来，建立社会统筹基金，统一管理和使用，用于支付大病（主要是住院）的医疗费用，分散大病风险；个人账户则是把医疗保险筹资的另一部分划入每个人的账户，用于支付本人的小病（门诊）费用。社会统筹实行互助共济，而个人账户归个人所有、个人使用。

我国的医疗个人账户是统账结合的职工医疗保险制度的一个组成部分。在特殊的历史背景下，我国医疗个人账户被赋予与新加坡不同的功能目标。

门诊保障：从个人账户到门诊统筹

我国传统的劳保、公费医疗保障制度有三大缺陷：一是实行企业保险，导致不同企业医疗费用负担畸轻畸重；二是国家、企业大包大揽，个人基本不承担责任；三是对个人的医疗消费和医疗机构的服务提供缺乏有效的制约机制，导致医疗费用增长过快。实行医疗保险制度改革后，新的统账结合制度通过建立社会统筹解决了企业负担不均问题，而建立个人账户的目的就在于克服老制度的后两个缺陷。一方面，通过建立个人账户，明确个人在医疗保障中的责任：个人要为自己的账户缴一部分费用；个人账户用于支付门诊或小病费用，用完账户后则由个人自付。另一方面，通过明确个人账户的个人所有权，促使个人主动约束不合理的医疗消费，从而达到控制医疗费用的目的（需方控制）。

因此，我国医疗个人账户功能不仅仅是积累资金。从实践中看，我国医疗个人账户的功能有三个方面：一是用于支付现时的门诊或小病医疗费用；二是通过明确个人账户的个人所有权来增强个人自我约束意识，促使个人主动约束自己的医疗消费；三是通过个人节约使用账户资金，从而促进个人账户的不断积累，以应付将来年老、大病时的医疗费用支付风险。在这三个功能中，支付现时医疗费用是个人账户的直接功能，也是最主要的功能，而约束和积累功能则是派生的、间接的，是个人账户所承担的责任对人们的意识和行为产生的影响。在新加坡，个人账户的积累功能是最主要的；而在我国，个人账户的积累功能则比较弱，也比较次要。

第二章

职工医疗保险个人账户的政策和实践

第一节 职工医疗保险个人账户的中央政策安排

1998 年出台的《关于建立城镇职工基本医疗保险制度的决定》（以下简称《决定》）中，对统账结合的城镇职工基本医疗保险制度的基本政策作出了原则规定。同时，《决定》也给地方因地制宜制定符合地方实际的具体政策留有一定的灵活空间。以下对《决定》中有关个人账户的政策要点进行简要分析。

一、个人账户划入比例

《决定》规定，用人单位的缴费比例为工资总额的 6% 左右，个人缴费为职工本人工资的 2%。其中，个人缴费的 2% 全部划入个人账户，6% 的单位缴费中拿出 30% 划入个人账户，单位缴费的剩余部分（70%）用于建立社会统筹基金。不过单位缴费划入个人账户的 30% 并非均等地划入每个人的个人账户，而是根据每个人所在的年龄段确定不同的划入比例，年龄段越高，划入的比例也越高。而具体的年龄段的划分和不同年龄段的具体划入比例均由地方政府确定。

二、统账结合的方式

《决定》并未明确统账结合的具体方式，只是要求统筹基金和个人账户要划定各自的支付范围，明确各自责任，分别核算，互不挤占，以免统筹基金透支个人账户。主管部门发布的有关《决定》的政策说明给出了三种可供地方选择的统账结合方式：一是按费用大小划分社会统筹和个人账户的各自支付范围，社会统筹支付大额费用，个人账户支付小额费用；二是按门诊和住院划分，个人账户支付门诊费用，社会统筹支付住院费用；三是按病种划分。在此前地方统账结合医保制度改革试点过程中，形成了两种统账结合的方式：板块式和通道式。在板块式中，社会统筹和个人账户的使用完全分开，门诊费用由个人账户支付，住院费用由社会统筹支付，社会统筹与个人账户分工明确、互不挤占；不过，为了避免患者个人负担过重，各地也把一部分门诊特殊病种（门诊大病）划入社会统筹基金的支付范围。而在通道式中则社会统筹和个人账户基金的使用相通，不论门诊、住院，医疗费用首先由个人账户支付，个人账户用完后个人自付一定额度的费用，然后进入社会统筹支付。从《决定》的政策说明中给出的三种统账结合方式来看，前一种相当于通道式，第二种相当于板块式，而第三种大致可归类于板块式。因此可以说，《决定》中并未完全否定改革试点过程中曾经采用过、但出现较多问题（特别是社会统筹和个人账户基金混用导致社会统筹透支个人账户）的通道式，而是通道式、板块式均可选择。不过，中央主管部门在执行《决定》的过程中，更倾向于板块式。

三、个人账户的使用和管理

《决定》并未明确规定个人账户的支付范围，而是让地方来具体确定如何使用个人账户。但《决定》规定，基本医疗保险基金（包括个人账户基金）必须专款专用，只能用于医疗支出，不得挪作他用；医疗保险经办机构承担基本医疗保险基金（包括个人账户基金）的管理责任。《决定》还规定，基本医疗保险基金（包括个人账户基金）只能用于支付符合基本医疗保险三个目录（药品、诊疗项目和医疗服务设施范围）的医疗费用。另外，《决定》规定，个人账户可以用于支付统筹基金起付标准以下的需个人自付的费用。

四、补充医疗保险

《决定》规定，公务员群体可以在基本医疗保险之外另建立公务员医疗补助制度。为弥补基本医疗保险待遇的不足，《决定》还鼓励建立企业补充医疗保险，企业补充医疗保险缴费 4% 以内的部分可以享受免税优惠政策。尽管《决定》有关公务员医疗补助和企业补充医疗保险的相关政策并未看出其与个人账户的关联性，但在地方实践过程中，上述两种补充保险的支付范围往往与个人账户密切相关。

第二节　职工医疗保险个人账户的地方实践

由于我国各地的经济社会发展状况千差万别，中央政府出台的医疗保险政策一般都比较原则和灵活，给地方因地制宜制定具体政策留出了一定的空间。有关个人账户的政策也是如此。中央政策的灵活性促成了各地制定出多样化的个人账户政策。

一、个人账户比例

各地基本按照中央政府的要求，把全部个人缴费（2%）和 30% 左右的单位缴费划入个人账户。单位缴费的划入比例一般根据各地的具体情况在 30% 上下略有浮动。具体到每个人的个人账户如何记账，各地通常是划出几个年龄段，分别确定不同的记账比例，年龄段越高，记入比例越高，退休人员虽没有个人缴费，但记账比例最高（见表2—1）。

表2—1　　　　　　　　部分地区职工医保个人账户记账办法

地区	缴费比例 （单位＋个人）	记账基数	不同年龄段个人账户的记账比例 （在职职工包括2%个人缴费）
镇江	9%＋2%	在职：本人工资 退休：本人养老金	35岁以下3%，35～44岁4%，45岁至退休前5%，退休人员6%

地区	缴费比例 （单位＋个人）	记账基数	不同年龄段个人账户的记账比例 （在职职工包括2%个人缴费）
九江	8%＋2%	在职：本人工资 退休：本人养老金	35岁以下3.2%，35～44岁3.5%，45岁至退休前4%，退休人员5%
海南	10%＋1%	在职：本人工资 退休：本人养老金	40岁以下4%，41～50岁5%，51岁至退休前6%，退休人员8%
北京	9%＋2%	在职：本人工资 退休：社平工资	35岁以下2.8%，36～45岁3%，46岁至退休前4%，退休后至70岁4.3%，70岁以上4.8%
上海	10%＋2%	个人缴费：本人工资 单位缴费：社平工资	35岁以下2.5%，35～44岁3%，45岁至退休前3.5%，退休后至74岁4%，75岁以上4.5%
威海	8%＋2%	在职：本人工资 退休：本人养老金	45岁以下5.5%，45岁至退休前6%，退休人员8%
厦门	8%＋2%	在职：单位缴费基数 退休：本人养老金	35岁以下3.6%，36～49岁4.4%，50岁至退休前5.2%，退休人员8%
广州	8%＋2%	在职：本人工资 退休：社平工资	35岁以下3%，35～44岁4%，45岁至退休前4.8%，退休人员5.1%
南京	8%＋2%	在职：本人工资 退休：本人养老金	35岁以下3%，35～44岁3.4%，45岁至退休前3.7%，退休人员5.4%
西安	7%＋2%	在职：本人工资 退休：本人养老金	40岁以下2.7%，40～50岁3%，51岁至退休前3.6%，退休人员5%
太原	6.5%＋2%	在职：本人工资 退休：本人养老金	45岁以下2.8%，46岁至退休前3.9%，退休人员5%

资料来源：根据各地城镇职工基本医疗保险相关政策汇总而成。

　　至于记入个人账户的缴费基数，一般在职职工以本人缴费工资为基数、退休人员以本人养老金为基数。也有少数地区以单位缴费基数为基数（如厦门）或以社会平均工资为基数（如北京、上海）。

二、统账结合的方式

实践中，绝大多数地区采用的是中央主管部门倡导的板块式统账结合。不过，仍有少数地区坚持医改试点时期的通道式统账结合（如镇江、厦门），但对早期的通道式进行了改造，把住院费用改为直接进入社会统筹支付，不再与门诊一样首先由个人账户支付。

三、个人账户的使用和管理

中央政策要求划清社会统筹和个人账户各自的支付范围，不得互相挤占，但并没有对具体的支付范围作出明确划分。从各地的实践看，绝大多数地区规定，个人账户主要用于支付门诊费用（包括直接到定点零售药店购药），也允许用于支付住院时起付线以下需个人自付的费用和社会统筹支付中需由个人共付的费用。实际上，除应由社会统筹基金支付的费用外，其他符合医保政策的医疗费用均可由个人账户支付。

关于个人账户如何管理，中央政府只是笼统规定医保经办机构负责基本医疗保险基金（包括个人账户基金）的管理，而对如何管理个人账户没有作出具体规定。各地则根据当地的实际情况（是否有财力建立医保信息管理系统、医保经办机构的人员数量和管理能力等）确定各自的个人账户管理方式。从实践中看，主要有两种个人账户管理方式：医保经办机构直接管理和通过银行系统管理。多数地区由医保经办机构直接管理：医保经办机构自建信息网络系统、为参保人发放个人账户（医疗保险）卡，参保人持卡就医、购药，医保经办机构通过网络系统直接向医疗机构、药店结算费用，医保经办机构在与医疗机构结算费用过程中要对是否合理诊治和用药进行监督和审核。少数地区则通过银行系统来管理个人账户：由银行为参保人办理 IC 卡，医保经办机构定期将资金划拨到每个参保人的银行 IC 卡户头，参保人持卡就医、购药，医保经办机构将资金拨给银行，银行的网络系统自动完成与医疗机构的费用结算，医保经办机构较少甚至完全不对账户的使用情况进行监督、审核。实行通道式统账结合方式的地区采用的是第一种管理方式，而且医保经办机构的监管也比较严格，不仅要求个人账户必须用于医疗消费，而且要求医疗机构执行基本医疗保险三个目录（药品、诊疗项目和医疗服务设施），并对医疗机构发生的费用进行审核。实行通道式统账结合的地区之所以对个人账户进行严格管理，是因为个人账户用完后可以进入社会统筹报销，严格管理个人账户是为了避免由于滥用个人账户资金而给社会统筹增加额外负担。实行板块式统账结合的地区既有由医保经办机构直接管理的，也有通过银行系统来管理的。不过，实行板块式统账结合的地区，医保经办机构对个人账户的管理要宽松一些。一般只要求医疗机构执行三个目录，有的地区甚至只要求个人账户要用于医疗消费，不必受医疗保险三个目录的限制。而通过银行管理的地区，医保经办机构基本不管，只是要求个人账户用于医疗消费，基本没有医疗消费的监督检查。极少数地区甚至把银行的个人账户卡设成普通的储蓄存折（电子钱包），可以直接提现用于其他与医疗无关的消费性支出。

实际上，一部分地区对个人账户疏于管理甚至完全不管的做法违反了中央政策：个人账户属于基本医疗保险基金的一部分，医保经办机构对个人账户同样有管理和监督的责任。各地之所以少管或不管个人账户，主要原因有两点：一是避免与参保人发生矛盾。参保人认为个人账户属个人所有，觉得医保经办机构的监督、核查使得使用个人账户的手续比较烦琐，使用范围又受限制，很不方便，因而反对对个人账户资金进行监管。二是管理成本高、管理难度大。个人账户管理需要医疗保险信息网络系统建设和维护的大量投入；而且，门诊治疗人次量大，门诊服务的监督审核工作量巨大，超出了医保经办机构的承受能力。

四、补充医疗保险

实践中，不少地区建立的补充保险与个人账户关系紧密。一些地区的大额医疗互助制度（主要用于支付统筹基金封顶线以上的医疗费用）规定，个人账户用完后超过一定数额（起付线）之上的门诊医疗费用可由大额医疗互助基金支付一定比例。多数地区的公务员医疗补助政策也对门诊大额费用实行一定比例的补助；不少地区甚至还把一部分补助资金直接划入个人账户。一些地区的公务员补助基金还对社会统筹基金起付线以下需个人自付、社会统筹基金中由个人共付的医疗费用实行一定比例的补助（见表2—2）。对门诊大额费用进行补助的补充医疗保险实际上相当于在基本医疗保险之外建立了一个与个人账户相通的小统筹基金，从而变相地把板块式改造成通道式。

表 2—2　　　　　　　　　　部分地区职工医保的补充保险

统筹地区	补充医疗保险的项目和内容
镇江	公务员医疗补助：一部分补助资金直接记入个人账户：45 岁以下、45 岁至退休前、退休人员的记入比例分别是 1%、1.5%、2%；另一部分用于支付个人自付 2 000～3 500 元之间的部分以及大额医疗互助（封顶线以上的费用）支付中需个人自付的费用
常熟	大额医疗互助：支付门诊费用个人自付 1 000 元以上的部分、住院个人自付超过 1 000 元以上的部分
上海	附加保险：可用于支付门诊大额费用——个人账户用完、个人自付社会平均工资 10%后，由附加保险支付 50%～70%
北京	大额医疗互助：可支付门诊费用累计超过 1 800 元以上部分的 50%～70%，最高支付限额为 2 万元

资料来源：根据各地职工基本医疗保险相关政策资料汇编而成。

第三章

职工医疗保险个人账户的评价：成效和问题

公平和效率是医疗保障制度的两大目标，也是对医疗保障制度进行评估最重要的两个指标。由于我国建立医疗个人账户有着特殊的历史背景，而且，医疗个人账户不是单独发挥作用，个人账户发挥作用受到了社会统筹、其他补充性医疗保险以及医疗卫生体制改革等因素的影响和制约。因此，需要把医疗个人账户放在医疗保险制度改革的历史背景、多层次医疗保障体系乃至整个医疗卫生体系的大框架中来分析和评价。

第一节　个人账户的成效和作用

一、通过建立个人账户，明确了个人在医疗保障中的责任

传统的公费、劳保医疗中，个人几乎不承担任何责任，既不缴费，也很少或完全不支付医疗费用。而在新的统账结合基本医疗保险制度中，不仅明确了个人的缴费责任，而且通过建立个人账户进一步明确了个人的医疗费用支付责任：承担门诊或小病的支付责任；个人账户不足使用时，个人要承担现金自付责任。通过设置个人账户，可以促使个人对医疗消费进行自我约束，对控制医疗费用过快增长、减轻政府和企业负担都有一定积极的作用。

二、个人账户与社会统筹、补充性医疗保险相结合，能够体现一定的公平

一般来说，个人账户没有互济性，不能在不同的个人之间分散医疗费用风险，公平性欠缺。不过，我国的医疗个人账户比较独特，并非完全没有体现公平。

首先，个人账户记账比例是根据年龄段确定的，年龄越大，记入个人账户的比例越高，退休人员的个人账户记账比例最高。从单个个体看，年龄大并不表明健康状况就一定差、疾病风险就一定大，但就群体来说，年龄大的群体必然比年龄小的群体疾病风险高、支付的医疗费用高。按年龄分配个人账户资金，将更多的资金分配给需要支付更多医疗费用的人群，就体现了一定程度的公平。当然，这种公平是非常有限的，在程度上无法与社会统筹建立在互助共济基础上的公平相比。

其次，在我国的职工医疗保险制度中，个人账户与社会统筹是相互关联、相互补充的，个人账户并不是单独发挥作用，个人账户发挥作用总是受到社会统筹的影响。在社会统筹与个人账户相结合的情况下，通过社会统筹的配合、补救则能降低个人账户不公平的影响程度。在板块式统账结合中，虽然个人账户用完后只能个人自付，但各地均把一部分费用较高的门诊特殊病种（如慢性病）纳入社会统筹基金的支付范围，从而把这部分人个人账户的不公平转化成社会统筹支付的公平。通道式统账结合在降低个人账户不公平的程度则更高：个人账户用完后，经过一个自付段，都可以进入社会统筹支付费用，可以充分享受社会统筹带来的公平。

另外，一些地方建立了补充性医疗保险，有的补充性医疗保险可以承担个人账户用完之后的个人自付责任。此类补充医疗保险与个人账户相结合就可以把原来的板块式统账结合改造成通道式统账结合，这样做同样降低了个人账户不公平带来的影响。个别地方还出台了个人自付封顶政策（如镇江，

15

个人自付超过 3 500 元的费用将不再自付，由社会统筹基金支付），也降低了个人账户的不公平程度。个人自付封顶产生的公平效应比通道式更强。

由此看来，虽然个人账户本身不具备公平的特质，但通过个人账户与社会统筹、补充医疗保险的结合，可以减弱个人账户的不公平程度。

三、个人账户具有一定的约束医疗消费行为的作用

个人账户的个人所有和其承担的支付责任使得个人有动力约束自己的医疗消费行为。个人对医疗消费行为的约束具体包括：减少不必要的门诊，更多地到费用较低的基层医疗机构和社区医疗服务机构就诊，减少不必要的药品需求，尽量缩短住院天数，等等。实践证明，个人账户具有一定的自我约束作用。根据李春芳等人（2001）的调查，淄博市原公费医疗人群在实施统账结合的医疗保险制度改革之后，门诊的就诊频率下降了 9.7 个百分点，门诊直接去市级以上大医院的频率下降了 12 个百分点；药品方面，尽量要求开便宜药的频率上升了 14 个百分点；住院方面，提前出院率上升 23.4 个百分点，住足或超过医生要求天数的频率下降了 27.3 个百分点。刘国恩等（2009）基于镇江的数据分析也证明了个人账户具有一定的约束个人医疗消费的作用，个人账户可以成为医疗保险医疗费用需方控制的手段之一。

通道式统账结合与板块式统账结合发生约束作用的机制不同，约束作用的强度也不同。通道式统账结合中，个人账户用完后，个人经过一段个人自付后还可以进入社会统筹支付，因此约束作用相对较弱。板块式统账结合由于个人账户与社会统筹之间没有通道，个人账户用完后就完全是个人自付，没有了对社会统筹的期待，人们只能约束自己的行为，节约使用个人账户。因此，板块式的约束作用比通道式强。以威海市为例，威海市于 1998 年年底将过去的通道式统账结合改为板块式统账结合。改变模式前后，威海市直属单位的医疗费用急剧下降：医疗总费用 1997 年为 2 184 万元，1998 年猛增到 7 687 万元，1999 年改为板块式统账结合后急剧下降到 3 834 万元；就门诊费

用来说，1997年为1 487万元，占总费用的比例为68%，1998年猛增到5 370万元，占总费用的70%，1999年又急剧下降到1 764万元，仅占总费用的46%。此外，门诊量也有所下降：门诊人次1998年比1997年增长了5%，1999年则比1998年下降了5%。

四、个人账户具有一定的积累作用

尽管个人账户资金首先用于当前的医疗消费，但总是有一部分年轻、健康的参保人很少或完全没有医疗消费，个人账户资金得以积累下来。少数人经过多年的积累，个人账户资金可以达到可观的数额，具备一定应付将来大病风险的支付能力。2010年，福州市职工医保个人账户基金总积累额达到6亿元，人均个人账户余额761元。从全国来看，个人账户总积累额呈逐年增长的趋势，个人账户累计结余从2001年的253亿元增加到2010年的1 734亿元。2010年，全国人均个人账户积累余额为730元。2010年，职工医保基金总收入3 955亿元，其中，个人账户收入1 579亿元，个人账户收入占职工医保基金总收入的约40%；职工医保基金总支出3 272亿元，其中个人账户支出1 239亿元，占38%，个人账户当期积累340亿元，积累率为21.5%。

第二节 医疗个人账户运行中产生的问题

在承认和肯定医疗个人账户在明确个人责任、约束医疗消费行为和积累资金等方面有一定积极作用的同时，更要清醒地看到医疗个人账户实际运行中产生的问题和不足。

一、个人账户是导致个人医疗负担重的重要原因之一

个人医疗费用负担重一直是公众反映比较强烈的一个问题。对于职工医保人群来说，造成个人负担重、特别是门诊医疗费用负担过重的重要原因之

17

一就是个人账户缺乏公平性，不能在健康者与多病者、年轻人与老年人之间互助共济。由于个人账户资金较少，老年人、体弱多病者、慢性病患者根本不够用，花完后需要个人自付大量的费用，造成很重的个人负担，过重的个人负担往往使得他们不得不减少甚至取消合理的医疗消费。根据贡森等[①] 2001年对镇江、常熟和上海三地企业职工的问卷调查，65.7%的职工认为，实行个人账户可能导致人们小病不看。当然，造成个人负担重的原因是多方面的，职工医疗保险制度改革前后个人责任从无到有、从小到大产生的心理落差、供方诱导需求以及缺乏其他补充医疗保险的支付渠道也是个人负担加重的重要原因。

二、个人账户削弱了社会统筹的互助共济作用

将一部分医疗保险基金划入个人账户，必然会减少社会统筹基金的总量，从而削弱了社会统筹基金发挥互助共济、分散风险的"保险"作用。在沈阳市，职工医疗保险个人账户基金收入不断增加，而且占医疗保险基金总额的比重也在不断提高。2006年，沈阳市个人账户基金总收入为9.6亿元，占医疗保险基金总额的不到40%；到2010年，个人账户基金收入达到24.4亿元，占医疗保险基金总额的45.7%。从全国来看，2010年，全国医疗保险个人账户基金收入占职工医保基金总收入的40%。少数省份甚至超过一半的医疗保险基金划入了个人账户。不少地方已经出现了社会统筹基金当期赤字，除了医疗费用增长过快、人口老龄化等因素外，个人账户占用过大的医疗保险基金份额也是重要影响因素之一。

三、个人账户沉淀过多，造成医疗保险资源浪费

个人账户支付范围是低费用的小病门诊，但每个人门诊的费用需求差异

---

　① 贡森等：镇江、常熟和上海医疗保险制度改革情况的调研报告，劳动保障部社会保险研究所内部报告，2001年10月

巨大。经常患病看门诊的人个人账户不够用，个人账户起不到保障作用；门诊需求量很小的人小额医疗费用支出很少，个人账户基本不用，大量个人账户资金积累沉淀下来。2010 年，全国职工医疗保险个人账户基金累计结余多达 1 700 多亿元。在目前我国医疗卫生资源总体不足的情况下，大量个人账户基金的积累沉淀造成了有限医疗保险资源的浪费。另外，由于个人账户不能用于其他用途，个人账户的大量积累反而会刺激不合理的医疗消费。

四、受多种因素影响，个人账户的约束作用被削弱

1. 个人账户的约束作用不如个人现金自付

虽然个人账户属个人所有，但个人账户支付与个人直接现金支付还是有很大的不同，人们对个人账户资金的珍惜不如自己手里的现金。这是因为，个人账户资金有一部分是单位缴费，不完全是自己的钱；而且，个人账户只能用于医疗消费，而个人持有的现金则可以任意支配。深圳市的实践可以说明个人账户与现金自付在约束作用上的差异。1998 年和 1999 年，深圳市的参保职工（有个人账户，门诊费用由个人账户支付）年均门诊次数是社会人群（未参保者，无个人账户，门诊费用由个人现金自付）的 2 倍，年均门诊费用是社会人群的 1.4～1.5 倍（见表 3—1）。

表 3—1　1998 年、1999 年深圳参保职工和未保人群门诊服务情况比较

年份	年均门诊次数（次）		年均门诊费用（次）	
	社会人群	参保职工	社会人群	参保职工
1998	3.5	6.9	294	448.5
1999	3.7	7.5	358.9	502.5

资料来源：许小鹏. 政策过程中的目标偏离：医疗保险制度变迁中的地方政府行为分析. 北京大学博士论文，2002

2. 由于资金有限和抵御风险能力弱，一部分人把应由个人账户支付的费用设法转移到由社会统筹支付，从而削弱了个人账户应有的约束作用

为了避免使用个人账户，人们有时故意夸大疾病的严重程度，小病大治，

将原来可以在门诊诊治的疾病纳入住院治疗，从而能够进入社会统筹支付医疗费用。在板块式统账结合的情况下，由于慢性病患者施加强大的社会压力，医疗保险机构往往被迫不断扩大纳入社会统筹支付的门诊大病病种的数量。

3. 通道式统账结合削弱了个人账户的约束作用

在通道式统账结合中，如果社会统筹与个人账户之间的自付段较短，自付的费用不足以成为人们的经济负担，人们反而希望尽快花完个人账户，迅速跨过自付段，彻底进入社会统筹的"大锅饭"。这种情况在职工医保改革试点时期屡屡出现。之后，通道式经过改造，加大了自付段的距离，提高了进入社会统筹后的自付比例，加强了供方对需方的制约，跑步进入社会统筹的现象大大减少。但通道式统账结合的约束作用仍然比板块式统账结合低。虽然目前实行真正的通道式统账结合职工医保的地区较少，但不少地区建立的补充医疗保险也报销门诊费用，这种变相的通道式统账结合同样削弱了个人账户的约束作用。

4. 多种补充医疗保险共同补贴个人账户和个人自付，往往会使个人自付比例降至太低的水平，导致个人的自我约束大为减弱甚至完全丧失

上海的基本保险、附加保险和总工会举办的门诊大病补充保险叠加在一起，能将个人自付比例降到 6% 左右，这么低的自付比例几乎很难起到约束个人医疗消费的作用；有的企业还额外为职工购买商业医疗保险，更产生了过度保障——个人不仅无须自付任何费用，反而会从中得利，个人约束作用完全丧失。

5. 供方的诱导需求削弱了个人账户的约束作用

目前，我国的医疗机构改革还相对滞后。供方常常利用所拥有的信息优势来诱导患者的需求，而需方的自我约束通常敌不住供方的诱导。对供方约束不力，使得需方的自我约束大打折扣。

五、个人账户的积累作用有限

如前文提及的福州市，2010 年，虽然个人账户总积累额达到 6 亿元，但

人均只有761元。而且，74%的参保职工个人账户余额在1000元以下，个人账户余额在1000~3000元之间的参保职工占17%，而个人账户余额达到5000元以上的参保职工仅占1.8%。从全国来看，虽然个人账户总积累额很高，但人均个人账户积累额只有841元。总的来说，我国医疗个人账户的积累作用非常有限。除少数个人账户积累额较大、具有一定防范未来大病风险的作用外，大多数人的个人账户积累很少甚至没有积累，基本上发挥不了预期的防范将来大病风险的作用。

六、个人账户的管理成本高，管理效率低

个人账户的记入政策比较复杂，不同年龄段的记入比例、记入基数不同，单是个人账户的记账就需要大量的人力成本和功能强大的信息管理系统支撑。在个人账户使用过程中，还需要大量发放个人医疗保险卡以及支持刷卡银行端、医疗机构端的计算机网络系统。更为繁杂的是针对个人账户使用的监管。由于个人账户主要用于数量庞大的门诊就医和药店购药，这又需要投入大量的人力物力。

尽管管理成本很高，但个人账户管理的效率却较低。由于个人账户管理的工作量大、难度大、参保人又不愿意接受，使得个人账户管理难以达到预期的效果，冒用个人账户、在药店刷卡串换药品乃至用个人账户购买保健品、化妆品等非医疗性产品和服务的滥用现象大量存在，造成医疗保险基金的浪费。一些地方医保经办机构正是考虑到个人账户管理成本高、管理效率低，放松了对个人账户的管理，对个人账户的使用没有相应的监督、审核。有的地区甚至完全放开不管，"只管建账、不问去向"。管理松弛虽然迎合了参保人"使用方便"的意愿，减少了管理成本，但却为医疗机构诱导需求打开了方便之门，最终加重了患者的负担，损害了参保人的利益。另外，由于个人账户与社会统筹基金一样，只能存银行，不能进行真正的投资运营，记账利率很低，甚至低于物价指数的上涨，导致个人账户积累的贬值。

21

第四章

进一步改革医疗个人账户的政策建议

第一节 关于医疗个人账户未来走向的基本判断

一、个人账户在医疗保险改革和制度转轨过程中发挥了巨大的历史作用

自我国开展统账结合的职工医疗保险制度改革试点以来，在医疗保险中引入个人账户就一直广受争议。随着 2010 年出台的《社会保险法》有关医疗保险制度的描述中不再提及统账结合和个人账户，关于个人账户存废的新一轮争论再次兴起。

不过，评价我国医疗个人账户的得失，判断其未来走向，还必须将其置于我国特殊的历史背景和现实环境之中。我国在医疗保险领域引入个人账户有其历史的合理性。一方面，医疗保险改革前的公费劳保医疗实行基本的免费医疗，个人不缴费、也不承担医疗费用支付责任，缺乏个人责任意识和医疗消费的自我约束意识，医疗保险改革中引入个人账户，并将新增的个人缴费划入个人账户，以及划定个人账户支付小病费用的支付责任、个人账户用完需要个人自付的政策安排，恰恰能够发挥责任分担、培养个人自我约束意识的作用。从实践结果来看，在医疗保险改革初期，设立医疗个人账户确实起到了明确个人在医疗保障中的责任，强化了个人约束不合理医疗消费的积极作用。另一方面，职工医保的改革除实行制度改革和转轨（从国家、单位

保障转向社会保险）外，改革的另一个重要方面就是管理变革，通过新建立的医保经办机构来行使购买医疗服务的责任并监督和约束医疗机构的行为。不过，新建立的医保经办机构管理人员有限、专业化水平不高、管理经验欠缺，承担数量有限、责任明确的住院医疗服务监管已经力不从心。如果对门诊也实行社会统筹（门诊统筹），医保经办机构将根本无法承担起（门诊诊次和门诊人数）数量庞大、不确定性很大、非常容易产生道德风险的门诊医疗服务的监管责任。门诊保障采用个人账户的方式，则将约束医疗机构、约束不合理门诊医疗服务的责任交由个人承担，而将医保经办机构从复杂的门诊医疗服务监管中解脱出来、专心致力于住院（以及后来增加的病种数量有限的门诊大病）的医疗服务监管。如果当时在医保经办机构管理能力非常弱的情况下同时建立门诊统筹和住院统筹，很有可能因为无法对门诊医疗服务进行强有力的监督管理而导致不合理门诊医疗服务的大量增加，从而危及医疗保险基金安全和新建立的医疗保险制度的平稳运行。因此，今天重新讨论引入医疗个人账户存废的过程中，应该回到医疗保险制度改革之初的历史背景之中，充分认识到当时医疗保险制度改革中引入个人账户、实行统账结合的历史合理性，充分肯定医疗个人账户在我国职工医疗保险制度转轨过程中曾经发挥的巨大历史作用。

二、从个人账户转向门诊统筹是完善医疗保险制度的必然趋势

当然，肯定历史并不意味着肯定现状、拒绝改变。从地方实践情况可以看出，医疗个人账户有一定优点，但缺点更为突出。这也是除新加坡和我国之外，没有其他国家在政府举办的医疗保障主体制度中引入个人账户的重要原因。医疗保险的本质和目标就是互助共济，实现疾病风险在较大人群范围内的分散和共担，体现社会公平，而个人账户最大的缺陷就是不能互济、缺乏公平。尽管个人账户与社会统筹、补充保险相结合，可以部分削弱个人账户的不公平性，但无论如何，个人账户也不能像完全的社会统筹那样充分体

现社会公平。因此，从长远来看，将社会统筹从住院和门诊大病延伸到门诊小病，实现无论住院门诊、疾病大小、费用高低，都覆盖在实行全面社会统筹的医疗保险制度之下，将是我国进一步完善医疗保险制度的必然趋势。

与十多年前刚刚开始的职工医疗保险制度改革时的历史背景相比，当前我国医疗保险制度建设的现实环境已经发生了根本变化，到了应该重新认识和改造个人账户的时候了。首先，三项基本医疗保险制度已经全面建立，并且覆盖了绝大多数国民，基本实现了全民医保，下一步医疗保险改革的重要内容之一就是进一步完善医疗保险制度，而改造个人账户将成为完善职工医疗保险制度最重要的内容之一。其次，医疗保险经办机构队伍不断扩大，专业化管理能力（包括对医疗机构的监管能力）大为提升，管理的信息化水平大幅度提高，管理经验也日渐成熟，已经初步具备了监督管理复杂的门诊医疗服务的管理能力。最后，在最近几年城镇居民医疗保险和新型农村合作医疗建设和完善过程中，两项制度的门诊统筹已经逐步建立起来，这既为医疗保险经办机构监督管理人多、量大、不确定性大的门诊医疗服务积累了一定的管理经验，也为职工医疗保险门诊统筹提供了政策设计（包括筹资、起付线、支付比例、支付方式和标准等）方面的经验。可以说，上述现实环境和条件的新变化为职工医疗保险制度中个人账户的改造和门诊统筹的建立，既提出了要求，也准备了一定的现实基础和管理条件。与此同时，新医改"十二五"规划也适时提出了"稳步推进职工医疗保险门诊统筹"，从国家政策层面对职工医疗保险个人账户的改革和门诊统筹的建立提出了明确要求。因此，职工医疗保险制度门诊统筹的建立和个人账户的改造已被提上议事日程。当前，职工医疗保险个人账户不再是简单地保留或取消的争议问题，而是如何具体改造、如何向门诊统筹过渡的操作性问题。

三、从个人账户转向门诊统筹是一个此消彼长的渐进过程

从现实环境来看，职工医疗保险制度已经有十多年的改革和建设的历史，

统账结合的医疗保险制度已经普遍建立起来，并且已经覆盖了 2.37 亿人（2010 年），绝大多数城镇职工都拥有自己的个人账户。而且，其中有相当多的人个人账户拥有比较大的资金积累。如简单地取消个人账户，势必会引起这个庞大的、业已习惯通过刷卡用个人账户支付医药费用的人群（特别是年轻、健康、个人账户积累较多的人群）的不满和反对。更为重要的是，目前职工医疗保险制度尚未建立可以承担门诊费用支付责任的门诊统筹。如果在取消个人账户的同时，又没有其他门诊保障措施，就意味着福利缩减、待遇下降。这在当前民生问题越来越受到社会关注的背景下，显然不切实际、不可接受。基于维护既得利益、制度平稳过渡和避免社会矛盾的考虑，不应贸然取消职工医疗保险个人账户，而应采取渐进的方式逐步改造和消化个人账户。因此，改造职工医疗保险个人账户的未来走向应该是：在不削减个人医疗福利的前提下，通过个人账户的逐步弱化和淡化、门诊统筹的逐步建立和待遇不断提高两者此消彼长的一个渐进过程，最终用完善的、待遇可观的门诊统筹来替代个人账户，将统账结合的职工医疗保险制度转变成住院和门诊都纳入单一的社会统筹提供费用保障、完整的医疗保险制度。

第二节　进一步改革和调整医疗个人账户政策的建议

在逐步弱化个人账户、同时逐步建立门诊统筹的过程中，医疗个人账户还将存在相当长的时间。在继续维持现行统账结合的职工医疗保险制度不变的背景下，就需要对医疗个人账户政策进行一定的改革和调整，以便更为充分地发挥个人账户的积极作用。

一、控制和缩小个人账户规模

目前，从全国来看，个人账户的基金收入占医疗保险基金总收入的 40%

左右，大量的医疗保险基金沉淀在个人账户之中，这也大大增加了社会统筹基金的支付压力（甚至是造成统筹基金当期收支赤字的重要原因之一）。为此，非常有必要控制和缩小个人账户的规模，让更多的医疗保险基金进入社会统筹，发挥互助共济作用，同时也能将缩减的个人账户资金用于开展门诊统筹。控制和缩减个人账户规模可采用划入比例降低但绝对额仍有增加的方式。即降低单位缴费划入个人账户的比例（个人缴费仍然全部划入个人账户），但降低的幅度不宜过大，降低划入比例后仍然能够让个人账户的总收入（个人缴费＋单位缴费）比上年略有增加，从而降低参保人对控制和缩减个人账户规模的不满和反感的程度。实际上，通过这种降低缴费比例的方式，可以逐年增加少划入个人账户资金的绝对额度，也就是逐年增加对社会统筹基金的支持力度，以及逐年增加可用于门诊统筹的资金额度，从而有助于职工医疗保险门诊统筹的普遍建立和不断提高门诊统筹的支付待遇，也因此有助于通过门诊统筹的普遍建立和待遇提高而不断弱化甚至最终取消个人账户。

二、放宽个人账户的使用范围

即使控制和缩减个人账户规模，仍然会有相当大比例参保人群（年轻、健康的人群）的个人账户有比较大的资金积累。而且，过度积累反而会刺激不合理的医疗消费。因此，为了释放过度的个人账户积累、促进个人账户的合理使用，可以放宽个人账户的使用范围、扩大个人账户的使用范围，允许参保人在支付本人的医疗费用之外，用个人账户资金支付与医疗相关的其他项目。一是允许参保人用个人账户的积累额缴纳大额医疗互助（用于解决封顶线之上的医疗费用负担）的缴费以及补充医疗保险、商业医疗保险的缴费，从而为个人账户增添互助共济的保险功能；二是允许参保人的个人账户积累用于支付家庭成员参加居民基本医疗保险的个人缴费，个人账户也因此而增添了互助共济的保险功能；三是允许个人账户的积累部分用于支付家庭其他成员需个人支付的医疗费用，也就是说，将个人账户转变成家庭账户、家庭成员共有，在家庭的小范围内发挥互助共济作用。

三、扩大门诊大病的病种，解决部分人群门诊费用负担过重问题

一般来说，门诊大都是小病，医疗费用比较低，住院大都是大病，医疗费用比较高。但并非所有的门诊疾病都是小病，门诊也有不少费用高昂的大病，比如一些慢性病虽然单次的门诊医疗费用不高，但却需要长期吃药、检查，年度的医疗费用往往很高，有限的个人账户难以承担。因此，在职工医疗保险制度改革的实践中，为了解决少数人发生门诊高额费用的个人负担问题，绝大多数地区在个人账户之外，将部分门诊大病（地方通常称为门诊慢性病、门诊特殊病或门诊规定病种）纳入社会统筹基金的支付范围。因此，在控制和缩小个人账户规模的同时，必须适当增加门诊大病的病种数量和待遇水平，化解部分慢性病人群过重的门诊医疗费用负担问题，从而在弱化个人账户之后增加门诊保障的公平性。

四、加强对供方的管理和约束

由于医患之间的信息不对称，在约束医疗消费、控制医疗费用方面，供方控制更重要、更有力。个人账户虽然有一定的自我约束作用，但这样的作用非常有限。即使是患者愿意约束医疗消费，也会因为医生的诱导而难以坚持。反过来说，如果医生严格执行"合理治疗、合理用药"，患者想过度消费也实现不了。镇江正是通过加强对医疗机构的管理和约束，大大减少了不合理的医疗消费，降低了医疗费用的增速。因此，必须在个人账户的自我约束之外，更加重视和强化医疗保险经办机构对医疗服务供方的约束监督。加强对供方的管理和约束主要体现在以下几个方面：一是实行付费方式改革，促使医疗机构主动控制不合理医疗服务的发生，并通过医生来约束患者个人的过度消费；二是加强对医疗服务的监督和医疗费用的审核；三是提升医疗保

险管理的信息化水平，通过信息化手段来自动监督医疗机构和医生的医疗服务行为；四是加强对医保定点药店的规范管理，防止参保人与药店共谋，串换药品，购买化妆品、保健品等非医药产品甚至套取现金。

五、提取部分个人账户资金，用于建立门诊统筹

控制和缩减个人账户规模的重要作用之一就是要将减少划入个人账户的资金用于门诊统筹，通过门诊统筹的逐步建立和不断提高待遇来逐步替代和取消个人账户。在开展职工医疗保险门诊统筹时，除了个人账户的筹资之外，还可从社会统筹基金中拿出一定的资金用于门诊统筹，即通过个人账户和社会统筹的共同筹资来增加门诊统筹的筹资水平，为普遍建立门诊统筹、逐步提高门诊统筹的待遇水平创造稳定的经济基础。职工医疗保险门诊统筹可参照目前已经开展的城镇居民医疗保险门诊统筹的基本政策和管理办法。如低水平起步、定点社区就医、实行社区首诊、采用按人头付费的支付方式等①。

---

① 职工医保门诊统筹的具体政策和管理办法可参考下文城镇居民医保门诊统筹部分的内容。实际上，职工医保、居民医保门诊统筹的政策和管理并无太大区别。因此，此处不再详述。

参 考 文 献

1. 陈建民. 个人账户应逐步退出历史舞台, 中国社会保障, 2008 (1)

2. 付勤生. 设立基本医疗保险个人账户的利弊分析. 卫生经济研究, 2005 (10)

3. 葛延风, 贡森. 清醒认识城镇医疗保障制度建设中的问题. 医院领导决策参考, 2005 (15)

4. 贡森等. 镇江、常熟和上海医疗保险制度改革情况的调研报告. 劳动保障部社会保险研究所内部报告, 2001

5. 顾昕. 全民医保的路径思考. 中国劳动保障, 2008 (8)

6. 国际劳工组织. 对中国社会保障制度改革的评论与建议. 社会保障制度, 2001 (2)

7. 纪玉山, 李晓林. 对我国城镇职工社会医疗保险改革的再认识. 经济视角, 2006 (5)

8. 劳动保障部社会保险事业管理中心. 基本医疗保险费用结算办法实用指南. 北京: 中国财政经济出版社, 2001

9. 李春芳等. 公费医疗人群医改前后卫生服务需求比较. 卫生经济研究, 2001 (8)

10. 李玲, 熊林平. 医疗保险统账结合模式的问题与对策. 中国卫生经济, 2005 (7)

11. 李跃平等. 城镇职工基本医疗保险个人账户的公平性与效率分析. 中国全科医学, 2008 (3)

12. 林枫. 论医疗保险个人账户. 中国卫生经济，2004（4）

13. 林果平. 对设立职工基本医疗保险个人账户的质疑. 华东经济管理，2002（4）

14. 刘国恩等. 医疗保险个人账户的功能和影响（综述）. 中国卫生经济，2006（2）

15. 刘国恩等. 医疗保险个人账户对医疗费用的影响. 基于镇江医疗保险数据的面板分析，中国卫生经济，2009（2）

16. 刘岚. 论我国基本医疗保险个人账户的功能，中国卫生经济，2007（7）

17. 刘远立. 健康保障制度的系统研究. 卫生经济研究，1999（1）

18. 刘蓉，张晓. 医疗保险个人账户现状与完善探讨. 人口与经济，2005（4）

19. 罗倩，杨友龙. 从医保实践看个人账户. 四川劳动保障，2006（12）

20. 罗哲，魏兴莓. 论我国现阶段医疗保险个人账户存在的必要性. 中国药房，2007（18）

21. 裴颖. 医保"个人账户"去留问题的探讨. 人口与经济，2008（3）

22. 田芬，赵志岚，杨慧扬. 医疗保险个人账户的是与非. 中国劳动保障，2008（4）

23. 王积全. 论医疗保险个人账户的建制效力. 甘肃联合大学学报，2006（1）

24. 王军. 拓宽职工医保个人账户使用范围　探索职工门诊保障统筹共济. 见：中国医疗保险理论研究与实践创新（2011年卷）. 北京：化学工业出版社，2012

25. 王晓燕. 医疗保险个人账户制的激励性初探. 人口与经济，2004（2）

26. 王延中. 中国社会保险基金模式的偏差及其矫正. 经济研究，2001（2）

27. 王宗凡. 基本医疗保险个人账户的成效、问题与出路. 中国卫生经济，2005（4）

28. 吴宏洛等. 扩大医保个人账户适用的可行性探析——基于福建的调查. 见：中国医疗保险理论研究与实践创新（2011 年卷）. 北京：化学工业出版社，2012

29. 徐婷婷. 完善职工医疗保险个人账户功能的对策思考——基于福建省的实证调研，福建师范大学学报（哲学社会科学版），2011（5）

30. 徐巍巍，刘国恩. 中国城镇职工医疗保险个人账户对公平性的影响——基于镇江试点改革的研究. 世界经济文摘，2006（1）

31. 许小鹏. 政策过程中的目标偏离. 医疗保险制度变迁中的地方政府行为分析，北京大学博士论文，2002

32. 薛新东. 医保个人账户低效率的经济学分析. 长江论坛，2008（3）

33. 颜碧红. 对我国医疗保险个人账户的探析. 世界健康文摘，2007（8）

34. 张小平. 对我国城镇职工基本医疗保险个人账户的再思考. 中国卫生经济，2008（5）

35. 郑丽琼，陈思明. 我国现行医疗保险个人账户的必要性及其完善，经济论坛，2007（1）

第二篇　门诊大病统筹

我国城镇职工基本医疗保险制度实行社会统筹与个人账户相结合的模式。社会统筹与个人账户分别承担不同的支付责任，社会统筹主要支付住院费用，个人账户主要支付门诊费用。在具体实施过程中，由于个人账户资金有限，部分参保患者门诊的个人负担过重。为减轻这部分参保患者的个人负担，减少门诊挤住院现象的发生，各地大都将部分费用较高的门诊疾病病种或超出一定额度（较高的起付线）的门诊费用纳入社会统筹的支付范围。这些门诊疾病病种或超出一定额度的门诊费被统称为门诊大病，将门诊大病纳入社会统筹基金支付的保障方式被称为门诊大病统筹。按病种确定的门诊大病统筹可称为门诊大病病种统筹，而按费用确定的门诊大病保障可称为门诊大病费用统筹。在职工医保改革过程中，各地广泛设立了门诊大病统筹政策，并且随着制度的完善和发展而不断扩大范围和提高支付水平，从而成为职工医疗保险制度的重要组成部分。在随后开展的城镇居民医保和新农合制度建设过程中，由于两种制度实行大病统筹，不设个人账户，门诊大病统筹政策也被广泛采用。本篇将对职工医保门诊大病统筹的两种形式进行比较分析，并着重对各地广泛采用的门诊大病病种统筹的现状进行描述、归纳和分析。之后，进一步提出完善门诊大病统筹政策的具体建议。最后，本篇还对一个门诊大病病种——慢性肝炎的门诊大病统筹的政策、管理和实际运行情况进行了分析和讨论。

第五章

两种门诊大病统筹方式：按病种与按费用

十多年来，我国城镇职工医疗保险制度改革和建设取得了巨大进展，大多数城镇从业人员得到了医疗保险制度的保护。不过，城镇职工医疗保险以住院保障为主，门诊保障主要由个人账户承担。为了解决部分门诊费用较高的参保患者的个人负担问题，绝大多数地区实施了门诊大病统筹政策。实践中，门诊大病统筹产生了两种形式：门诊大病病种统筹（按病种）和门诊大病费用统筹（按费用）。本章对两种门诊大病统筹方式的特点、差异和选择的影响因素进行比较分析。

第一节　门诊大病统筹产生的背景：弥补
统账结合医保制度的缺陷

1998 年，我国政府开始全面建立城镇职工医疗保险制度的政策改革。新的医疗保险制度实行统账结合。新的医疗保险制度由社会统筹和个人账户两部分组成。社会统筹实行社会共济，是真正的"保险"，用于支付费用高、风险大的住院或大病费用；个人账户则属个人所有，用于支付费用低、风险小的门诊或小病费用，个人账户不足支付的门诊或小病费用则由个人负担。作出这种制度安排主要考虑两方面的因素：一是我国经济发展水平不高，医疗保险所能提供的保障是有限的；二是有限的医疗保险重点在于保障费用高、风险大的疾病的医疗费用支付。因此，从实质上看，统账结合的医疗保险制度是一种主要保障住院或大病的医疗保险制度安排。①

在这种医疗保险制度下，当参保患者进行疾病治疗时，医疗保险经办机构就需要对参保患者所患疾病属于住院还是门诊、大病还是小病进行界定，以此来确定其医疗费用是由社会统筹还是个人账户来支付。一般来说，住院、门诊的边界是清晰的，但大病、小病如何区分却是模糊不清的。从临床医学上看，并没有区分大病、小病的诊断标准；就医疗费用来说，也没有一个大家公认的，区分大病、小病的费用标准。对于医疗保险经办机构来说，依据大病、小病来划分社会统筹和个人账户的支付范围，很难具体操作和管理。因此，中央政府主管部门要求地方主要按住院、门诊来划分社会统筹和个人账户的支付范围。

按住院、门诊来划分，医疗保险经办机构比较容易将患者所发生的医疗费用清楚地纳入社会统筹或个人账户来支付，简化了操作和管理。不过，这样划分虽解决了管理上的困难，但却忽视了门诊疾病的复杂性。一般来说，住院费用通常比较高，住院治疗的疾病无疑都是大病；但门诊治疗的疾病并非都是小病。虽然门诊治疗的大都是费用低的小病，但在门诊治疗的疾病中确有一些费用高的大病，即门诊大病②。按住院、门诊来划分社会统筹和个人账户的支付范围，就把门诊大病这部分高风险的门诊疾病排除在社会统筹（保险）的支付范围之外，只能由个人账户来支付。而个人账户划入的资金非常有限，难以承担起支付门诊大病费用的责任，造成门诊大病患者个人经济负担沉重。因此，按照住院、门诊来划分社会统筹和个人账户的支付范围，就会造成门诊大病得不到有效保障。

门诊大病得不到保障至少存在两个方面的弊端。一是使得门诊大病患者

---

① 个人账户划入的资金有限，又属个人所有，不能统筹共济使用，实际上不能称之为"保险"，只是个人自我保障的一种形式。

② 如恶性肿瘤、冠心病、再生障碍性贫血、高血压、糖尿病等慢性病。这些疾病需要频繁的门诊治疗，且需要长期、甚至终身治疗，或许每次门诊治疗的费用并不高，但一个年度的门诊治疗费用累计却很高，甚至大大高于很多住院疾病的住院费用。

个人经济负担过重，部分患者可能因支付不起高额的门诊费用而放弃必要的治疗，医疗保险未能承担起化解他们的疾病风险的责任，是不公平的；二是门诊大病得不到有效保障可能引发"门诊挤住院"的道德风险问题，即一些门诊大病患者因门诊费用不能报销而放弃费用相对较低的门诊治疗，选择费用较高、但能由社会统筹支付费用的住院治疗。"门诊挤住院"造成住院率的不合理升高，反而增加不合理的医疗费用支出，降低医疗保险基金的使用效率。

为解决个人账户无法承担门诊大病费用的支付责任，化解门诊大病的个人负担，同时也为了减少不合理的门诊挤住院现象的发生，各地在不改变统账结合的医疗保险制度模式的前提下，将部分高费用的门诊病种或高额的门诊医疗费用从个人账户的支付范围划入社会统筹的支付范围，由此建立了门诊大病统筹政策。

第二节 门诊大病统筹的两种选择：门诊大病病种统筹与门诊大病费用统筹

职工医疗保险制度改革的基本政策由中央政府来制定，而具体执行则由地方政府、特别是统筹地区①来承担。在中央政府的职工医保改革的相关政策中，并没有提及门诊大病保障问题，更没有为门诊大病保障明确具体的范围和基本政策。不过，地方政府执行中央政府的政策并不是一个被动的过程，而是一个主观能动的过程。在执行职工医疗保险改革政策的过程中，绝大多数的地方政府对统账结合医疗保险制度缺失门诊大病保障进行了政策修补，把部分费用较高的门诊大病纳入社会统筹基金的支付范围。实践中，各地主要形成了两种门诊大病统筹形式：门诊大病病种统筹和门诊大病费用统筹。

---

① 即医疗保险实行统一政策、统一经办管理、统一基金使用的行政区域。我国职工医疗保险制度有的地方实行市级统筹，有的地方实行县级统筹。

一、门诊大病病种统筹

大多数地区选择这种门诊大病统筹形式。具体来说，这种统筹形式是根据一定的选择条件和标准，将一些门诊疾病病种界定为门诊大病，并把这些门诊大病病种的门诊医疗费用直接纳入社会统筹基金的支付范围，而其他门诊疾病的门诊医疗费用仍由个人账户支付。各地通常依据一定的原则和标准，通过一个包括服务利用及费用的数据分析、专家讨论、多方协商等复杂的筛选过程来确定门诊大病病种的具体范围。一般来说，各地主要依据四个方面的因素来界定门诊大病病种。一是费用因素：医疗费用比较高，个人负担重；二是临床因素：治疗周期比较长，疾病程度比较严重，或者疾病的发病率比较高；三是社会影响因素：这种疾病如果得不到有效治疗，会危害社会其他人群的健康（如传染性疾病）和安全（如精神疾病）；四是社会统筹基金承受能力因素：即根据社会统筹基金的支付能力来决定纳入门诊大病的病种数量。

上述四个方面的因素相对比较宽泛（比如医疗费用达到多少才算高，治疗周期多长才算长，疾病达到什么程度才算严重，并没有统一、明确的界定标准），而且几个因素之间如何权衡轻重和综合考虑也很难制定一个科学的计算方法，门诊大病的具体界定依赖各地灵活把握。由于对各个因素具体标准的把握尺度不同，对因素间的轻重权衡和组合的不同，以及各地社会统筹基金的支撑能力大小不同，各地具体选择出来的门诊大病病种不完全相同，病种数量多少也差异较大。一些疾病在一个地方属于门诊大病，在另一个地方则不属于；一些疾病被大多数地方界定为门诊大病，而另一些疾病则只被少数地方甚至个别地方界定为门诊大病；有的地方门诊大病高达40～50种，有的地方则仅有3～5种（具体参见第六章）。

对于纳入社会统筹基金支付费用的门诊大病病种，各地均实行了一套单独的、严格的管理办法。首先是实行资格准入。为每个门诊大病病种制定明确的准入标准，依据这些准入标准对相关门诊疾病的患者是否具备门诊大病资格进行审核、认定，并发放相应的资格证明，参保患者凭证就医才能享受门诊大病待遇。其次是定点就医。要求门诊大病患者必须选择固定的就诊医院，只有在选定的医院就医才能报销门诊大病的医疗费用。再次是限制支付范围。即依据治疗的实际需要，为每个门诊大病病种确定可支付的药品、治疗项目的范围，不在这个支付范围内的治疗费用社会统筹基金不予支付。有的地方则采用为每个病种确定具体治疗方案的方式来限制支付范围。最后是确定支付标准。即为每个门诊大病病种确定一个具体的医保支付标准，包括起付线、支付比例和封顶。通常起付线比较低（300～500元以内）或不设起付线，支付比例相对较高，而封顶线往往比住院的封顶线低很多[①]。对门诊大病病种实行这套单独、严格的管理办法，意在限制享受门诊大病待遇的人数、控制医疗费用和医保基金支出。

二、门诊大病费用统筹

少数地区采用这种门诊大病统筹形式。这种统筹形式不是根据一定因素、标准将一些具体的门诊疾病病种界定为门诊大病，而是以一个费用标准来界定门诊大病，即确定一个费用标准（即起付线，通常比较高，一般在1 000～2 000元之间）作为临界值，凡是一个人一个年度内所发生的所有门诊疾病的医疗费用累计超过这个费用标准，就被视为此人患有门诊大病，并把超过这一费用标准之上的门诊费用纳入社会统筹基金的支付范围，按一定比例给予支付。门诊大病的费用标准（起付线）一般根据当地社会平均工资水平以及社会统筹基金的支付能力来确定。一方面，这个费用标准通常与当地的社会平均工资挂钩，如占年社会平均工资的一定比例（如10%），个人一年门诊医疗费用超过这个标准，对多数个人及其家庭是较重的经济负担，应该给予一定的保障；而且，设置这个相对比较高的费用标准，也能有效约束个人不必要的门诊医疗消费，控

---

① 但也有一些地方门诊大病的封顶线与住院相同，还有少数地方将几种费用特别高的门诊大病病种（如肾透析、肿瘤放化疗、器官移植抗排异等）的封顶线拉高到与住院相同甚至更高。

制社会统筹基金的支出。另一方面，这个费用标准的确定也会考虑社会统筹基金的支付能力，超过这个费用标准之上的门诊医疗费用应与可用于门诊费用支付的社会统筹基金支付能力相匹配。北京市规定，在职职工门诊大病费用统筹的起付线为2 000元，支付比例为50%；退休人员的起付线为1 500元，70岁以下的退休人员支付比例为60%，70岁以上的退休人员支付比例为70%；无论在职、退休，门诊大病费用统筹的最高支付限额为2万元。上海市规定，在职职工门诊大病费用统筹起付线为1 500元，支付比例为50%～70%（不同年龄段支付比例不同）；退休人员的年度门诊费用起付线为700元，支付比例为60%～90%（退休时间早晚和医院等级不同支付比例不同）。

门诊大病费用统筹形式对门诊大病的管理相对比较简单。无须依据复杂的原则和标准、经由复杂的筛选程序来确定门诊大病病种范围，也无须甄别出患者发生了何种门诊大病，只需依据预先设定的费用标准（起付线），将个人超过起付线之上的门诊费用纳入统筹基金的支付范围，按统一的支付比例支付费用。管理中也无须门诊大病病种统筹那样的特殊管理措施（定点就医、特定的支付范围和支付办法等），只需按照医疗保险对医疗服务的一般性监督管理即可，如对医疗服务是否合理，疾病治疗是否符合医疗保险药品、诊疗项目目录进行审核、监督等。

第三节　两种门诊大病统筹形式的差异比较

上述两种形式门诊大病统筹的目标都是化解个人门诊大病风险，化解风险的方式都是将其纳入社会统筹基金的支付范围（实际上它们都是门诊统筹的特殊形式），但这两种门诊大病统筹形式之间存在多方面的差异。本节将从公平性、管理效率和基金使用效率等方面来对两者进行比较分析。

一、门诊大病的保障范围大小不同

门诊大病病种统筹有一个明确的门诊大病病种范围，门诊大病病种是有选择的，且数量有限、范围明确，享受的人群仅为患有这些门诊大病的患者，享受人群相对较小；而门诊大病费用统筹则没有具体、明确的门诊大病病种范围，只要年度门诊医疗费用超过规定的费用标准（起付线），不论什么病、是否是大病，只要是在门诊治疗（包括药店购药）发生的费用，均属于门诊大病统筹的支付范围。这种保障方式给予的门诊保障是普遍性的，所有人均有可能享受，保障的人群要大得多。

二、保障的公平性程度不同

门诊大病病种统筹的公平性稍差。首先，门诊大病病种的选择过程存在不公平因素。由于选择所依据因素的多元化以及界定标准的不确定，难免造成选择的偏差，把一些经济风险更大、更需要保障的门诊大病遗漏在外，而将一些经济风险较小的门诊疾病纳入其中。另外，选择过程中人为因素的影响也会造成选择的不公平。比如，某些门诊病种的患者建立了病友组织，通过组织化的力量对医疗保险经办机构施加压力，促使该病种（未必是符合相关的条件和标准）纳入门诊大病病种范围；因突发事件（如传染病大规模流行）发生，政府出于稳定人心的考虑而将相关的疾病纳入进来；甚至个别疾病因患者与医疗保险机构管理人员的私人关系而被纳入进来，等等。其次，就门诊大病整体来说，纳入门诊大病病种范围的疾病患者得到了较好的保障，而没有纳入门诊大病病种范围的疾病患者则得不到保障，这两类人群之间存在着巨大的不公平。即使将来有了更加科学、合理的确定门诊大病病种的标准，也能控制人为因素的影响，但只要有选择，就会有遗漏，就会存在纳入病种范围的疾病患者与未纳入病种范围的疾病患者之间的不平等。而门诊大病费用统筹就显得更公平一些。门诊大病费用统筹没有病种和患者人群的选择过程，所有门诊疾病、所有门诊患者都有可能得到保障，单一的费用界定标准面前人人平等。

三、界定门诊大病的难易程度不同

门诊大病病种统筹需要依据多种因素和标准，包括费用高低、临床因素、社会影响以及统筹基金的承受能力等，来具体确定门诊大病的病种范围，而且病种界定需要经过一个多方参与的筛选过程，比较复杂、难度较大。而门诊大病费用统筹仅依据一个标准，即费用标准来界定门诊大病的支付范围，无须界定具体的病种范围，比较简单、容易。

四、管理和控费的难易程度不同

门诊大病病种统筹往往有专门的管理规范（如资格准入、定点就医、每个病种都有支付范围限制和不同的支付标准等），而且涉及的人群相对较小、确定，管理难度相对较小，也容易有效控制医疗费用；而门诊大病费用统筹则没有专门的管理规范，使得管理过程中无所依据，难以对医疗机构和患者个人进行有效的约束和监督，而且涉及的人群庞大，管理难度和控制医疗费用的难度相对较大。

五、对统筹基金使用效率的影响有一定差异

两种门诊大病统筹形式都要使用社会统筹基金来支付门诊费用。门诊大病病种统筹由于选定的门诊大病病种数量有限，而且每个病种都有全方位管理规范的约束，可以有效地控制医疗费用，所使用社会统筹基金的比重相对较小，用于支付门诊费用的社会统筹基金使用效率相对较高；而门诊大病费用统筹将年度累计门诊费用超出设定费用标准的部分都纳入社会统筹基金的支付范围，其中不仅包括所有门诊大病的费用，还包括一部分累计进入的普通门诊小病的费用，因此其所使用的社会统筹基金比重相对较高。而且更重要的是，门诊大病费用统筹缺乏针对性的管理规范，不易约束患者和医疗机构的医疗服务滥用，门诊费用控制难度大，不合理的门诊医疗费用相对较多，

使得用于支付门诊费用的社会统筹基金使用效率相对较低。

由于门诊大病得不到保障会影响到住院率，不同的门诊大病统筹形式也会对用于支付住院费用的社会统筹基金使用效率产生不同影响。门诊大病费用统筹将所有的门诊疾病都纳入保障范围，患者不会因为没有门诊保障而选择住院，较少发生"门诊挤住院"，因不必要的住院造成的社会统筹基金浪费比较少，用于支付住院费用的社会统筹基金的使用效率比较高；而门诊大病病种统筹中，已经纳入门诊大病病种范围的疾病通常不会"门诊挤住院"，但未纳入门诊大病病种范围、且费用较高门诊疾病的患者很可能选择住院治疗，因不必要的住院造成的社会统筹基金浪费相对较高，用于支付住院费用的社会统筹基金使用效率相对较低。至于在两种门诊大病保障形式下，总的社会统筹基金（包括门诊大病和住院所用）的使用效率谁高谁低，还难以一概而论。影响总的社会统筹基金使用效率高低的一个关键因素是医疗保险经办机构的门诊管理水平。如果医保经办机构门诊管理水平较高，能够有效控制门诊费用的不合理增长，门诊大病费用统筹下总的社会统筹基金使用效率将比门诊大病病种统筹高很多。如果医保经办机构门诊管理水平较差，无力约束医疗机构和患者的门诊医疗行为，发生医疗服务大规模滥用，结果就会正好相反。两种门诊大病统筹形式的各项差异比较见表5—1。

表 5—1　　　　　　　　**两种门诊大病统筹形式的差异比较**

	门诊大病病种统筹	门诊大病费用统筹
保障人群范围大小	较小，仅包括患有门诊大病范围内疾病的患者	较大，理论上包括所有门诊患者
保障的疾病范围大小	选择性的，相对较小（仅明确界定出来的门诊大病病种）	普遍性的，相对较大（包括所有门诊疾病）
保障的公平性程度	相对较低	较高
界定门诊大病的依据	费用高低、临床因素、社会影响、基金承受能力等多种因素	仅费用一个因素，并且非常具体明确
界定门诊大病的难度	较大	无须具体界定

	门诊大病病种统筹	门诊大病费用统筹
管理和控费难度	较小，每个病种都有具体的管理规范，可以有效控制费用	较大，由于缺乏规范使得监督医疗服务、控制不合理消费的难度大，控费难度大
占用统筹基金的比重	较小	较大
统筹基金使用效率	用于支付门诊费用的部分，效率较高；用于支付住院费用的部分，效率相对低一些	用于支付门诊费用的部分，效率不高；用于支付住院费用的部分，效率较高；统筹基金的总体效率取决于门诊的管理水平，门诊管理水平高，总体效率高于前者

综上所述，就公平程度而言，门诊大病费用统筹具有更好的公平性，门诊大病病种统筹则公平性相对欠缺；就管理而言，门诊大病病种统筹的初始管理（界定病种范围、制定管理标准）相对复杂和困难，但后期就医管理相对简单、容易，门诊大病费用统筹则初始管理简单、后期就医管理、特别是控制费用难度很大；就基金使用效率而言，门诊大病病种统筹的门诊费用支付更有效率，门诊大病费用统筹的住院费用支付更有效率，对总的社会统筹基金使用（门诊＋住院）效率的影响则要看医疗保险门诊管理水平的高低，如果医保门诊管理水平高，则门诊大病费用统筹更有效率。

第四节　两种门诊大病统筹政策选择的影响因素

面对同样的门诊大病保障问题，何以产生两种不同的政策选择？另外，为什么大多数地区选择了门诊大病病种统筹政策，而选择门诊大病费用统筹的地区相对较少？一项政策决策通常受到政策执行者的价值取向以及政策执行所依凭的相关条件的影响和约束。公平和效率是医疗保险的两大价值取向。就医疗保险机构及其管理者来说，其价值取向一是化解参保人的疾病风险

（包括门诊疾病风险）、体现社会公平，二是控制医疗费用、防范医疗保险基金风险和提高基金的使用效率。不过，这两大价值取向有时存在矛盾，需要有所取舍。在门诊大病统筹的政策选择中，是更多地考虑公平、还是更倾向于提高效率？医疗保险机构管理者需要有所权衡和选择。而医疗保险机构管理者公平和效率的选择取决于其执行政策时所面临相关条件的约束。就门诊大病保障政策来说，医疗保险机构管理者既是政策制定者，也是政策执行者，他们有条件（利用修补中央政策缺失的自由裁量权）、也有动力制定出便于自己执行的政策。各地医疗保险机构管理者选择不同的门诊大病保障政策，主要受到两方面内在因素的约束：一是基金资源的约束，二是管理能力的约束。

一、基金资源的约束

有限的医疗保险基金资源与无限医疗需求永远是一对矛盾。在经济发展水平不高的我国，医疗保险基金更是不可能满足人们日益增长的全部医疗服务需求，医疗保险可支付的医疗服务范围一定是有限的。我国在确定统账结合的医疗保险制度时就充分考虑到医疗保险资源的有限性，把保障的重点放在住院上。门诊大病保障政策的选择同样受到医疗保险资源的约束。由于我国各地经济发展水平差异较大，医疗保险基金规模和支付能力也存在较大的地区差异。有多少可利用的医疗保险基金决定了可以提供什么水平、多大范围的门诊大病保障，医疗保险基金支付能力是各地确定采用何种门诊大病保障政策的首要因素。

在统账结合的医疗保险制度下，住院疾病被认定为高风险疾病，社会统筹基金的主要责任是支付住院费用。社会统筹基金必须首先保障住院医疗费用的支付，只有在社会统筹基金支付住院费用之后仍有余力的情况下，才能为门诊费用提供一定的保障。社会统筹基金使用的原则是"先住院、后门诊"。在医疗保险改革初期，我国绝大多数地区的医疗保险统筹基金就做到了"收支平衡、略有结余"，医疗保险统筹基金除支付住院医疗费外，还有一定的余力用于支付门诊费用。但是，除少数沿海发达地区外，大多数地区的医疗保险统筹基金结余是相当有限的，没有能力承担普遍性的门诊保障责任，因此大都选择划定少数门诊大病病种，给予一定的门诊费用保障。之后再根据社会统筹基金承受能力的增强再逐步扩大门诊大病病种的范围。门诊大病病种保障更容易通过选择病种和控制病种数量来控制社会统筹基金用于门诊费用的支出，避免过多占用社会统筹基金的份额而影响其支付住院医疗费用的能力。在医疗保险制度改革过程中，各地普遍担心社会统筹基金是否会"出险"。经济实力不强、社会统筹基金支付能力较弱的地区更是把控制基金支出、防范基金风险放在最重要的位置。而这种选择性地确定少数门诊大病病种的做法能够更有效地保证社会统筹基金的安全，因此被大多数地方所采用。在基金支付能力有限的约束条件下，地方政府政策选择的价值天平更偏向于效率（控制费用）而不是公平（让更多的人享受门诊保障）。一些经济十分落后的地区，由于社会统筹基金的支付能力更弱，甚至难以满足必要的住院费用支付，往往选择的是纯粹的住院保障，在住院保障之外没有任何门诊大病保障，所有门诊费用都完全由个人账户和个人自付。

而对于少数经济发达地区（如北京、上海、厦门等），医疗保险筹资能力强，医疗保险基金结余较多，或者当地雄厚的财政能够给予医疗保险基金较多的投入（甚至承担兜底责任），这些地区在提供较好的住院费用支付待遇之后，仍有较强的支付能力对门诊疾病承担更大的支付责任，因而选择门诊大病费用统筹，提供更普遍、更好的门诊保障，满足更广泛的患者、更全面的医疗服务需求。在基金支付能力充裕的条件下，地方政府的价值天平就会更偏向于体现公平。

二、管理能力的约束

医疗保险基金资源约束是第一位影响因素，其次就是医疗保险管理能力约束。大多数地区没有选择门诊大病费用统筹，医疗保险管理能力不足也是非常重要的原因。

我国医疗卫生体制改革相对滞后，使得医疗机构的医疗行为缺乏规范和有效监督，医疗服务提供过程中不合理、不必要的医疗服务大量存在，造成卫生资源和医疗保险基金的大量浪费。因此，医疗保险经办机构不得不承担起规范医疗服务提供、控制不合理医疗费用支出的管理责任。因此，越是管理要求高、管理难度大的医疗保险政策，越需要管理能力强的医疗保险经办机构来执行。就上述两种门诊大病保障政策来说，门诊大病费用统筹覆盖的人群范围广，涉及所有的门诊医疗服务，又缺乏专门的管理规范，控制医疗费用的手段有限，管理难度相对较高，而门诊大病病种统筹则每个门诊大病病种均有从资格准入、定点就医到支付范围和标准等一整套管理规范，能够有效地规范医疗服务，控制不合理的医疗费用支出，管理难度自然要小得多。因此，门诊大病费用统筹比门诊大病病种统筹的政策执行需要更高的医疗保险管理能力的支撑。

医疗保险的管理能力体现在两个方面：一是管理设备条件、特别是计算机信息系统（硬件）的有无和优劣，二是管理人员素质的高低和制定的管理规范的完善程度（软件）。在医疗保险制度改革之初，全国大多数地方医疗保险经办机构管理能力不高。硬件方面，不少地方没有同时建立信息系统，多数地方虽建立了信息系统，但设备落后、功能不强；软件方面，管理人员专业素质普遍不高、管理经验缺乏，也无力制定出能够有效约束医疗机构的管理规范。能力不强的管理者通常更愿意选择管理难度较小的政策安排。管理能力普遍不高，使得大多数地方放弃了费用控制难度大的门诊大病费用统筹，而选择了门诊大病病种统筹，使得政策执行难度与管理能力更匹配，以便减轻管理者的管理压力。在管理能力不足的约束下，医疗保险经办机构的管理者政策选择的价值天平更倾向于效率（费用控制）而非公平。当然，少数经济发达、医疗保险管理能力也较强的地区，则选择了门诊大病费用统筹。强大的信息系统、高素质的管理人员以及有效的管理规范，使得医疗保险经办机构有能力约束医疗机构，控制医疗费用的不合理增长。另外，一些地区经过多年的经验积累，医疗保险管理能力日益增强，也最终将过去的门诊大病病种统筹转变为门诊大病费用统筹。在管理能力较强、基金安全无虞的情况下，医疗保险管理者的价值天平就会更偏向于体现公平。

一些发达地区医疗保险基金承受能力虽较强，但医疗保险管理能力比较弱，也没有选择门诊大病费用统筹，而是选择门诊大病病种统筹。少数地区在改革之初选择了门诊大病费用统筹，但不久以后，由于医疗保险管理能力不能适应管理需要，造成医保基金支出激增，又转而实行门诊大病病种统筹。实践中发生上述这些政策选择或政策转向也证明了医疗保险管理能力对确定门诊大病保障形式的重要影响。

总的来说，门诊大病保障的政策选择受到基金资源和管理能力两大约束条件的重要影响。两个因素中，基金资源对门诊大病保障政策选择的影响程度更大。基金资源不足的地区，无论医疗保险管理能力强弱，基本都选择门诊大病病种统筹；基金资源充足、但管理能力较弱的地区，仍是选择门诊大病病种统筹的概率高；而基金资源充足、同时医疗保险管理能力也较强的地区，选择门诊大病费用统筹的概率高一些。表5—2能够很好地解释为什么大多数地区选择了门诊大病病种统筹政策。当然，这种以门诊大病病种统筹为主的格局并不是一成不变的。随着经济的发展，医疗保险基金承受能力的增强，医疗保险管理能力的大幅度提高，以及政府对医疗保险应该更大程度地体现公平的认识提高，地方政府的政策选择将会逐步发生改变，会有越来越多的地方转而采用公平性更高的门诊大病费用统筹政策，为更多的参保患者提供更全面的门诊费用保障。

表5—2　　　　　　　　门诊大病保障形式与约束条件的关系

管理能力＼基金资源	充足	不足
强	门诊大病费用统筹	门诊大病病种统筹
弱	门诊大病病种统筹	门诊大病病种统筹

第五节 完善门诊大病保障政策的建议

一、不断提高医疗保险管理水平，拓展门诊大病保障政策的选择空间

影响门诊大病保障政策选择的两个关键因素中，资源约束是硬性的。随着经济的发展，医保基金资源会不断增长，但人们的医疗需求也随之增长，甚至超过基金资源的增长速度。相对于快速增长的医疗需求，医保基金资源永远是有限的。而医保管理能力则有着较大的提升空间。随着医保信息系统的普遍建立和功能的完善，医保管理人员专业素质的提高和管理经验的日积月累、管理办法的日渐丰富和成熟，医疗保险管理能力在不断提升，医疗保险经办机构能够更大程度地约束医疗机构的不合理医疗行为，更大限度地节约医疗保险基金，从而能够腾出更大的医保基金空间为门诊疾病提供更好、更公平的费用保障，让更多的地区有条件地选择用门诊大病费用统筹替代门诊大病病种统筹。而且，良好的医保管理能力，也能克服门诊大病费用统筹管理难度大、难以控制费用的缺陷。

二、门诊和住院，小病和大病，医疗保险需要统筹考虑

我国医疗保险的保障重点是住院。即使为门诊大病提供保障，也是在满足住院保障之后。但是很多门诊大病（如慢性病）需长期治疗，长期治疗的费用累计很高，甚至比住院还高。把门诊大病的保障排在满足所有住院保障之后，甚至社会统筹基金支付能力不足时完全放弃对门诊大病的保障是很不合理的。疾病发展的逻辑是先小病、后大病，治疗的逻辑也应是先门诊、后住院，小病及时就医可防止酿成大病和住院治疗，从而减少后续的高额医疗费用支出。因此，无论从化解个人经济风险的角度，还是控制医保基金支出

的目的，医疗保险都需要将小病和大病、门诊和住院统筹考虑，不应该仅仅优先考虑其中的一方。就门诊大病保障政策的选择来说，也应该将门诊大病和住院综合起来考虑。不应该为了优先保障住院而控制统筹基金的门诊支出比重，仅仅将很少的门诊大病病种纳入保障范围，或仅仅给予很低水平的门诊保障待遇。医疗保险经办机构应当充分认识到门诊大病保障在减少不合理的住院、降低住院率，在总体上减少医疗保险基金支出方面发挥的积极作用，应考虑门诊大病门诊治疗和住院治疗的替代关系，通过提高门诊大病保障范围和保障水平来减少住院，控制总的医疗保险基金支出水平。

三、门诊大病保障的发展趋势是门诊统筹

门诊大病是我国特有的概念，国外并不存在。门诊大病保障是我国特殊的统账结合医疗保险制度衍生出来的政策修补办法。统账结合医疗保险制度是我国特殊背景下的制度选择，具有过渡性质。由于个人账户无法提供有效的门诊保障，个人账户将来会被更有效的门诊保障形式所取代。覆盖所有门诊疾病、不分费用高低均享受保障的门诊统筹将是门诊保障的发展方向。门诊统筹将取代目前个人账户＋门诊大病保障的门诊保障组合，目前的统账结合医疗保险制度最终将转换为包含门诊统筹和住院统筹的综合性医疗保险制度。与个人账户＋门诊大病保障的门诊保障组合相比，门诊统筹具有明显的优势：首先，门诊统筹实行全面的统筹共济，为所有门诊疾病提供全面的保障，更好地体现了公平；其次，门诊统筹也为普通门诊小病提供较好保障，有助于减少大病发生和住院的需要，能够更有效地控制费用；最后，更为重要的是，门诊统筹可以与社区卫生服务紧密结合，充分利用社区卫生服务低成本、重预防的优势，通过维护健康、控制疾病发生、从源头着手来控制医疗费用，从而大大提高卫生资源、医保基金的使用效率。

四、细化门诊大病保障的医疗保险管理

目前，门诊大病的管理仍然比较粗放。很多地方仅仅为门诊大病确定一

个支付限额，对门诊大病的治疗缺乏规范和管理，支付标准也与实际发生的治疗费用缺乏关联。因此，有必要细化门诊大病的医疗保险管理。医疗保险经办机构应与卫生部门、医疗机构合作，制定出权威的临床治疗路径，规范门诊大病的门诊治疗，并依据权威的临床治疗路径来制定出科学、合理的费用支付办法（如按病种付费）。目前，应首先对少数发病率高、占医疗保险基金费用支出比重较大的病种（如高血压、糖尿病等），以及发病率不高、但费用特别巨大的病种（如器官移植抗排异、肾透析等）进行更为精细的管理。即使将来建立了门诊统筹，对门诊大病进行精细管理也仍然是十分必要的。据统计（2005 年），我国慢性病（门诊大病主要是慢性病）发生的门诊医疗费用占门诊总费用的比重达到 60%。通过对门诊大病的精细管理，有效控制这部分人群的门诊费用，对控制门诊总费用至关重要。有效控制住门诊总费用将为门诊统筹的顺利实施创造良好的基础条件。

第六章

医疗保险门诊大病病种统筹[①]：总体情况

如前所述，在职工医疗保险制度改革过程中，大多数地区的门诊大病保障采用的是门诊大病病种统筹的方式，即挑选出一部分费用高昂的门诊疾病病种，通过资格准入的方式将其纳入社会统筹基金的支付范围。2007 年，我们对全国各地开展门诊大病病种统筹的具体情况进行了普查[②]，以下根据普查获得的资料和数据对全国门诊大病病种统筹的总体情况进行描述和分析。

第一节　门诊大病的病种范围

一、实施门诊大病病种统筹政策的地区范围

根据 30 个省份（西藏除外）及新疆生产建设兵团上报的数据汇总，2007 年，全国有 1 977 个统筹地区实行了门诊大病病种统筹政策。其中，地市级以上统筹地区有 328 个，县级统筹地区 1 649 个，分别占所有地市级和县级统筹地区的 96.5% 和 80.9%。数据表明，目前全国绝大多数统筹地区都有了针对部分门诊大病病种的保障政策。

---

① 门诊大病病种统筹是本书作者使用的一个概念。实际上，各地使用的是各不相同的名称，如门诊特殊疾病、门诊慢性病、门诊规定病种等。

② 2007 年，劳动和社会保障部社会保障研究所与医疗保险司联合开展了门诊大病保障的政策研究。在医疗保险司的支持下，社会保障研究所向各地发放了调查表，并要求各地提供门诊大病病种统筹的汇报材料。本章的相关数据主要来自此次调查获得的数据和汇报材料。

二、门诊大病的病种数量

根据初步统计，全国纳入医疗保险统筹基金支付的门诊大病病种共有175个①。就统筹地区（含地市级和县级）来说，各地门诊大病的病种数量存在较大差异，最小的只有1个，最多的有61个。大多数统筹地区门诊大病病种数量在8～15个之间，全国平均的病种数量规模为11个。

表6—1给出了至少被10%以上的统筹地区确定为门诊大病的30个病种的排序情况。其中，恶性肿瘤放化疗、糖尿病、器官移植抗排异等3种疾病有70%以上的统筹地区将其列入门诊大病的范围。另外，还有50%以上统筹地区将高血压、尿毒症透析治疗、脑栓死及后遗症、脑梗死及后遗症、脑出血及后遗症、肝硬化、系统性红斑狼疮7个病种纳入门诊大病的范围。

表6—1　　　　　　　　被各地普遍纳入门诊大病范围的病种排序

排序	病种名称	选择该病种的统筹地区比重（%）	排序	病种名称	选择该病种的统筹地区比重（%）
1	恶性肿瘤的放疗、化疗	88.16	11	冠状动脉粥样硬化性心脏病	48.91
2	糖尿病及其并发症	75.21	12	再生障碍性贫血	46.13
3	器官移植后抗排异治疗	74.91	13	结核病	44.31
4	原发性或继发性高血压	67.12	14	病毒性肝炎	40.41
5	尿毒症透析治疗	61.05	15	帕金森氏病及综合征	31.06
6	脑栓塞及后遗症	55.03	16	精神病门诊治疗	29.19
7	脑出血及后遗症	54.98	17	急、慢性肾功能不全	26.50
8	脑梗死及后遗症	54.83	18	精神分裂症	25.70
9	肝硬化	53.97	19	心力衰竭	25.04
10	系统性红斑狼疮	52.60	20	类风湿性关节炎	21.35

---

① 由于各地的病种名称不一，我们进行了一定的整理工作，对部分病种进行了合并、分解或名称的统一。

续表

排序	病种名称	选择该病种的统筹地区比重（％）	排序	病种名称	选择该病种的统筹地区比重（％）
21	风湿性心脏病	16.39	26	慢性支气管炎	11.43
22	甲状腺功能亢进症	15.53	27	股骨头坏死	10.17
23	癫痫	14.01	28	血友病	9.91
24	白血病	12.54	29	支气管哮喘	9.61
25	甲状腺功能减退症	11.94	30	重症肝炎	9.10

数据来源：根据门诊大病全国排查获得的数据整理、统计分析而成。

三、门诊大病的病种分类

各地列入门诊大病范围的大都是一种疾病，也有少数列入的不是疾病，而是疾病的具体治疗项目或治疗方式。被各地普遍确定为门诊大病的疾病治疗项目或治疗方式有三个：恶性肿瘤的放疗化疗，器官移植后抗排异治疗，尿毒症透析治疗，其他纳入门诊大病的疾病治疗项目或治疗方式还包括：结石病体外碎石治疗（湖北随州、海南），老年性白内障晶体植入治疗（海南），冠心病及PCI支架术后的抗凝治疗（辽宁），换瓣术后及支架置入术后抗凝治疗（河南），眼底病激光治疗（河南），白内障门诊手术（山西），声带息肉、小结手术治疗（陕西）等。

各地门诊大病多数是一个具体的疾病名称，如糖尿病、高血压、再生障碍性贫血、白血病、系统性红斑狼疮、乙型肝炎、精神分裂症、肾移植等；少数则是一类疾病的统称，如病毒性肝炎（包括甲、乙、丙、戊型肝炎）、重症传染病、恶性肿瘤（包括各种肿瘤）、脑血管疾病后遗症（包括脑栓塞、脑梗死、脑出血等的后遗症）、精神病（包括情感性精神病、躁狂性精神病、偏执性精神病、精神分裂症等）、免疫系统疾病（包括系统性红斑狼疮、类风湿关节炎等）、消化系统溃疡（包括胃溃疡、十二指肠溃疡、溃疡性结肠炎等）、器官移植（包括肾、肝、心脏瓣膜、骨髓移植等）。

　　另外，很多地区受医疗保险基金承受能力的限制，对部分门诊大病病种的严重程度进行了限定，规定部分门诊大病只有达到较严重的程度时才能纳入社会统筹基金支付。例如，很多地方要求，纳入门诊大病的高血压必须达到Ⅱ期以上，有的甚至限定到Ⅲ期，有的地区则在高血压分期的基础上又附加了患病年限、有相关并发症等限制条件（见表6—2）。其他常见的限制还包括：将糖尿病限制在有心、肾、眼、神经等并发症的程度（见表6—3），肺源性心脏病限制在有右心衰竭的程度，恶性肿瘤限制在中晚期，肝硬化限制在失代偿期，冠心病将隐匿型、心绞痛型冠心病排除在外，或限制在伴有严重心律失常或心肌梗死的程度，慢性肾炎必须合并肾衰竭，将肾衰竭限定在失代偿期或尿毒症期，慢性心力衰竭限制在心功能3级以上，冠心病限制在合并心功能不全三级以上，类风湿性关节炎、结核病限制在活动期，等等。

表6—2　　　　　　　　　　不同统筹地区对高血压病的准入限制

统筹地区	病种名称	准入标准
陕西省渭南市	高血压病Ⅱ级	1. 收缩压 160～179 mmHg 或舒张压 100～109 mmHg 2. 血压达到确诊高血压水平，并有下列各项之一的：（1）体检：X线、心电图、超声心动图可见左心室肥厚；（2）有眼底动脉普遍或局部变窄；（3）蛋白尿或血肌酐浓度轻度升高
郑州市	高血压病Ⅲ期	患有高血压病且具备以下一项：（1）高血压脑病；（2）脑出血；（3）肾功能出现明显异常，血肌酐＞2.5 mg/dl，BUN＞9.0mmol/L；（4）眼底出血
湖北省黄石市	高血压病Ⅲ期及以上	有五年以上高血压病史，并有下列一项者：（1）合并心脏功能损害；（2）合并脑并发症；（3）合并肾功能损害
山西省直	高血压Ⅲ级高危及高危	高血压病极高危险组且有下列情况之一者：（1）心力衰竭；（2）冠心病；（3）出血性脑卒中；（4）缺血性脑卒中；（5）高血压脑病；（6）肾功能异常；（7）合并糖尿病

表6—3 　　　　　　　　　　　山西省直糖尿病的准入标准

统筹地区	病种名称	准入标准
山西省直	糖尿病合并并发症	（1）糖尿病性心脏病 确诊糖尿病，合并下列心脏情况之一者： ①胸部X线显示心脏明显扩大；②超声心动图提示心室肥厚或心脏扩大伴有左心室功能异常；③心电图有严重心律失常；④心肌梗死或心功能不全 （2）糖尿病肾病 确诊糖尿病，合并临床糖尿病肾病IV期以上者（其他引起蛋白尿的原因除外） （3）糖尿病视网膜病变 确诊糖尿病，眼底荧光造影符合增殖期视网膜病变（IV期） （4）糖尿病肢端坏疽 糖尿病足，肢端皮肤开放性病灶侵犯深部肌肉组织，伴蜂窝组织炎，皮肤灶性坏死

四、单建统筹人群享受门诊大病病种统筹政策的情况

在我国职工医疗保险制度改革过程中，为了解决部分企业、人群缴费能力弱、无力参保的问题，一些地方还通过降低缴费比例的方式将困难企业职工、灵活就业人员、农民工、城镇居民①等人群建立只有社会统筹、没有个人账户的职工医疗保险制度（通常称为单建统筹的职工医保）。部分统筹地区也把门诊大病病种统筹政策覆盖到单建统筹的职工医保人群。但大多数统筹地区单建统筹的群体不享受当地门诊大病病种统筹政策。其中，困难企业职工、灵活就业人员享受门诊大病病种统筹政策的比例相对高一些，占1/4强，农民工则不足1/5，城镇居民不足5%。就享受的门诊大病病种数量来看，大多数统筹地区，要么单建统筹人群完全不享受门诊大病病种统筹政策，要么享受与统账结合的城镇职工医保相同的门诊大病病种统筹政策。只有少数地区单建统筹人群享受的门诊大病病种数量比城镇职工少。

---

① 当时尚未建立城镇居民医疗保险制度。

第二节 确定门诊大病病种范围的影响因素

各地门诊大病病种范围差异较大，而且确定病种所考虑的因素也不尽相同。概括起来，各地主要从临床、个人负担、基金承受能力、社会影响四个方面来综合考虑将何种门诊疾病纳入门诊大病病种的范围。

一、临床因素

一是纳入的门诊疾病必须是诊断明确、有确定的治疗方案。诊断不明、治疗方案不明确的疾病，即使费用高，也不能纳入门诊大病的考虑范围之内。

二是治愈率较低，需长期门诊治疗和药物治疗，乃至需终身治疗以缓解和控制病情的疾病。如恶性肿瘤、白血病、尿毒症透析、器官移植术后抗排异治疗等。

三是病程已过急性期，病情相对稳定，可在门诊治疗，不需要住院治疗。但如果不能报销，患者就很可能选择入院治疗。

四是发病率和死亡率高、波及人群范围广的疾病。如高血压病、冠心病、糖尿病等疾病被各地普遍界定为门诊大病病种。另外，一些地方也将本地特有的发病率较高的疾病纳入门诊大病病种范围，如福建省的日光性皮炎，辽宁省朝阳、阜新及葫芦岛等地的硬皮病、类风湿。

二、个人负担因素

医疗费用高低、个人负担轻重是各地确定门诊大病病种的主要考虑因素之一。各地通常将年度内门诊医疗费用比较高、对个人和家庭造成较重经济负担的门诊疾病纳入门诊大病病种统筹的范围。

一些地区在经济发展水平较低、医疗保险基金承受能力较低，无力将较多的疾病纳入门诊大病病种统筹，就优先将病情重、费用特别高、绝大多数个人和家庭难以承受的门诊疾病纳入。不少经济欠发达地区仅将器官移植抗排异治疗、尿毒症透析、肿瘤的放化疗等几种费用特别高的疾病纳入门诊大病病种统筹。

三、医疗保险基金承受能力因素

一是根据医疗保险统筹基金状况确定病种范围。各统筹地区都根据医疗保险统筹基金的承受能力来确定门诊大病病种范围的大小。基金承受能力强的，纳入的病种就相对较多；基金承受能力弱的，则纳入的病种就相对较少。

二是根据医疗保险统筹基金状况逐步扩大病种范围。多数统筹地区在起步阶段，出于基金安全的考虑，仅将少数疾病纳入；之后，根据统筹基金的承受能力，循序渐进，由少到多，逐步扩大门诊大病病种范围。

三是对尚未纳入门诊大病病种范围的高费用门诊疾病，不少地方还视医疗保险统筹基金结余情况酌情通过特殊审批程序将其纳入统筹基金的支付范围。

四、社会影响因素

一是伦理因素。某些门诊疾病治疗周期长（乃至终身治疗）、总体费用较高，如不治疗将直接影响患者的生存或基本的生命质量，多数地区将这些疾病纳入门诊大病病种范围。

二是社会安全因素。很多地区将可能影响社会大众健康安全的诸如传染性疾病（如结核病、病毒性肝炎）、精神病纳入门诊大病病种范围，不论其诊断、治疗方案是否明确，费用是否较高。

另外，基本医疗保险制度的结构也影响到门诊大病病种范围大小。少数经济发达地区在个人账户之外还建立了门诊大病费用统筹（又称门诊大额费用统筹），将门诊发生的超过一定额度的医疗费用纳入统筹基金的支付范围。不少有门诊大病费用统筹政策的地区，门诊大病病种范围相对较小（如北京，只有三个门诊大病病种：器官移植抗排异治疗、尿毒症透析、肿瘤的放化疗)，甚至没有门诊大病病种统筹政策（如厦门）。

第三节　门诊大病的资格认定

患有某种门诊疾病的患者要享受社会统筹基金支付的待遇，此种疾病必须是在门诊大病病种目录范围内，并且符合相应病种的诊断标准。医疗保险经办机构首先要制定门诊大病病种目录，并为每个病种制定相应的诊断标准，然后依据门诊大病病种目录和诊断标准，对提出申请的门诊疾病患者是否具备某个门诊大病资格进行资格认定和审批。

一、确定门诊大病病种目录

所有开展门诊大病病种统筹的统筹地区都制定了门诊大病病种目录。少数地方在确定病种目录的基础上，还在相关文件中增加了临时审批认定目录外病种患者享受社会统筹基金报销待遇的条款。即对本地区门诊大病目录外病种，只要符合当地门诊大病的确定原则和标准，经当地社会保障部门认定，也可享受门诊大病待遇资格，纳入社会统筹基金的支付范围。如四川省成都市 2001 年出台的《城镇职工基本医疗保险特殊疾病门诊医疗费管理暂行办法》中，在列出 9 个门诊大病病种之后规定，"其他门诊疾病必须长期不间断地进行门诊治疗并且每季度门诊药品费用超过本市上年度职工平均工资 15%以上的病种"也属于门诊大病范围；广东省汕头市 2004 年出台的《关于规范我市基本医疗保险特殊门诊管理的通知》中，在列出 11 种门诊大病之后还规定，"少数费用大、经劳动保障部门认定的疾病"也可以享受门诊大病待遇。

二、门诊大病病种的认定标准

门诊大病实行资格准入，即医疗保险经办机构根据一定的诊断标准对参保患者是否属于门诊大病进行资格认定，符合条件的才能享受门诊大病待遇。少数地区在门诊大病政策中仅仅规定"按照国家统一的疾病临床诊断标准"或"参照中华医学会各专业委员会制定的疾病诊断标准"来作为门诊大病的准入标准；但多数地区在相关政策文件中具体规定了门诊大病的诊断或鉴定标准。各统筹地区对门诊大病的诊断、鉴定标准的表述差别较大，大致分为两类：一类表述较粗，多采用定性表述，对病种鉴定标准只做了笼统规定；另一类对鉴定标准表述详细，诊断标准除定性标准外还有完整的定量指标表述，对病种的症状包括体征、化验指标、有无并发症等逐一列明。以肾衰竭为例，定性表述的地区一般规定，有明显慢性肾衰竭症状（胃肠道表现、血液系统表现、心血管系统表现、皮肤黏膜表现、肾脏形态学检查）或有肾功能异常，如天津市；采用定量表述的地区除规定上述定性标准外，还明确规定了肾小球滤过率（或肌酐清除率）＜20 mL/min，血清肌酐＞422 umol/L，尿素氮＞20 mmol/L 等具体指标，如江西省南昌市。

三、门诊大病病种的认定方式

各地门诊大病资格的认定主要有两种方式。一种是以定点医疗机构认定为主。具体程序是：参保患者持病历、检查化验单等相关资料到一家定点医疗机构（一般要求二级以上），由相关专科的医生（一般要求具有副主任医师以上职称）根据门诊大病病种范围和相关诊断标准，对患者的疾病进行审核，符合要求的，医生开具诊断证明书；参保患者或参保患者所在单位持患者的相关材料及医生的诊断证明书到医疗保险经办机构申报门诊大病资格；医疗保险经办机构对申报者的资料进行简单的审核，然后给予门诊大病的资格证明。在这种方式下，定点医疗机构承担门诊大病资格认定的主要责任，医疗保险经办机构仅仅是对医疗机构的诊断结果进行简单的复核和确认。如福建省泉州市就是以定点医疗机构的诊断认定为主来确认门诊大病资格（参见专栏6—1）。

专栏 6—1

福建省泉州市有关门诊大病病种认定程序的规定

福建省泉州市《关于我市基本医疗保险门诊特殊病种和治疗项目管理办法的通知》（泉劳医［2000］210 号）规定：

（1）门诊特殊病种和治疗项目的诊断及确定，由二级以上（含二级）定点医疗机构的专科副主任医师以上（含副主任医师）的医师做出，并由医院出具诊断证明书，最后经当地基本医疗保险经办机构确认。

（2）凡申请门诊特殊病种和治疗项目的参保职工必须携带以下材料交医保经办机构审批：

①《门诊特殊病种、家庭病床审批表》一式两份；

②医院诊断证明书；

③辅助检查及化验报告单等资料，具体按各病种规定执行；

④本人医保 IC 卡；

⑤一寸正面、免冠近期彩照 1 张。

　　很多地区选择这种门诊大病资格认定方式的主要原因是：门诊大病的资格认定专业性强，医疗机构的高资历医师认定更权威；医疗保险经办机构人员少、专业能力不足，没有能力承担大量的门诊大病患者的资格认定工作；而且，定点医疗机构认定可以随时进行，而医疗保险经办机构只能定期进行认定，不如前者方便、快捷。当然，定点医疗机构认定也有缺陷：医疗机构把关不严，甚至可能为了自身利益，与参保患者合谋伪造相关资料、弄虚作假，把不符合条件的人确认为门诊大病患者。

　　另一种是以医疗保险经办机构认定为主。具体程序是：参保患者或参保患者所在单位持患者近期的相关病历、检查化验单等材料直接到医疗保险经办机构申报门诊大病资格；医疗保险经办机构定期（短则 2 个月、1 个季度，长则 1 年）、集中组织临床专家对参保患者的申报材料进行鉴定、审核，符合条件的发放相应的享受门诊大病待遇的资格证明。

如陕西省渭南市规定：凡患有 14 种门诊大病的参保职工须出据本人医保证（卡），《特殊慢性病门诊治疗审批表》，近两年的门诊病历或住院病历复印件，诊断证明及近期检查、化验单等相关资料，由本单位医保经办人员报送所属医疗保险经办机构，医疗保险经办机构每季度末对申报对象集中审批一次，批准后期限为一年。河北省保定市更是制定了详细的资格认定程序（参见专栏6—2）。医疗保险经办机构认定的优点是，医疗保险经办机构能够严格把关，避免弄虚作假；但缺点是认定周期长、不方便患者，而且集中认定需要相应的专家鉴定和场地租用的费用，而医保经办机构却没有相应的费用渠道。

专栏6—2

河北省保定市门诊大病（门诊慢性疾病）资格认定程序

凡患有门诊慢性疾病的参保人员由医疗保险经办机构核准，具体程序为：

（1）患门诊慢性疾病的参保人员，首先向参保单位提出申请，并填写《保定市职工医疗保险门诊慢性疾病审批表》，然后由单位汇总后持患者本人医疗保险证（卡）报医疗保险经办机构。

（2）医疗保险专家鉴定委员会，根据申报情况，从专家库中抽调组成若干评审小组。医疗保险经办机构组织对提出申请的参保患者进行体检并将检查结果交有关医疗保险专家进行鉴定。

（3）经鉴定后，由医疗保险经办机构在患者医疗保险证"门诊慢性疾病专用"栏内填慢性病病种并加盖核准章，其发生的与病种相符的门诊医疗费用纳入统筹基金支付范围。

（4）经鉴定确属与申报病种相符发生的检查费，可列入慢性病病种报销的费用。否则，检查费用由个人自付。

也有部分地区把上述两种办法结合起来，先由定点医疗机构审核病人的相关材料，开具诊断证明，然后报送医保经办机构，医保经办机构再组织专家进行鉴定，实行医疗机构、医保经办机构双重把关。

不论是何种资格认定方式，各地对已经确认的门诊大病资格都实行有效期管理，有效期一般为一年，对下一年度要继续享受待遇的，需进行复审或年检。一些地方对于需终身治疗的疾病则取消了资格复审的程序。

第四节　门诊大病病种统筹的就医管理

一、凭证就医

参保患者提出申请并经医保经办机构审核确认具备享受门诊大病待遇资格之后，一般由社会保障行政部门发给专用医疗证（卡）或专用病历。参保患者需持此专用证件进行就诊、购药。门诊大病患者凭证就医，便于建立集中、专门的档案资料，加强监管。

二、定点就医

全国绝大多数地区要求门诊大病参保患者定点就医。门诊大病患者需在基本医疗保险定点医疗机构范围内选定 1~2 家作为门诊大病的定点医疗机构，门诊大病患者必须在选定的医疗机构就医。门诊大病患者既可以选择二三级医院，也可以选择社区卫生服务机构作为门诊大病的定点就医医疗机构。

少数地区还尝试将部分门诊大病（慢性病）直接纳入社区医疗机构管理。如山东省青岛市将高血压、糖尿病等 18 种可以在社区医疗机构治疗的门诊慢性病纳入社区医疗机构管理，对选择社区医疗机构的慢性病患者在费用报销上实行优惠（起付线、自付比例大大低于二三级医院），还建立了社区家庭医生联系人制度，由签约的家庭医生对糖尿病、高血压等门诊慢性病患者跟踪监测，制定包括饮食处方、运动处方等在内的个性化、综合性干预和药物治疗方案，通过积极开展预防保健来控制病情、降低医疗费用。

三、定点购药

除定点医疗机构就诊外，多数地区还允许门诊大病参保患者到定点药店购药，由于药店的药价一般低于医院，这在一定程度上也节约了医药费用。

另外，部分地区还对门诊大病的特殊药品实行统一、集中配送。比如，在湖南省长沙市，市医保经办机构联合省直医保经办机构以招标的方式，选择四家定点药店集中为慢性病（门诊大病）患者提供他们所需要的慢性病用药，通过谈判协商与其签订专门的门诊医疗服务协议。签约药店在协议中承诺同类药品价格低于医院20%以上，并且承诺直接送药上门以及为患者提供一定专业性疾病咨询服务等优惠服务。参保的门诊大病患者可以在四家药店之间进行选择，从而促使药店之间就药价和所提供的其他服务展开竞争。此种门诊大病由药店集中以优惠价供药的做法也为安徽省阜阳市等地区所采用。阜阳市医保经办机构成立了慢性病（门诊大病）药品配送中心，由服务优良的一家定点药店专门为医保慢性病病人配送药品。医保经办机构要求这家药店，一要药品种类齐全，能够满足特殊慢性病患者的需求；二要药品质优价廉，必须保证所提供药品的价格低于患者在区外购买的价格，且药价低于其他药店和医院同类药品价格；三要服务周到细致，最大限度地服务于慢性病患者，对于年老体弱、行动不便的慢性病患者实行电话预约，主动送药上门。

第五节　门诊大病病种统筹的费用支付办法

一、支付范围

门诊大病的支付范围管理大致有两种形式：

一是"大目录"管理。参保患者发生门诊大病时就医的诊疗、检查、用药必须在基本医疗保险"三个目录"范围之内，且属于门诊大病治疗、检查所必须，社会统筹基金才给予支付。有些地区在"三个目录"的基础上增加了一定的限制，如山东省部分地市规定，门诊大病的支付范围仅限于治疗慢性病的药费，对检查费和化验费不予支付。大目录管理属于粗放式管理，局限比较大。由于对"属于门诊大病必须的治疗、检查"没有明确的界定，医生在诊治过程中可能会增加不必要的治疗和检查，只要其仍在三个目录的范围内，医疗保险经办机构很难加以限制。

在大目录管理的条件下，为了对诊治门诊大病患者的医生进行一定的制约，部分地区要求定点医疗机构为每个门诊大病患者制定明确、具体的治疗方案，治疗方案上写明治疗该疾病所需的具体药品，诊疗项目的名称、数量。医疗机构需将患者的治疗方案报送医疗保险经办机构审核、批准。陕西省多数统筹地区就要求医疗机构向医保经办机构提供门诊大病患者的治疗方案作为备案。

二是"小目录"管理。鉴于大目录管理的缺陷，相当多的统筹地区为每个门诊大病病种分别制定了具体的用药、诊疗项目的范围，实行"小目录"管理。对超出小目录限制的药品与治疗项目，即使符合医保三个目录，其费用也不予支付。如福建省本级对 11 种门诊大病病种全部实行"小目录"管理，对 11 个病种的用药范围、诊疗项目都作出具体的规定（见专栏 7—2）。

二、支付方式

各地门诊大病的主要支付方式是按项目付费。少数地区对个别病种实行单病种付费。

（一）按项目付费

此种支付方式的费用支付一般参照住院管理，"门诊当住院"。门诊大病患者发生超过起付标准以上、封顶线以内符合要求的治疗费用，就进入医疗保险统筹基金按比例支付。如福建省大部分地区，其门诊大病医疗费用支付办法是：符合基本医疗保险支付有关规定的医疗费用，年度累计在起付标准以下部分，由个人账户或个人现金支付，年度累计超过起付标准以上部分，由统筹基金按一定比例支付，支付比例与住院相同。门诊大病费用与住院费用累计超过基本医疗保险封顶线，还可进入大额医疗费用互助、商业补充医疗保险继续获得支付。

很多地区虽然也是按项目付费，但并未完全按照统筹基金支付住院费用的方式。门诊大病的统筹基金起付线、支付比例、封顶线与住院有所不同。

1. 起付线

多数地区门诊大病的起付线低于住院的起付线。有些统筹地区门诊大病起付线高于住院起付线（如徐州市的部分慢性病病种）。有的地区门诊大病与住院合用一个起付线，即当年门诊大病既有门诊治疗、又发生住院，只设一个起付线（如徐州市的尿毒症、器官移植、肿瘤等门诊大病病种）。有的地方门诊与住院分别计算起付线。个别地方门诊大病的起付标准与个人账户挂钩，在个人账户资金使用完毕后，个人还需付起付线以下的费用，然后再由统筹基金按比例支付（如黑龙江省鸡西市）。

少数统筹地区对门诊大病不设起付线，门诊大病发生的医疗费用直接进入统筹基金按比例支付（如湖北省黄石市）。很多地方取消了部分费用特别高的门诊病种（如肾透析、器官移植抗排异）的起付线（如陕西省渭南市）。

2. 支付比例

一些地区所有门诊大病病种实行统一的支付比例。多数地区对各病种规定了不同的支付比例，费用越高的病种支付比例越高。

3. 设病种最高支付限额（封顶线）

大多数统筹地区对门诊大病统筹基金支付设置病种支付的限额标准（封顶线），即为各门诊大病病种设定一个统筹基金最高支付限额（一般比住院统筹基金最高支付限额低很多），超过限额的医疗费用统筹基金不再支付。各地设置的各病种最高支付限额普遍比该病种实际发生的医疗费用低，制定限额标准的主要目的是控制统筹基金的支付水平。至于限额标准，一般不同的病种设置不同的限额标准，限额标准高低与实际医疗费用的高低呈正相关关系，医疗费用较高的病种所设置的支付限额也较高，反之则较低。部分地区则根据实际医疗费用把病种分成几类，每类病种一个限额标准，如湖南省直把所有门诊大病划为6类，每类（几个病种）定一个不同限额标准（参见专栏6—3）。

专栏6—3

湖南省直门诊特殊疾病分类管理及支付标准

湖南省直医保将确定的24种门诊特殊病种（门诊大病）分为A、B、C、D、E、F六种类型，并为每类确定不同的支付限额标准。

A类：A类病种包括恶性肿瘤的门诊放、化疗，肾移植术后抗排异治疗，尿毒症的透析治疗等。以上病种年度特殊门诊医疗费最高控制在大病封顶线以内，但年度特殊门诊医疗费及住院医疗费用之和不得超过大病封顶线，以上三种情况的个人自付比例均为10%。其中恶性肿瘤的门诊化疗仅限于采用注射方式、联合用药的基本治疗方法，且只有放、化疗费用可超出4 000元限额，辅助治疗仍控制在年4 000元内。其化疗费由医保专管员来医保中心报销，该化疗方案一旦停止，则自动转入恶性肿瘤恢复期待遇（B类或D类）。肾移术后每月医疗费用控制在4 000元以内，限额内可报销血常规、肝肾功能及环孢浓度测定的检查费。尿毒症病人每月透析及检查费用控制根据病情轻重分为轻、中、重三型，费用分别控制在3 500元、4 500元、5 500元以内。

B类：B类病种包括正在住院做放化疗或门诊口服治疗药物的恶性肿瘤患者，晚期恶性肿瘤的姑息治疗，未作透析治疗的肾功能损害患者，高血压病并发有心脏病、肾功能损害等三项中两项的患者。以上病种年度门诊医疗费限额 5 000 元，每月不超过 416.7 元。报销比例为退休人员报销 80%，在职人员报销 75%。

C 类：C 类病种包括高血压病并发有心脏病、肾功能不全、糖尿病、卒中后遗症四项疾病中一项的患者；糖尿病合并有高血压、心脏病、肾功能损害、卒中后遗症等四项疾病中一项的患者；再生障碍性贫血，类风湿关节炎，血小板减少症，肺心病合并哮喘，风心病中的联合瓣膜病变；慢性活动性肝炎及肝硬化合并转氨酶升高者。以上病种年度医疗费用限额为 4 000 元，每月不超过 333.3 元，报销比例为退休人员报销 80%，在职人员报销 75%。

D 类：包括不需要做门诊放化疗的恶性肿瘤患者；肺结核，肺心病，风心病，哮喘；慢性活动性肝炎及肝硬化合并转氨酶升高者。以上病种年度医疗费用限额为 3 000 元，每月不超过 250 元，报销比例为退休人员 80%，在职人员 75%。

F 类：精神分裂症，按每人每月 80 元的标准包干，不设个人自付比例。

部分地区针对少数费用特别高（甚至超出住院统筹基金的封顶线）的疾病不设最高支付限额。如很多统筹地区对器官移植抗排异、肾透析不设最高支付限额。

就最高支付限额的结算周期来看，多数地方实行年度限额，即一个年度内统筹基金支付每个病种的最大支付额。也有一些地方实行了月限额（把年限额均分到月），如陕西省部分统筹地区、湖北省黄石市，管理上较年度限额更为精细。部分地区门诊大病的支付办法参见表 6—4。

表 6—4　　　　　部分统筹地区门诊大病病种支付办法比较

地区	病种	起付线	支付比例	最高支付限额
湖北省黄石市	高血压	无	75%	130 元/月
	糖尿病	无	75%	140 元/月
	癌症放疗	无	75%	300 元/月
	肾透析	无	85%	300 元/月
	肾移植抗排异	无	85%	无

续表

地区	病种	起付线	支付比例	最高支付限额
广东汕头	恶性肿瘤门诊放化疗	500 元（半年累计）	在职 50%，退休 60%	15 000 元/半年
	糖尿病	500 元（半年累计）	在职 50%，退休 60%	3 000 元/半年
	肾透析	500 元（半年累计）	在职 50%，退休 60%	22 500 元/半年
甘肃金昌	恶性肿瘤放、化疗	一级医院住院起付线	80%	同住院
	肾衰竭透析	一级医院住院起付线	80%	同住院
	器官移植抗排异	一级医院住院起付线	80%	同住院
	糖尿病伴并发症	一级医院住院起付线	70%	5 000 元/年
	原发性高血压	一级医院住院起付线	70%	5 000 元/年
江苏徐州	肾透析	同住院	同住院	同住院
	器官移植抗排异	同住院	同住院	同住院
	恶性肿瘤	社平工资 15%	在职 90%，退休 93%	6 000 元/年
安徽黄山	肾透析	同住院	同住院	同住院
	移植抗排异	同住院	同住院	同住院
	恶性肿瘤	同住院	同住院	同住院
	糖尿病	500 元	70%	2 000 元/年
	高血压	500 元	70%	2 000 元/年
江西南昌	肾功能不全	200 元	70%	2 000 元/年
	器官移植抗排异	200 元	70%	2 000 元/年
	恶性肿瘤	500 元	70%	5 000 元/年
	糖尿病	200 元	70%	2 000 元/年
	高血压病Ⅲ期	200 元	70%	2 000 元/年
天津	肾透析	社平工资 10%	在职 85%，退休 90%	同住院
	移植抗排异	社平工资 10%	在职 85%，退休 90%	同住院
	恶性肿瘤	社平工资 10%	在职 85%，退休 90%	同住院
	糖尿病	社平工资 20%	在职 85%，退休 90%	同住院
	肺心病	社平工资 20%	在职 85%，退休 90%	同住院
陕西渭南	肾透析	无	90%	无
	肾移植抗排异	无	90%	无
	恶性肿瘤	600 元	65%	10 000 元/年
	糖尿病、高血压	600 元	60%	5 000 元/年

资料来源：根据各地门诊大病相关政策文件的内容汇总而成。

（二）单病种付费

全国各统筹地区中，真正使用单病种支付方式与医疗机构结算门诊大病费用的地区很少，多数都是以病种限额的方式按项目支付，仍属于需方控制[①]的范畴。而单病种付费则是一种针对供方的费用控制办法[②]。2005 年，北京市对肾移植抗排异治疗实行了单病种定额付费。具体做法是：分时间段确定一个医疗费用定额标准（又分药品和检查两个标准），时间段内的定额费用分别由社会统筹基金和个人分担。结算时段内定额范围以内的费用，参保人员个人自付额为：实际发生费用×个人负担比例，基金支付额为：结算时段内定额标准－参保人员定额范围内个人负担。定额标准与个人自付额之差由定点医疗机构向医疗保险经办机构申报结算。具体定额标准见表 6—5。

表 6—5　　　　　北京市肾移植抗排异治疗按病种付费的定额标准

术后时段	药品定额标准（元/日）	检查费定额标准（元/日）
第 1～ 30 天	261	53
第 31～ 90 天	230	27
第 91～ 180 天	209	13
第 181～ 360 天	170	13
第 361～ 720 天	140	7
第 721～1 080 天	121	7
第 1 081～1 440 天	110	7
第 1 441 天以后	102	3

（三）按人头定额包干支付

部分统筹地区对部分病种实行按人头定额支付。如 2006 年山东省文登市

---

① 即通过设置起付线、封顶线和支付比例来约束参保患者的就医行为和费用支出。
② 即通过医保经办机构预先确定支付给医疗机构的支付标准来促使医疗机构主动控制医疗费用支出。

为肾移植后抗排异治疗患者确定了每人每年 30 000 元的定额支付标准，并包干给患者个人自行使用，不限患者购药渠道和地点，节余归己、超支自负。四川省个别统筹地区对恶性肿瘤门诊放化疗、肾透析、器官移植术后抗排异药物治疗、精神类疾病采用 50～1 000 元按月定额包干的做法。按人头定额包干支付的方式虽然在一定程度上促进了参保人的自我约束和费用控制，但医保经办机构没有承担起代表参保患者监督医疗机构的责任。

三、结算办法

各地门诊大病的费用结算办法基本可分为两种形式：一是记账结算（又称即时结算）。门诊大病患者在定点医院、药店就医、购药时仅支付个人自付的部分，其余医疗费用记账，由定点医院、药店与医保经办机构直接结算；二是报销结算。就是先垫付、后报销。即先由门诊大病患者个人垫付全部医疗费，然后在一个结算周期期末由患者持相关单据到医保经办机构审核报销。从全国情况来看，一般信息网络系统比较健全的统筹地区，基本采用记账结算的方式；而信息系统还不健全的统筹地区，采用的通常是事后报销结算的方式。

第七章

地方实践之一：福建省的门诊大病病种统筹[①]

福建省位于东南沿海，辖 9 个地级市。2006 年年底，全省总人口 3 558 万人，其中，城镇人口 1 708 万人，占 48%。福建省属于东部沿海发达地区。2006 年全省 GDP 为 7 501.63 亿元，在全国 31 个省市中列第 9 位，人均 GDP 21 084 元，列全国第 8 位。福建省是较早实行门诊大病政策的地区之一，是当时为数不多的在省级层次上出台了规范门诊大病范围和管理办法的省份之一。在省级门诊大病政策的指导和规范下，各地级市（厦门市除外）都建立了职工医疗保险门诊大病病种统筹。

第一节　福建省门诊大病的总体情况

一、门诊大病的基本政策

福建省城镇职工基本医疗保险制度，除厦门市采用门诊大额费用进入统筹报销的"通道式"模式（即实行门诊大病费用统筹）外，其他统筹地区均采用的是社会统筹管住院、个人账户管门诊的"板块式"模式。为解决"板

---

① 本章是根据 2007 年对福建省门诊大病情况的专题调研报告改写而成。当时调研组走访了福建省直、泉州市和其下辖的安溪县，分别与当地劳动保障行政部门、医保经办机构、部分定点医院和门诊大病患者进行了座谈和访谈。

块式"模式下存在的个人账户不能满足部分门诊大病医疗费用支付的矛盾，在医疗保险启动之初，福建省劳动和社会保障厅联合省卫生厅、财政厅出台了《福建省城镇职工基本医疗保险门诊特殊病种和治疗项目管理暂行办法》（闽劳办〔1999〕72号），将部分门诊大病纳入社会统筹基金的支付范围，称为门诊特殊病种。福建省将门诊特殊病种分为甲、乙类，共11个病种。甲类病种目录包括了恶性肿瘤化疗和放疗、重症尿毒症透析治疗、结核病规范治疗、器官移植抗排斥反应治疗、精神分裂症治疗、危重病的抢救共6种疾病，适用于全省范围，除厦门市外的各地市都要执行。乙类病种目录包括高血压、糖尿病、再生障碍性贫血、慢性心功能衰竭、系统性红斑狼疮共5种慢性病，各统筹地区可结合本地区疾病谱和社会统筹基金的支付能力对乙类目录做相应调整。之后，为加强对门诊大病的管理，福建省又出台了《基本医疗保险门诊甲类特殊病种和治疗项目管理暂行办法》（闽劳〔2000〕442号），对甲类目录的6种门诊大病的诊断标准（准入标准）、资格确认程序、定点就医管理、支付范围和支付办法分别做了详细的规定（见专栏7—1）。

专栏 7—1

福建省甲类门诊特殊病种管理办法的具体内容

（以结核病为例，其他病种的管理内容基本相似）

一、结核病门诊治疗的定点医疗机构

经基本医疗保险经办机构确认的结核病防治院（所）。

二、结核病的诊断

结核病的诊断由专科主治医师以上（含主治医师）的医师做出，结核病防治院（所）出具诊断证明书，附上下列相关诊断依据，并经基本医疗保险经办机构确认。

1.肺结核病的确诊必须具有下述辅助诊断依据之一：

（1）细菌学诊断；

（2）影像学诊断；

（3）病理学诊断。

2.肺外结核病的诊断必须根据病情和相关检查（如结肠镜、腹腔镜、膀胱镜检查、泌尿系统造影、脑脊液等检查）做出。

三、门诊结核病诊治纳入基本医疗保险统筹基金支付范围的项目

1.抗结核病的药物治疗；

2.必要的痰细菌学、影像学、肺功能、心电图、血常规、肝功能及相关的生化检查；

3.常规的保肝治疗；

4.抗结核药物引起不良反应的对症治疗，如胃肠道反应等。

四、费用支付办法

结核病患者在门诊规范性治疗的费用，超过当地基本医疗保险统筹基金起付标准以上的部分，按基本医疗保险有关规定执行。

二、确定门诊大病病种范围的主要因素

在出台闽劳办〔1999〕72号文件之前，福建省劳动保障厅多次组织召开包括劳动保障部门、卫生部门、医学专家及参保患者等各方参加的座谈会，研究制定了门诊大病病种的范围。福建省门诊大病的选择综合考虑了以下几种因素：一是治疗可在门诊进行、医疗费用巨大的重病、大病，这些疾病患者的生存质量依赖于临床治疗。将这些疾病纳入统筹基金支付，不但能解决这类患者门诊医疗费用负担过重的问题，而且减少了门诊挤住院情况的发生，有利于提高医疗保险基金的使用效率。如甲类目录中的恶性肿瘤化疗和放疗、重症尿毒症透析治疗、器官移植抗排异反应治疗就属于这类疾病。二是不仅给个人、家庭造成较大影响，而且会给社会带来较大影响的疾病，如甲类目

录中的结核病规范治疗、精神分裂症治疗。三是发病率高、且需要终身治疗、不治疗病情就会不断恶化的慢性病，如乙类目录中的高血压、糖尿病、再生障碍性贫血、慢性心功能衰竭、系统性红斑狼疮。四是诊断必须在临床上好把握、好界定的疾病。如冠心病，发病人群较大，患者医疗费用也较高，但是福建省考虑到有些情况下其诊断不好把握，容易被滥用，所以没有将冠心病纳入门诊大病。五是考虑统筹地区医疗保险基金的承受能力。六是甲、乙类目录各有侧重。甲类目录主要是侧重医疗费用巨大的重病、大病和对社会造成较大影响的疾病；乙类目录主要是侧重发病人群较大的慢性病（如高血压、糖尿病），尽量体现公平性。

三、门诊大病范围的地区调整情况

2001 年，福建省城镇职工基本医疗保险制度正式全面启动，门诊大病政策也同时实施。9 个市级统筹地区、74 个县级统筹区，共计 83 个统筹地区（厦门市除外）都实施了门诊大病病种统筹政策。各地门诊大病的甲类目录完全执行省里制定的甲类目录，多数统筹地区乙类目录没有进行任何调整变动，少数统筹地区做了微调。如莆田市增加了冠心病，三明市增加了帕金森氏症和日光性皮炎，漳州市增加了肝硬化（失代偿期）、慢性阻塞性肺气肿和帕金森氏症。市级统筹地区下辖的县则没有独立的政策制定权，门诊大病病种的范围和管理办法完全执行市里的统一规定。总的来看，全省各地门诊大病病种的范围差异较小，管理办法也主要参照省里的管理政策，基本一致。

第二节　福建省省直的门诊大病病种统筹

福建省属、中央属单位的职工没有参加省会福州市的基本医疗保险，而是单独建立了省直单位职工医疗保险的基金统筹（省直职工医保），具体业务经办管理由省医保中心直接负责，省直职工医保管理的参保人员共 17 万人

(2007 年)。省直职工医疗保险在 2001 年启动之初采取的是"板块式"统账结合模式，社会统筹基金支付住院费用，个人账户支付门诊费用，而门诊大病也是由社会统筹基金支付费用。2003 年，省直职工医保根据自身医疗保险基金的承受能力和当地门诊医疗的需求，建立了"普通门诊大病费用统筹"政策，即在一个医疗结算年度内，参保人员在定点医疗机构门、急诊（不含门诊大病病种统筹的医疗费用）发生的医疗费用在 2 000 元以上、8 000 元以内的部分由社会统筹基金按在职职工 60%、退休人员 70%的比例给予补助。因此，福建省直职工医保的门诊大病政策是把前文所述的两种门诊大病保障政策结合起来，不仅有门诊大病病种统筹，也有门诊大病费用统筹。

一、福建省省直门诊大病病种统筹的基本政策

2000 年年底，福建省出台了《省、部属驻榕单位基本医疗保险门诊特殊病种和治疗项目管理暂行办法》（闽劳社 [2000] 518 号），规定省直门诊大病病种完全执行福建省门诊大病病种的甲、乙类目录，没有增减。并对门诊大病病种统筹的管理包括资格确认程序、定点就医、支付范围、支付办法等做了明确的规定。

关于覆盖人群，省直职工医保门诊大病政策覆盖了省、部属驻榕单位的职工和由省医保中心负责管理的灵活就业人员。为规范门诊大病病种统筹的管理，防止搭病开药等违规行为的发生，福建省又出台了《关于确定基本医疗保险门诊特殊病种用药和诊疗项目可支付范围的通知》（闽劳社文 [2006] 245 号），进一步明确除危重病抢救外的十个门诊大病病种基本医疗保险可支付的用药和诊疗项目范围，即开始实施所谓的门诊大病病种统筹的"小目录"管理（见专栏 7—2）。所谓小目录管理是指，医保中心为每个门诊大病病种制定了一个专门的药品、治疗项目的范围目录，超出该目录的药品与治疗项目，即使是在大的医保目录范围内，其费用也不予报销。

专栏 7—2

福建省门诊大病支付范围的"小目录"

政策文件："关于确定基本医疗保险门诊特殊病种的用药和诊疗项目可支付范围的通知"

（以下以甲类目录中恶性肿瘤门诊放化疗和乙类目录中高血压病为例说明）

1. 恶性肿瘤门诊化疗和放疗医疗保险可支付的用药和诊疗项目范围

用药目录

西药部分：抗微生物，镇痛药，维生素及矿物质缺乏症用药，营养治疗药，激素及调节内分泌功能药，调节免疫功能药，抗肿瘤药物，抗焦虑药，抗抑郁药，消化系统药，升白细胞药，抗贫血药，调节水、电解质及酸碱平衡药物，放射性同位素药，其他解毒药，诊断用药物。

中成药部分：清热解毒剂，活血消淤，肿瘤用药，消肿散结。

诊疗项目范围

基本医疗保险可予支付（含部分支付）费用的医疗服务项目：综合医疗服务类；医技诊疗类；临床诊疗类，临床各系统诊疗（除口腔颌面以外）。

2. 高血压病医疗保险可支付的用药和诊疗项目范围

用药目录

西药部分：维生素及矿物质缺乏症用药，脑血管病用药，神经系统用药物，循环系统药物，利尿药，脱水药，抗凝血药及溶栓药，抗血小板药。

中成药部分：滋补肝肾，阴阳双补，祛瘀剂，平肝息风，平肝潜阳，化淤祛湿，消肿利水，化浊降脂。

诊疗项目范围

基本医疗保险可予支付（含部分支付）费用的医疗服务项目：综合医疗服务类；医技诊疗类，临床诊疗类，临床各系统诊疗（除口腔颌面以外）。

二、门诊大病病种统筹的运行情况

（一）总体状况

2006 年，福建省直职工享受门诊大病待遇的人数为 9 400 人，占参保人数的 5.72%，门诊大病的统筹基金支出占统筹基金总支出的 20.4%。从待遇水平来看，2006 年，门诊大病发生的医疗费用中由统筹基金支付的占 63.5%，由患者个人支付的医疗费用占 36.5%。从具体费用水平来看，2006 年，门诊大病患者年人均医疗费用为 4 900 元，其中统筹基金支出 3 100 元，个人负担 1 800 元，个人负担占当年社会平均工资不足 10%（见表 7—1）。

表 7—1　　2004—2006 年福建省直医保门诊大病病种统筹的运行情况

	2004 年	2005 年	2006 年
当地社会平均工资（元）	16 586	18 314	20 666
当年统筹基金总支出（万元）	11 054	13 042	14 433
参保人数（人）	133 420	155 000	164 272
享受门诊大病待遇的人数（人）	7 855	8 796	9 400*
门诊大病人数占参保人数比例（%）	5.89	5.67	5.72
门诊大病总费用（万元）	3 394	3 954	4 640
其中：统筹基金支出（万元）	2 043	960*	2 945
门诊大病总费用中统筹基金支付的比例（%）	60.19	24.28	63.47
门诊大病统筹基金支出占基金总支出的比例（%）	18.48	7.36	20.40
门诊大病人均门诊费用（万元）	0.43	0.45	0.49
门诊大病人均统筹基金支出（万元）	0.26	0.11	0.31

*2005 年门诊大病统筹基金支出明显减少，是因为当年出台了"门诊大病费用统筹"政策，允许门诊大病患者选择从门诊大病费用统筹政策中报销费用，从而吸引了很多门诊大病患者选择了"门诊大病费用统筹"进行报销。但是，2006 年这些病人大多又重新回来享受门诊大病病种统筹待遇。

（二）分病种情况

从享受人数来看，2006 年，高血压、糖尿病两个病种合计人数占全部门诊大病人数的 84.25％，其次是恶性肿瘤放化疗，占 13.95％，其他 8 个病种人数合计仅占 1.8％左右。从门诊总费用来看，高血压、糖尿病合计占所有门诊大病医疗总费用的 57.2％左右，恶性肿瘤放化疗占 21.8％左右，其他 8 种疾病合计占 21％左右。从统筹基金用于门诊大病的费用支出来看，高血压、糖尿病两个病种的合计支出占总支出的 54.8％左右，其次是恶性肿瘤放化疗，占 22.5％左右，其他疾病超过 5％的还有慢性心功能衰竭（6.4％）、精神分裂症（5.4％）、尿毒症透析（5.3％），器官移植抗排异占 4.6％。从人均费用来看，最高的是器官移植抗排异，年费用近 5 万元，其次是尿毒症透析，年费用近 4 万元，年费用超过 5 000 元的有精神分裂症治疗（9 010 元）、系统性红斑狼疮（9 000 元）、慢性心功能衰竭（7 300 元）、恶性肿瘤放化疗（6 400元）。人数较多的高血压、糖尿病的年费用均在 3 000 元左右。

从门诊大病统筹基金人均年支出来看，器官移植抗排异最高，达 2.8 万元/年，其次是尿毒症透析（2.6 万元/年），其他均在万元以下。就个人负担来看，器官移植抗排异个人负担最重，不仅人均医疗费用最高，而且个人自付比例相对也较高，达到 40.6％，人均年自付金额约 2 万元，相当于当地社会平均工资的 93.65％，是绝大多数家庭不可承受的负担。其次是尿毒症透析，个人自付比例为 35％，人均年个人自付金额约 1.5 万元，是当地社会平均工资的 67.16％，个人负担仍然是相当重的。其他病种的个人负担都不重，人均年自付金额都在 2 300 元以下，占当地社会平均工资的 10％左右，大多数家庭都可以承受。福建省省直医疗保险为解决某些门诊大病统筹基金支付后个人负担仍较重的问题，规定"门诊特殊病种（不含高血压、糖尿病）符合医保目录、个人支付（含个人账户和现金）累计超过 2 500 元以上部分，由统筹基金补助 80％"。根据这一规定，器官移植抗排异反应治疗、重症尿毒症透析治疗等门诊大病患者的个人负担还会进一步大幅减轻。

三、门诊大病的管理

（一）资格认定

省直医保门诊大病资格认定主要由定点医疗机构承担。由二级以上（含二级）综合性医院相关专业的主治以上（含主治）医师根据预先确定的诊断标准做出诊断，并出具疾病诊断证明书，科室负责人签字，医院负责医疗保险管理的科室审核盖章，最后经省医保中心审批、确认。

门诊大病资格一经确认后，省医保中心不再对其进行定期或不定期复核。具体原因，一是认为有些门诊大病如肾移植、恶性肿瘤、重症尿毒症等不易造假，复核的意义不大。二是门诊大病患者服药、治疗期间检查指标通常比较正常，达不到符合门诊大病要求的诊断指标水平，又不可能要求患者停药、停治来检查。三是门诊大病复核时需要的医学专家劳务费、场地费、临床检查费等费用没有出处。没有复核使得很多拥有门诊大病资格的参保患者实际并没有发生门诊大病的费用，从而造成具有门诊大病资格的人数大大高于实际享受门诊大病待遇的人数。

（二）就医医疗机构的选择

省直医保门诊大病患者定点医疗机构的选择范围随省医保中心的管理能力提高而扩大。在省直医保启动之初，为进行有效管理，参保患者只能选择1～2家定点医院作为门诊大病病种的治疗医院，实行定点就医。随着计算机管理手段的不断加强，计算机信息系统可以有效监控到参保人在不同医院、不同时间的就医详情，能够阻止患者同一时段重复治疗购药、滥用医疗服务的现象发生，现在门诊大病患者就医已经放开，患者可以在任何一家定点医疗机构进行门诊大病的治疗。

(三) 支付范围

省直医保按《福建省劳动和社会保障厅关于确定基本医疗保险门诊特殊病种的用药和诊疗项目可支付范围的通知》的相关规定，对除危重病抢救外的十个门诊大病病种全部实行"小目录"管理。为提高管理效率，省医保中心还将患病人群和医疗费用均占较大比例的高血压、糖尿病两个病种的"小目录"相关限制条件编入计算机系统，实行"小目录"的计算机实时管理。通过计算机自动监控这两个病种的支付范围，不在"小目录"范围内的药品和治疗项目，计算机自动将其排除在支付范围之外。小目录的计算机自动控制不但减轻了医务人员和医保管理者的工作负担，而且对门诊大病的费用控制也起到了良好效果。

(四) 支付方式及标准

省直医保门诊大病采取按项目付费的支付方式。具体支付办法与住院基本相同：凡符合基本医疗保险支付有关规定的医疗费用，年度费用累计在门诊大病起付标准（上年度工资总额的10％）以下部分，由个人账户或个人现金支付，年度费用累计超过门诊大病起付标准以上的部分由统筹基金按一定比例支付。参保患者同时患有两种以上门诊大病所发生的医疗费用可合并计算，门诊大病费用与住院费用累计超过基本医疗保险封顶线，还可进入大额医疗费用互助支付费用（见表7—2）。

表 7—2　　福建省直医保门诊大病统筹待遇支付水平和个人负担

	门诊大病病种统筹				大额医疗费用互助		
	起付线	封顶线	一般医疗机构	社区医疗服务机构	起付线	封顶线	个人自付比例
在职	1 200 元	53 000元（与住院费用合并）	15.0%	12.0%	53 000元（住院与门诊大病医保费用合计）	203 000 元	10%
退休			10.0%	8.0%			
在职公务员			12.0%	9.0%			7%
退休公务员			7.0%	5.0%			

（五）结算办法

福建省直医保门诊大病的费用结算方式采用记账式。门诊大病病人在治疗时需个人支付的费用从个人账户直接刷卡或现金支付，需统筹基金支付的费用由省医保中心与医院直接结算。

省直医保门诊大病的医保费用除费用巨大的器官移植抗排异反应治疗及重症尿毒症透析治疗外，其他病种均实行"次均费用定额管理，超支医院承担"的结算方式。所谓次均费用定额管理是指医保经办机构为定点医院确定一个全年的医疗费用次均定额。不同级别的医院次均定额标准不同。如三甲医院全年门诊次均定额是 170 元，只要医院全年的门诊次均费用不超过 170 元，医保经办机构就会照实支付。年度内门诊次均费用超过定额标准的，超出部分费用由定点医院自行承担，次均定额结算办法促进了医院的自我管理（见专栏 7—3）。

省医保中心按季根据门诊大病医疗费用的实际发生额（剔除审核出的不合理费用后）与定点医院结算，年终时再与定点医院进行门诊定额的总结算。

专栏 7—3

福建省直医保门诊费用支付采用定额管理

对定点医疗机构普通门诊与门诊大病病种（不含器官移植抗排异反应治疗及重症尿毒症透析治疗）实行次均费用定额管理，定额标准依不同等级、不同类别医疗机构分别确定。定点医疗机构年度内发生的门诊次均费用控制在定额标准以内的，省医疗保险管理中心与定点医疗机构按实结算，并予以表扬；年度内次均费用超过定额标准的，其超过部分费用由定点医疗机构自行承担。省医疗保险管理中心与定点医疗机构年终进行门诊定额总结算。

　　为防止分解处方，参保患者每日只能在1家定点医疗机构持卡就诊结算（不含定点零售药店购药），当日内因病情需要在同一医院多次就诊，省医疗保险管理中心对定点医疗机构按其就诊次数累计为1次、医疗费用累计为1次费用作为结算依据。参保患者如因病情同日内需要到他家医院就诊，其医疗费用由个人先垫付，后持发票、门诊记录等到省医疗保险管理中心审核结算。

　　次均定额最高的为350元（肿瘤医院），综合三甲为170元，二甲为110元，最少的是一级医院为80元。

第三节　泉州市的门诊大病病种统筹

　　泉州市地处福建省东南部，是福建三大中心城市之一。2006年年底，全市总人口769万人，其中，城镇人口占48%（369万人），城镇从业人员168.44万人。2006年全市GDP达到1 900.76亿元，人均GDP 24 717元，大大高于全省的平均水平。城镇居民人均可支配收入和农民人均纯收入分别达到15 972元和6 606元，基本进入了宽裕型小康社会。

一、泉州市基本医疗保险和门诊大病病种统筹政策

　　泉州市城镇职工基本医疗保险制度实行板块式统账结合。普通门诊完全由个人账户支付，没有设置普通门诊进入统筹基金支付的通道，但有门诊大病病种统筹政策，将部分门诊大病病种纳入统筹基金的支付范围。而外来农民工实行单独的住院医疗保险，并且不能享受门诊大病病种统筹政策。在基本医疗保险之外，泉州市还有大额医疗费用互助制度来支付统筹基金封顶线以上的医疗费用；机关事业单位工作人员则享受公务员医疗补助政策。公务员医疗补助不仅将一部分缴费划入个人账户，还根据补助基金支付能力，对

符合支付范围的个人负担超过 1 000 元以上的住院和门诊大病医疗费用给予一定比例的补助。

泉州市基本医疗保险实行"统一政策、分级管理、总量平衡、适当调剂"的原则，市内统一政策，基金分县、区管理，基金市级调剂。各区县每年按当年收缴的统筹基金总额提取 3%作为调剂金，上缴市医疗保险经办机构，在全市范围内调剂使用。

泉州市依据《福建省城镇职工基本医疗门诊特殊病种和治疗项目管理暂行办法》（闽劳办 [1999] 72 号）以及《关于印发基本医疗保险门诊特殊病种和治疗项目管理暂行办法的通知》（闽劳办 [2000] 442 号），于 2000 年出台了《关于我市基本医疗保险门诊特殊病种和治疗项目管理办法的通知》（泉劳医 [2000] 210 号）。2001 年正式将 11 种门诊大病纳入统筹基金支付费用。11 种门诊大病病种分为甲、乙两类。甲类与省里的目录完全相同，乙类基本上也按照省里的乙类目录设立，但对部分病种的范围进行了限制，将高血压限定为Ⅱ期、Ⅲ期，慢性心功能衰竭限定为Ⅱ、Ⅲ级。

二、门诊大病病种统筹的运行情况

（一）总体状况

截至 2006 年年底，泉州市登记门诊大病病种的人数为 9 424 人，约占参保人数的 2.13%，由统筹基金支付的门诊大病医疗费用约占统筹基金总支出的 19.3%。与 2005 年相比，门诊大病病种人数、统筹基金支付门诊大病费用的增长率分别为 26.28%、35.82%，大大高于同期医疗保险参保人数、统筹基金总支出的增长率（分别为 16.26%、30.52%）。2004—2006 年，统筹基金用于门诊大病的支出占统筹基金总支出的比重也由 16.79%增加到 19.3%。从待遇水平来看，2004—2006 年，门诊大病发生的全部医疗费用中由统筹基金支出的比例大致在 70%左右，且逐年略有增加，实际由患者个人支付的医疗费用则大致在 30% 左右。就具体的费用水平来看，2006 年，门诊大病年人均医疗费用在 5 100 元，其中统筹基金支出 3 600 元，个人负担 1 500 元，个人负担只有社平工资的 8.5%（见表 7—3）。

表 7—3　　　　　　　　　　泉州市门诊大病病种统筹的运行情况

	2004 年	2005 年	2006 年
当地社会平均工资（元）	14 465	15 799	17 588
当年统筹基金支出（万元）	11 352	13 495	17 613
参保人数（人）	286 931	381 292	443 277
享受门诊大病待遇的人数（人）	5 873	7 463	9 424
门诊大病人数占参保人数的比重（%）	2.05	1.96	2.13
门诊大病总费用（万元）	2 783	3 577	4 804
其中统筹基金支出（万元）	1 906	2 503	3 400
门诊大病总费用中统筹基金支付的比重（%）	68.49	69.99	70.77
门诊大病统筹基金支出占基金总支出的比重（%）	16.79	18.55	19.30
门诊大病年人均门诊费用（万元）	0.47	0.48	0.51
门诊大病人均统筹基金支出（万元）	0.32	0.34	0.36

（二）分病种情况

从享受人数来看，高血压、糖尿病两个病种合计占享受门诊大病待遇总人数的近 80%，其次是恶性肿瘤放化疗，占 10% 左右，其他 8 个病种合计仅占 10% 左右。从门诊总费用来看，高血压、糖尿病合计占所有门诊大病医疗总费用的 56% 左右，恶性肿瘤放化疗占 15% 左右，其他 8 种疾病合计占 30% 左右。从统筹基金用于门诊大病的费用支出结构来看，高血压、糖尿病的支出合计占全部门诊大病统筹基金支出的 59% 左右，其次是恶性肿瘤放化疗，占 14% 左右，其他疾病超过 5% 的还有尿毒症透析（8.8%）、慢性心功能衰竭（7.3%）和器官移植抗排异（6%）。从人均费用来看，最高的是器官移植抗排异，年费用近 7 万元，其次是尿毒症透析，年费用 3.4 万元，年费用超过万元的还有再生障碍性贫血（2.2 万元）。其他病种的年费用均在万元以下，人数较多的高血压、糖尿病的年费用均在 3 000 元左右。

从统筹基金支出来看，器官移植抗排异仍然最高，达 3.7 万元/年，其次是尿毒症透析和再生障碍性贫血，均在万元以上。就个人负担来看，器官移植抗排异负担最重，不仅人均医疗费用最高，而且个人自付比例也最高，达到 46%，人均年负担约 3.2 万元，超过了当地社会平均工资的 2 倍，是绝大多数家庭所难以承受的。其他病种的个人自付比例均在 30% 以内，但尿毒症透析的年个人自付费用达到万元以上，慢性心功能衰竭年自付费用也在 6 500 元以上，两者的个人自付费用分别占当地社会平均工资的 64% 和 42%，家庭负担仍然是相当重的。其他病种的个人负担都不重，个人自付费用都在社会平均工资的 15% 以内，在大多数家庭可承受范围之内。

三、泉州市的家庭病床政策

泉州市的门诊大病病种范围完全按照省级规定的甲、乙类目录制定，运行以来没有增加更多的病种。市里没有做出调整，一方面是认为省里制定的病种范围比较切合泉州市的实际情况，另一方面是为了保持门诊大病政策运行的稳定。现行的门诊大病政策已经得到大多数参保人员的认可和接受，如果有所增加，势必会引起什么病应该纳入、什么病不该纳入的争议和矛盾，引发未纳入病种患者的不满，甚至造成病种范围在参保人员的压力下不断增加，对统筹基金产生过重的负担。

鉴于门诊大病范围之外仍然有一些门诊疾病个人负担较重，泉州市将部分慢性病，如帕金森、冠心病、乙肝、甲亢、类风湿等纳入家庭病床的支付范围（家庭病床政策参见专栏 7—4），也能享受进入统筹基金支付费用的政策，从而在一定程度上弥补了门诊大病范围有限的局限。

专栏 7—4

泉州市基本医疗保险家庭病床政策

政策文件名称：泉州市基本医疗保险家庭病床管理暂行办法

针对对象：参保人员因患中风瘫痪、恶性肿瘤晚期、骨折牵引等，以及 80 岁以上高龄老人患慢性疾病需连续治疗，到医院就诊确有困难，符合住院条件但因情况特殊需设立家庭病床者。

管理和支付办法：家庭病床每个治疗周期视作一次住院，其医疗费用凭 IC 卡与定点医疗机构结算。起付标准、最高支付限额、个人分担比例、费用结算办法与住院医疗费用有关规定相同。

设置周期：家庭病床一个治疗周期不超过 2 个月，如因病情需要继续设立家庭病床者，必须重新办理手续。

四、门诊大病病种统筹的管理办法

(一) 资格认定

泉州市门诊大病病种的资格认定主要由医疗机构来承担，由二级以上（含二级）定点医疗机构的专科副主任医师以上（含副主任医师）职称的医师根据参保患者的病情，依据国家相关诊断标准做出诊断和确认，并由医院出具诊断证明书，最后经当地医疗保险经办机构确认并发放门诊大病病种诊疗证。自医保经办机构审批确认之日起，有效期定为 6 个月。延期时，医保经办机构根据诊疗记录及本有效期内医疗消费信息数据进行合理性分析，没有违规的，可延长有效期 1 年；存在违规的，将考虑停止该病种门诊大病资格，或仅延长有效期 6 个月甚至 3 个月。

（二）定点就医

在泉州，具有门诊大病病种资格的参保患者只能选择一家定点医疗机构作为门诊大病的就诊定点医院。不过，参保患者可以随时到医保中心办理变更定点医院的手续。

（三）支付范围

泉州市根据福建省的有关规定，对 11 种门诊大病也全部实行"小目录"管理（参见专栏 7—5）。泉州市也将高血压病、糖尿病两个病种的"小目录"限制政策编入计算机信息系统，通过计算机自行监控这两种患病人群和医疗费用均占较大比例的病种的支付范围。

专栏 7—5

泉州市门诊大病的小目录管理

政策文件：关于我市基本医疗保险门诊特殊病种和治疗项目管理办法的通知

文件的部分内容：对 11 种门诊大病的支付范围进行具体的限制。

以下是乙类门诊大病病种中高血压和糖尿病可纳入统筹基金支付范围的诊断治疗项目：

1. 高血压

（1）临床检查包括尿常规、血脂、血糖、血尿素氮、血肌酐、水及电解质、血尿酸、眼底与心电图。必要时，可作 24 小时尿微量蛋白测定、血或尿儿茶酚胺、醛固酮、血浆肾素活性、24 小时动态血压监测、24 小时动态心电监测，超声心动图、静脉肾盂造影、肾上腺部位 B 超或 CT、头颅 CT 检查。

（2）药物治疗可使用利尿剂、β受体阻滞剂、α受体阻滞剂、钙通道阻滞剂、血管紧张素转换酶抑制剂、血管紧张素Ⅱ受体拮抗剂及抗凝血药、降血脂药和中药等。

（3）对高血压病并发症，如心肌肥厚、心率失常、肾功能减退和伴发高脂血症及中风恢复期的诊疗，纳入高血压病诊疗范围。

2. 糖尿病

（1）临床检查包括血糖、口服葡萄糖耐量试验，尿糖及24小时尿糖、糖化血红蛋白、基础血浆胰岛素、C肽水平及其稀放试验。必要时作血脂、肾功能、尿蛋白排量、心电图、胸部X线、眼底检查等。

（2）药物治疗可使用口服降糖药（磺酰脲类、双胍类、α糖酶抑制剂）、胰岛素及中药等。

（3）对糖尿病并发症，如眼、肾、神经系统损害的诊疗，纳入糖尿病诊疗范围。

（四）支付方式及标准

泉州市门诊大病病种费用支付同样采取按项目付费的方式，患者所发生的医疗费用全年合并计算（一个人有两个以上门诊大病病种也合并计算），视为一次住院。起付标准、个人分担比例、最高支付限额及结算办法，均与住院费用支付的有关规定相同。一年内第一次住院起付标准三级医院为700元，二级为500元，一级为350元；第二次分别为500元、350元、200元。从第三次起不再设置起付标准。起付标准以上最高支付限额以下个人负担比例见表7—4。

由于高血压、糖尿病两个病种的人数增长较快，而且容易出现药品和其他医疗服务项目滥用的问题，泉州市对这两个病种设定了年度最高支付限额，每人每年统筹基金实际报销金额最高不超过3 500元。

表7—4　泉州市住院（包括门诊大病）统筹基金支付中的个人自付比例　　（％）

住院费用段	三级医院		二级医院		一级医院	
	在职	退休	在职	退休	在职	退休
起付标准以上5 000元以下	13	7.8	11	6.6	9	5.4
5 001～10 000元	10	6	9	5.4	8	4.8
10 001元至最高支付限额以下	5	3	4	2.4	3	1.8

（五）结算办法

泉州市医保计算机信息系统发达，全市安装统一软件系统，参保人员在定点医疗机构就医发生的需个人支付的医疗费，以及在定点药店购药的费用，凭IC卡直接与定点医疗机构及定点药店结算，统筹基金支付的费用则由医保中心与医疗机构直接结算。医保中心与定点医疗机构采取按统筹基金支付能力结合次均住院费补助或奖励的结算办法，先按实际发生的费用的一定比例支付，年终再根据考核情况决定是否支付余下的部分（详见专栏7—6）。门诊大病管理纳入年度定点医院考核内容，与住院医疗费用一样，根据统筹基金支付能力每月按90％与定点医院结算，余下10％在年终考核后再予结算。医保中心启用事后稽核机制，在相关费用支付后进行事后审核。如审核发现过往支付的费用存在违规，仍及时在支付当期费用时扣除这笔违规费用。

专栏 7—6

泉州市基本医疗保险费用的结算办法

结算办法：定点医疗机构的资金兑现，需在每月10日前列出上月的医疗费用清单，向医保中心申请拨付，医保中心根据上月统筹基金支付能力的90％预拨，其余10％待年度决算后，根据全年统筹基金支付能力、次均住院费用标准和考核结果拨付。

所谓支付能力是指，期内可用于住院和门诊大病的基金的85％，与需要统筹基金支付的住院和门诊大病医疗费用的比值。

<u>年度决算</u>：医保中心根据全年统筹基金的支付能力、实际发生的医疗费用、次均住院费用标准及考核结果，与定点医疗机构进行医保年度结算、拨付。结算程序为：按支付能力结合次均住院费的补助或奖励结算，最后根据考核分数奖惩。

<u>次均住院费补助</u>：需要统筹基金支付的住院和门诊大病医疗费用超过按支付能力结算的差额部分，医保中心给予补助。

1. 实际次均费用超过标准次均费用5%者，补助30%；

2. 实际次均费用低于标准次均费用5%者，补助70%；

3. 实际次均费用标准次均费用±5%之间者，补助50%。

<u>次均住院费奖励</u>：需要统筹基金支付的实际住院和门诊大病医疗费用低于按支付能力结算的差额部分，医保中心提取70%作为奖励基金给予奖励：

1. 实际次均费用超过标准次均费用5%者，不给奖励；

2. 实际次均费用低于标准次均费用5%者，按该定点医疗机构需要统筹基金支付的实际医疗费用占总医疗费用的比例乘以奖励基金，给予奖励；

3. 实际次均费用在标准次均费用±5%之间者，按该定点医疗机构需要统筹基金支付的实际医疗费用占总医疗费用比例的70%再乘以奖励基金，给予奖励。

五、安溪县门诊大病的运行情况

2005年，安溪县总人口为108万人。该县原是全国贫困县，近年来在茶叶（铁观音）、藤品等龙头产业带动下，经济快速增长。2005年，全县实现GDP 155亿元，人均GDP 14 352元，高于全国人均GDP水平（14 041元），但仍低于全省平均水平。安溪县隶属于泉州市，基本医疗保险政策和门诊大病政策完全执行泉州市的统一政策。

（一）总体情况

2006 年，享受门诊大病的人数为 419 人，占参保总人数的 1.2%。2004—2006 年，享受门诊大病的人数以 18% 的增长率上升。2006 年，门诊大病统筹基金支出占统筹基金总支出的 14.17%。2004—2006 年，门诊大病人均总费用和统筹基金支付的费用均变化不大，分别在 5 500 元、4 100 元左右，但统筹基金支付比例逐年有所提高，2006 年的支付比例接近 80%。人均自付费用仅 1 100 元左右，仅占社会平均工资的 7%（见表 7—5）。

表 7—5 　　　　　　　　安溪县门诊大病的运行情况

	2004 年	2005 年	2006 年
当年社平工资（元）	13 080	14 280	15 720
当年统筹基金支出（万元）	943	1 015	1 213
参保人数（人）	29 043	33 505	35 024
门诊大病人数（人）	299	353	419
门诊大病人数占参保人的比重（%）	1.03	1.05	1.20
门诊大病总费用（万元）	164.32	197.59	216.34
其中统筹基金支出（万元）	120.66	146.41	171.82
门诊大病总费用中统筹基金占比（%）	73.43	74.10	79.42
统筹基金门诊大病支出占基金总支出比重（%）	12.80	14.42	14.16
门诊大病人均门诊费用（万元）	0.55	0.56	0.52
门诊大病人均统筹基金支出（万元）	0.40	0.41	0.41

（二）分病种情况

从门诊大病人群结构看，人数最多的是高血压患者，2006 年有 159 人，占门诊大病人数的 38%，而且 2004－2006 年增长迅速，2005 年比 2004 年增长 40%，2006 年比 2005 年增长 13%。其次是糖尿病患者，2006 年有 121 人，占门诊大病总人数的 29%，增长速度也较快。第三大人群是恶性肿瘤患者，

2006 年有 53 人，占门诊大病总人数的 13％。2006 年上述三个病种患者合计占门诊大病病人总数的 80％左右。

从费用结构看，器官移植抗排异所占费用比例最高，2004－2006 年连续三年均在所有门诊大病病种总支出的 1/3 以上，但该地区抗排异患者仅为 10 人左右，仅占门诊大病总人数的 2％。费用次高的是尿毒症透析治疗。上述两个病种的合计费用占所有门诊大病费用的 50％以上。而占门诊大病人数 80％的高血压、糖尿病、恶性肿瘤的费用分别只占 10％左右。其他病种的费用所占比重均低于 5％。

从人均费用和个人自付金额看，2006 年人均年费用最高的门诊大病是器官移植抗排异反应治疗，为 8.3 万元，其中个人自付 1.3 万元，个人自付比例为 16％，是各病种中较低的。尽管当地医保经办机构连续几年大幅降低该病种个人自付比例（2004 年为 28％，2005 年为 26％），但由于门诊总费用较高，患者负担仍然很重。2006 年，抗排异患者个人自付额度占当地社平工资的 84％，2004 年、2005 年更高，分别为 122％、140％，历年都是个人负担最重的门诊大病病种。其次是重症尿毒症透析，2006 年人均费用接近 2.5 万元，其中个人自付 3 023 元/年，占当地社平工资的 19％。再次是恶性肿瘤放化疗、精神分裂症、系统性红斑狼疮，个人负担在 1 000～2 000 元/年，其余病种年平均个人自付大都在 600 元左右，个人负担都不重。

第四节　福建门诊大病政策和管理的初步评价

一、及时出台省级政策，很好地规范和指导了市县的门诊大病管理工作

福建省是少数在基本医疗保险制度改革之初就适时出台规范门诊大病管理政策的省份之一。省级政府对门诊大病范围、资格认定、支付范围、支付和结算办法进行了具体的规范，对各地市制定相应的政策起到了强有力的指导作用。省级政策的及时出台，使得各市县病种范围的确定既有所依据，又有所约束，省内各地门诊大病病种范围基本相同、差异不大，管理办法相对比较一致，避免了其他地区省内、甚至地市级统筹地区内各统筹单位病种范围差异很大、管理办法各不相同的混乱局面。

二、病种范围界定合理，甲乙类目录符合实际

福建省主要依据费用负担重、危害社会安全、诊断比较明确、发病率高等因素，并考虑医疗保险统筹基金的承受能力，挑选出 11 个病种作为门诊大病病种。这些选择的原则和依据比较合理，所选择出的病种范围也比较符合实际，基本上能够解决大多数门诊大病患者负担过重的问题。福建省门诊大病病种共 11 种，规模适中，接近全国统筹地区的平均水平。

另外，福建省充分考虑到省内的地区差异，特别是地方性疾病的差异，将门诊大病分为甲、乙类，甲类主要为那些费用特别高、负担特别重的疾病提供费用保障，全省统一执行；乙类则主要侧重覆盖面，把一些发病率普遍较高、费用相对较高的疾病纳入其中，体现公平，并且允许地方根据地方疾病谱的情况有所增删，体现地方差异。这种兼顾集中统一和分散灵活的做法可操作性强，为政策的顺利推行创造了条件。

三、门诊大病管理政策明确、具体，医保管理水平较高，有效控制了费用

从门诊大病政策实施之初，福建省就出台了有关门诊大病资格认定、就医管理、支付范围以及支付和结算办法的具体政策，并且及时根据实施过程中发现的问题进行完善和调整。而且，福建省充分利用全省联网、管理和监控功能较强的计算机信息系统的优势，形成了一套比较有效的控制资格作假和滥用不合理医疗服务、有效引导医疗机构自我控制医疗费用的管理办法和

管理机制，有效地控制了门诊大病的费用增长，门诊大病的费用支付没有对统筹基金产生过大的支付压力。

四、针对门诊大病政策的漏洞，有相应的补缺措施

只要范围有所取舍，门诊大病病种统筹政策就不可能解决所有门诊大病的负担问题，总有未能纳入门诊大病病种统筹管理的门诊大病存在。这就决定了门诊大病病种统筹政策天然存在遗漏和欠缺。针对这些未纳入门诊大病病种统筹的门诊疾病费用负担问题，福建省也采取了一些补缺的措施，比如，福建省直通过将非门诊大病的普通门诊建立门诊大病费用统筹，为其他门诊大病提供了一个费用报销的渠道；泉州市则把部分未纳入门诊大病病种统筹的门诊大病纳入家庭病床的支付范围，享受住院的待遇；福建省直的职工和泉州市的公务员还能享受个人自付超过一定额度的费用可再报销一定比例的政策。这些做法，在一定程度上弥补了门诊大病病种统筹政策的局限和不足。

第八章

地方实践之二：陕西省的门诊大病病种统筹^①

陕西省辖 10 个地级市。2006 年年底，全省总人口为 3 735 万人，其中，城镇人口 1 385 万人，占 37%。2006 年全省 GDP 为 4 383.91 亿元，人均 GDP 为 11 762 元，列全国第 22 位。截至 2007 年，陕西省尚未出台有关职工医保门诊大病的省级政策。但多数地市级统筹地区出台了门诊大病病种统筹政策，将或多或少的门诊大病病种纳入职工医保统筹基金的支付范围。本章对陕西省直、商洛市及其下辖的丹凤县、渭南市的门诊大病病种统筹的政策、管理和运行情况进行了概述和分析。

第一节　陕西省直的门诊大病病种统筹

一、陕西省直职工医疗保险门诊大病病种统筹政策

陕西省启动城镇职工基本医疗保险之后，并没有出台全省的门诊大病政策。全省各统筹地区纷纷效仿省直职工医保门诊大病的做法，建立了由社会统筹基金支付的门诊大病病种统筹政策，但不同统筹地区所包含的病种范围、

---

① 本章是根据 2007 年对陕西省门诊大病情况的专题调研报告改写而成。当时，调研组走访了陕西省直、商洛市及其下辖的丹凤县、渭南市，分别与当地劳动保障行政部门、医保经办机构、部分定点医院和门诊大病患者进行了座谈和访谈。

管理手段都有很大差异。

　　陕西省直职工医疗保险主要覆盖了省级机关事业单位的职工，具体业务经办管理由省医保中心直接负责。2005年，陕西省出台了《省直机关事业单位职工基本医疗保险门诊特殊慢性病、特殊检查、特殊治疗管理暂行办法》（陕劳社发〔2005〕144号，以下简称《暂行办法》）。《暂行办法》确定了门诊大病的范围，将14种门诊特殊慢性病、12个门诊特殊检查和3个门诊特殊治疗纳入统筹基金支付费用（具体范围详见专栏8—1）。《暂行办法》还进一步规定了省直职工医保门诊大病的具体管理办法。

专栏8—1

陕西省省直门诊特殊慢性病、特殊检查、特殊治疗的范围

　　门诊特殊慢性病共包括14个病种：

　　（1）原发性高血压；（2）冠状动脉硬化性心脏病；（3）动脉硬化性脑梗死后遗症；（4）脑栓塞后遗症；（5）脑出血后遗症；（6）慢性再生障碍性贫血；（7）风湿性心脏病；（8）糖尿病；（9）肝硬化（失代偿期）；（10）慢性阻塞性肺病；（11）精神分裂症；（12）系统性红斑狼疮；（13）帕金森病；（14）恶性肿瘤。

　　门诊特殊检查包括12个：

　　（1）CT和SPECT（单光子发射电子计算机扫描装置）；（2）MRI（核磁共振）；（3）心脏彩色B超；（4）TCD（颈颅彩色多普勒血管检查）；（5）胃、十二指肠镜检查；（6）结肠镜检查；（7）动态心电图；（8）高压氧舱治疗；（9）核素扫描；（10）支气管镜检查；（11）体外振波碎石治疗泌尿系统、胆道结石；（12）体外射频治疗重度前列腺肥大。

　　门诊特殊治疗包括3个：

　　（1）、慢性肾衰竭病人腹膜透析、血液透析；（2）肾移植术后服用抗排斥药；（3）恶性肿瘤门诊放、化疗。

二、陕西省直门诊大病的管理办法

陕西省直职工医保门诊大病包括三个部分：门诊特殊慢性病、门诊特殊检查和门诊特殊治疗。《暂行办法》对三个部分的门诊大病分别确定了具体的管理办法。

（一）门诊特殊慢性病管理办法

1. 门诊特殊慢性病的鉴定标准

陕西省省直对 14 种门诊特殊慢性病分别制定了明确的鉴定标准，对有些病种还根据疾病不同的发展阶段或严重程度加以了区分，以分别对应不同的统筹基金支付范围。如将原发性高血压划分为原发性高血压病 A 和原发性高血压病 B，原发性高血压病 A 的统筹基金支付范围仅限于降压药物治疗，而原发性高血压病 B 的统筹基金支付范围除降压药物治疗外，还包括其并发症药物的治疗（详见专栏 8—2）。

专栏 8—2

陕西省直门诊特殊慢性病鉴定标准

以原发性高血压病和冠状动脉硬化性心脏病为例说明。

一、原发性高血压病

1、原发性高血压病 A

血压达到诊断水平，并有下列病症之一者：

（1）心电图示左室高电压，或 X 线、超声心动图检查证实左心室肥厚；

（2）眼底检查有眼底动脉普遍或局部变窄和动静脉压迹。

2、原发性高血压病 B

血压达到诊断水平，提供住院病历，并有下列病症之一者：

（1）近半年内有心衰并心功能为三级；

（2）近期有眼底出血或渗血，视盘水肿；

（3）有脑中风并发症；

（4）有肾功能不全并发症。

二、冠状动脉硬化性心脏病

1. 有典型的突发性胸骨后疼痛的心绞痛临床表现；

2. 经过临床心电图、心电图负荷试验、超声心动图、动态心电图、放射性核素检查、冠状动脉造影检查，符合冠心病诊断者。

2. 资格认定

陕西省直门诊特殊慢性病的资格由省医疗保险管理中心进行审查，并组织医学专家进行鉴定。由患有门诊特殊慢性病的职工本人提出申请，提交所申报病种的住院病历（限三年内）复印件、门诊病历和检查化验报告单原件及抢救病历复印件等相关资料。职工所在单位医保管理部门于每季度一次集中上报省医疗保险管理中心，由省医疗保险管理中心聘请的四位临床专家进行审核鉴定。对符合门诊特殊慢性病鉴定标准的，由省医疗保险管理中心发给《门诊特殊慢性病专用病历》并备案；对有必要进一步检查的，由省医疗保险管理中心指定医院复查。

3. 资格复核

陕西省医疗保险管理中心每年组织医学专家对门诊特殊慢性病的治疗情况进行复核审查。对病情稳定、不需要继续治疗的职工，省医疗保险管理中心终止其门诊特殊慢性病待遇，并注销有关证件。

4. 定点就医

门诊特殊慢性病患者每人只能选定一家定点医疗机构和定点药店进行门诊特殊慢性病的治疗、购药，且原则上在一个年度内不能变更。因病情需要等原因确需变更的，须经省医疗保险管理中心审核同意。

5. 申报治疗计划

门诊特殊慢性病定点医疗机构专诊医师在基本医疗保险药品目录、诊疗项目和服务设施范围（三个目录）内，为医保患者制定治疗计划，并由定点医疗机构医保办公室上报省医疗保险管理中心审核后方可实施。因病情变化需要调整治疗计划的，需由专诊医师说明理由，并将调整后的治疗计划，报省医疗保险管理中心审核。

6. 支付范围

陕西省直对每个门诊特殊慢性病的支付范围都在基本医疗保险药品目录、诊疗项目和服务设施范围（三个目录）内做了进一步的限定。大部分门诊特殊慢性病统筹基金支付范围限定在药物治疗，少数门诊特殊慢性病统筹基金支付范围除药物治疗外，还包括理疗、输血治疗或吸氧治疗等（详见表8—1）。

表8—1　　　　　陕西省直门诊特殊慢性病的支付范围及标准

序号	病种名称	月医疗费限额（元）	年医疗费限额（元）	统筹基金支付范围	备注
1	原发性高血压病 A	185	2 220	仅限于降压药物治疗	享受特殊慢性病病种的患者辅助检查治疗费用一律自费
	原发性高血压病 B	260	3 120	仅限于降压药物及并发症药物治疗	
2	冠状动脉硬化性心脏病	315	3 780	只限于药物治疗	
3	动脉硬化性脑梗死后遗症 A	230	2 760	仅限于药物治疗	
	动脉硬化性脑梗死后遗症 B	270	3 240	仅限于药物治疗和理疗	
4	脑栓塞后遗症 A	230	2 760	仅限于药物治疗	
	脑栓塞后遗症 B	270	3 240	仅限于药物治疗和理疗	
5	脑出血后遗症 A	230	2 760	仅限于药物治疗	
	脑出血后遗症 B	270	3 240	仅限于药物治疗和理疗	
6	慢性再生障碍性贫血	325	3 900	只限于药物治疗和输血治疗	
7	风湿性心脏病	325	3 900	只限门诊治疗	

续表

序号	病种名称	月医疗费限额（元）	年医疗费限额（元）	统筹基金支付范围	备注
8	糖尿病 A	250	3 000	仅限于降糖药物治疗	享受特殊慢性病病种的患者辅助检查治疗费用一律自费
	糖尿病 B	360	4 320	仅限于降糖药物治疗及并发症药物治疗	
9	肝硬化（失代偿期）	325	3 900	仅限于药物及蛋白制品	
10	慢性阻塞性肺病	390	4 680	仅限于药物、吸氧治疗	
11	精神分裂症	130	1 560	限于药物治疗	
12	系统性红斑狼疮	230	2 760	限于药物治疗	
13	帕金森病	230	2 760	限于药物治疗	
14	恶性肿瘤	280	3 360	限于放、化疗以外的治疗	

7. 支付方式及标准

陕西省直门诊特殊慢性病的支付方式是按服务项目付费，但对每月、每年的医疗费支付有限额限制（详见表8—1）。门诊特殊慢性病的统筹基金起付标准为 650 元，年度内医疗费用超过起付标准的，在月医疗费限额以下符合规定的医疗费用，由统筹基金支付 70%，个人负担 30%。

8. 结算办法

陕西省直门诊特殊慢性病的费用结算办法采用直接结算。门诊特殊慢性病患者年度内医疗费用超过起付标准的，经报省医疗保险管理中心审核并加盖"起付标准章"后，便可在定点医疗机构和定点药店挂账就医购药。即参保患者只与医院结算个人自付费用，应由统筹基金支付的费用由定点医疗机构和定点药店先垫付，之后由省医疗保险管理中心按月与定点医疗机构和定点药店直接结算（结算时剔除审核出的不合理费用）。

（二）门诊特殊检查的管理办法

参保患者需要进行门诊特殊检查和高压氧舱、体外碎石、重度前列腺肥

101

大射频治疗的，持《诊疗证》、医疗保险卡和主管医师填写的《门诊特殊检查、特殊治疗申请表》，到定点医疗机构医保办公室审核确认后方可进行检查治疗。门诊特殊检查的费用由统筹基金支付 70％，个人负担 30％。

（三）门诊特殊治疗的管理办法

1. 资格准入

门诊特殊治疗实行审核备案制度。参保患者本人提出申请，提交所申报病种的住院病历（限三年内）复印件、门诊病历和检查化验报告单原件，由参保患者所在单位医保管理人员报省医疗保险管理中心审核备案。符合条件者，由省医疗保险管理中心发给《门诊特殊治疗专用病历》。

2. 支付范围

门诊特殊治疗在符合基本医疗保险"三个目录"的前提下，对其中两种门诊特殊治疗又做了详细限定。一是慢性肾衰竭病人腹膜透析、血液透析，用药仅限于促红细胞生成素、骨化三醇、低分子肝素，并且透析次数每两周不得超过 5 次。二是恶性肿瘤门诊放、化疗，须由首诊定点医院制定放、化疗计划，经省医疗保险管理中心审核备案后方可治疗和报销。

3. 支付方式

陕西省省直门诊特殊治疗项目实行按项目付费。医疗费用较高的恶性肿瘤门诊放、化疗的费用由统筹基金支付 70％、个人负担 30％。医疗费用特别巨大的慢性肾衰竭病人腹膜透析、血液透析和肾移植术后服用抗排斥药的费用由统筹基金支付 90％，个人负担 10％。

参保职工在一个年度内发生门诊特殊慢性病、特殊检查、特殊治疗的医疗费在省直基本医疗保险最高支付限额（即西安市上年度职工平均工资的 4 倍，2006 年为 4.5 万元）以上、大额医疗费用互助最高支付限额（20 万元）以下的部分，按大额医疗费用互助待遇标准执行，即大额医疗费用互助基金支付 90％，个人负担 10％。省直机关的公务员发生的门诊特殊慢性病、特殊检查、特殊治疗的医疗费个人负担部分，则按《陕西省省直机关公务员医疗补助暂行办法》的有关规定执行，对个人负担较高的另外给予补助（详见专栏8—3）。

专栏8—3

《陕西省省直机关公务员医疗补助暂行办法》的有关规定

在一个年度内发生的符合基本医疗保险规定的肾透析、器官移植术后服用抗排斥药和恶性肿瘤放、化疗的门诊医疗费用，在实施基本医疗保险政策后，个人负担累计超过 3 000 元以上的部分，全额予以补助。

在一个年度内发生的符合基本医疗保险规定的门诊特殊慢性病医疗费用，个人负担累计超过 2 000 元以上的部分，补助 50%；累计超过 5 000 元以上的部分，补助 80%。

第二节　商洛市的门诊大病病种统筹

商洛市位于陕西省东南部，下辖商州、洛南、丹凤等 7 县（市）。至 2005 年年底，全市总人口为 241 万人，其中农业人口 206 万人，非农业人口 35 万人。

一、商洛市职工医保门诊特殊病及家庭病床政策

商洛市城镇职工基本医疗保险制度于 1999 年 12 月正式启动运行，城镇职工基本医疗保险实行统账结合，缴费比例为用人单位 6%，职工个人 2%。其中用人单位缴费划出 30% 左右与职工个人缴费一并记入个人账户，其余部分用于建立社会统筹基金。在基本医疗保险之外，商洛还同时建立了大病医疗互助制度，缴费费率为上年度社会平均工资的 1%，其中单位为职工缴纳

0.75％，职工个人缴纳 0.25％。另外，由于财政能力较弱，商洛市机关事业单位并未实行公务员医疗补助政策。

商洛市职工基本医疗保险实行板块式统账结合，社会统筹基金和个人账户划定各自支付范围，个人账户支付普通门诊费用、定点药店购药费用和制度规定由个人自付部分的费用，社会统筹基金支付住院费用、门诊抢救、门诊特殊疾病（即门诊大病）以及门诊住院的特殊检查、特殊治疗费用等（社会统筹基金的起付线、报销比例、最高支付限额见表 8—2）。普通门诊与统筹基金之间无通道。统筹基金支付限额（封顶线）以上部分由大病医疗互助基金按比例支付。大病医疗互助基金的最高支付限额为每人每年 5 万元（具体政策参数参见表 8—2）。

表 8—2　　　商洛市职工基本医疗保险、大病医疗互助的支付政策

		基本医疗保险			大病医疗互助
	起付线	5 000 元以内	5 000～1 万元	1 万～4 万元	4 万元以上
在职	三级医院 1 000 元，二级医院 900 元，一级医院 800 元	85％	80％	90％	94％
退休		87％	82％	92％	94％

商洛市职工医保门诊大病政策产生于 20 世纪 90 年代的职工医保改革试点时期，经历了一个不断调整、变化的过程。1996 年，商洛市开展了职工基本医疗保险制度改革试点，职工医保实行统账结合。为缓解个人账户无力承担门诊大病支付责任所引发的矛盾，商洛市于 1997 年出台了职工医保门诊大病政策，将 18 种门诊大病纳入统筹基金支付范围。到 1999 年门诊大病又增加了 12 种。2000 年，城镇职工基本医疗保险制度改革正式启动之后，新的职工医保改革方案对门诊大病进行了分类调整，最终确定将 4 种门诊特殊病种、33 种门诊慢性病和 6 种家庭病床适应证纳入社会统筹基金支付范围。但政策刚刚开始执行，就发生了慢性病待遇享受人数迅速猛增（当时缺乏明确的门诊大病诊断和鉴定标准）、基金支出迅速增长的情况。其中，33 种门诊慢性病

费用支付就约占启动之初社会统筹基金支出的 10％以上。鉴于此，商洛市不久就取消了 33 种门诊慢性病由社会统筹基金支付费用的政策，只保留了 4 种门诊特殊疾病和 6 种家庭病床适应证由社会统筹基金支付费用的政策。4 种门诊特殊疾病包括：肾透析、恶性肿瘤放化疗、精神病和肺结核。6 种家庭病床适应证范围包括：心脑血管疾病并发症、老年糖尿病并发症、老年慢性肺心病、恶性肿瘤晚期、慢性活动型肝炎和肺结核（家庭病床的具体政策参见专栏 8—4）。2002 年，门诊特殊病种又增加了 1 种：肾移植术后抗排异治疗。

专栏 8—4

商洛市基本医疗保险家庭病床政策

政策文件：商洛地区城镇职工基本医疗保险医疗管理办法

针对对象：参保人员

家庭病床周期：一般三个月为一个周期

治疗型家庭病床适应证范围：心脑血管疾病并发症，老年糖尿病并发症，老年慢性肺心病，恶性肿瘤晚期，慢性活动型肝炎，肺结核。

家庭病床适应证的统筹基金支付范围：参保人因病情需要设立治疗型家庭病床的，诊治医师填写申请单，医保科审核，报地、县（市）医疗保险经办机构审批，一个周期按一次住院进行结算，一个周期后因病情需要继续设立家庭病床的，须重新办理手续。

二、门诊特殊病的管理办法

（一）资格认定

商洛市门诊特殊病资格认定实行审核备案制度，由职工本人提出申请，并提交所申报病种近期二级以上医院住院病历（限三年内）复印件、门诊病历和检查化验报告单原件。由职工所在单位报医疗保险经办机构审核备案。医保经办机构组织医学专家组进行鉴定，专家组出具鉴定意见。符合条件者，由医疗保险经办机构发给《门诊特殊病就医治疗专用病历》。医疗保险经办机构每年组织专家对享受门诊特殊病患者的治疗情况进行复审，对病情稳定不需要继续治疗的，中止享受门诊特殊病待遇。

（二）就医管理

门诊特殊病患者就医购药实行定点医疗机构、定点零售药店、指定专诊医师管理。即承担门诊特殊病治疗的定点医院、药店和专诊医师需要由医疗保险经办机构在取得定点医药机构资格的范围内选择确定。患者必须在指定的医院、药店和医师处就医购药。

就医治疗内容实行治疗方案审核备案制度。即专诊医师必须在基本医疗保险药品目录、诊疗范围内为每一个门诊特殊病患者制订治疗方案，经定点医疗机构医保科审核，报医疗保险经办机构备案后方可施治。医疗保险经办机构以此作为报销依据。因病情变化需调整治疗方案的，由专诊医师说明理由后报医疗保险经办机构审核备案。

另外，门诊特殊病就医单据实行专用病历、专用处方管理，由医疗保险经办机构为每一个特殊病患者单独建立档案，实行跟踪管理。

（三）支付范围

目前商洛市尚未对门诊特殊病治疗实行小目录管理，原则上只要符合基本医疗保险药品目录、诊疗项目、服务设施的范围，均可纳入报销范围。但是，由于每个门诊特殊病患者都需要专诊医师确定明确的治疗方案，具体报销范围必须符合特定的治疗方案才能获得报销，因而也相当于有特定的支付范围（小目录）限定。

（四）支付方式及标准

对于费用较高的肾透析、恶性肿瘤放化疗、肾移植抗排异治疗三项病种，其门诊医疗费先由个人自付 20%，剩余部分视同住院，按住院报销的有关政策纳入统筹基金支付。精神病治疗的医疗费用实行"零起付"，即不设起付线，直接由统筹基金按比例支付。具体比例为：统筹基金支付 80%，个人自付 20%。肺结核治疗的费用支付也实行"零起付"政策，直接由统筹基金按比例支付。具体比例为：一个年度内治疗费用在 3 000 元以下的，统筹基金支付 70%，个人自付 30%；超过 3 000 元的，超过部分统筹基金支付 60%，个人自付 40%。

（五）结算办法

商洛市门诊特殊病费用采用事后报销制的结算方式，即先由职工本人全额向定点医疗机构支付费用，之后凭有关资料和批准手续到医疗保险经办机构按规定进行报销。

三、门诊特殊病政策的运行情况

（一）总体状况

截至 2006 年年底，商洛市全市①登记门诊特殊病种患者人数②为 31 524 人，约占参保人数的 32%，与全国其他统筹地区相比比例明显偏高。其中退休人员 12 857 人，占门诊特殊病总人数的 41%。2006 年全年门诊特殊病统筹基金支出 220.36 万元，其中退休人员支出 80.72 万元，占 37%。统筹基金支

---

① 商洛市并未实现市级统筹，而是实行区县级统筹，市本级（覆盖市级机关事业单位和市属企业）、下辖县市分别进行基金统筹和管理。

② 商洛市下辖县（市）中有不少仍然将 33 个门诊慢性病保留在门诊特殊病种中（不只有 5 个门诊特殊病种），加上门诊特殊病种资格审核比较宽松，从而造成全市门诊特殊病种人数非常多的状况。

门诊保障：从个人账户到门诊统筹

出门诊特殊病费用占统筹基金总支出的 7%。门诊特殊病种患者人均统筹基金支出 70 元/年（见表 8—3）。

表 8—3　　　　　　　　商洛市全市门诊特殊疾病的总体情况

	2004 年	2005 年	2006 年
当地社会平均工资（元）	9 378	10 448	11 619
当年统筹基金支出（万元）	1 883	2 636	3 235
参保人数（人）	93 307	95 516	98 286
享受门诊特殊病待遇的人数（人）	—	—	31 524
门诊特殊病人数占参保人数的比重（%）	—	—	32
门诊特殊病统筹基金支出（万元）	—	—	220.36
门诊特殊病统筹基金支出占基金总支出的比例（%）	—	—	7
门诊特殊病种人均统筹基金支出（元）	—	—	70

2004—2006 年三年间，就商洛市本级①（不含下辖县市）来说，门诊特殊病人数呈逐年增长之势，三年人数分别为 22 人、25 人和 34 人，大致占参保总人数的 0.2% 左右，与商洛全市的比例差异较大。三年间门诊特殊病患者的人员结构变化不大，在职职工与退休人员比例保持在 8∶2 左右。但门诊特殊病患者年人均费用从 2004 年的 5 000 多元上升至 2006 年的近 1 万元，增长幅度达 80%。导致统筹基金用于门诊特殊病支出每年均以 61% 的速度递增，较统筹基金总支出增长速度高 26 个百分点，占统筹基金总支出的比例从 2.1% 上升至 3%。门诊特殊病统筹基金的支付比例基本保持在 60%～70% 之间（见表 8—4）。

表 8—4　　　　　　　　商洛市市本级门诊特殊疾病的总体情况

	2004 年	2005 年	2006 年
当地社会平均工资（元）	9 378	10 448	11 619
当年统筹基金支出（万元）	386.86	523	704
参保人数（人）	13 679	14 000	14 438

---

① 商洛市本级的门诊特殊病种只有 5 种：肾透析、恶性肿瘤放化疗、精神病、肺结核和肾移植术后抗排异治疗。

108

续表

	2004 年	2005 年	2006 年
享受门诊特殊病待遇的人数（人）	22	25	34
门诊特殊病人数占参保人数的比重（%）	0.16	0.17	0.23
门诊特殊病种门诊总费用（万元）	11.96	21.56	33.27
门诊特殊病统筹基金支出（万元）	8.13	13.06	20.98
门诊特殊病总费用中统筹基金支付的比重（%）	68	61	63
门诊特殊病统筹基金支出占基金总支出的比重（%）	2.1	2.5	3
门诊特殊病种年人均门诊费用（元）	5 436	8 624	9 785
门诊特殊病种人均统筹基金支出（元）	3 695	5 224	6 171

（二）商洛市本级门诊特殊病分病种情况

从享受人数来看，精神病患者最多，占门诊特殊病种总人数的 59%；其次为肺结核患者，占门诊特殊病种总人数的 26%。恶性肿瘤、肾透析、肾移植抗排异患者合计仅占 15%。从门诊总费用来看，精神病、肺结核分别占所有门诊特殊病医疗总费用的 61% 和 19%，恶性肿瘤放化疗、肾透析、肾移植抗排异 3 种疾病合计占总费用的 20% 左右。从统筹基金用于各门诊特殊病种的支出结构来看，精神病支出占统筹基金门诊特殊病支出的 64%，其次是肺结核和肾移植抗排异，分别占 16% 和 14%，肾透析为 5%，恶性肿瘤由于人数较少，支出不到 1%。从门诊特殊病的人均费用来看，最高的是肾移植抗排异，年人均费用 14 000 多元（仅限药品费用），其次是肾透析，年人均费用也超过 1 万元，而精神病、肺结核、恶性肿瘤年人均费用分别为 8 500 元、6 500 元和 2 500 元。从门诊特殊病统筹基金支付比例来看，除肺结核为 53% 外，其他四个病种报销比例基本在 60%～70% 之间。就门诊特殊病的个人负担来看，器官移植抗排异负担最重，仅药费个人年均负担就高达 5 752 元，占当地社会平均工资的 55%，如果加上检查化验等项目的自付部分，年人均自付金额将超过当地社会平均工资。其他病种药费的个人自付比例均在当地社会平均工资的 30% 以内，一般在 3 000 元左右。

四、丹凤县的门诊特殊病情况

丹凤县位于秦岭南麓，属商洛市管辖，是国家级贫困县。全县总人口30.2万人，其中，城镇人口3.8万人，职工0.9万人。

（一）丹凤县的门诊特殊病政策

丹凤县于2000年正式启动城镇职工基本医疗保险。丹凤县的职工基本医疗保险执行的是商洛市的统一政策：缴费比例为用人单位的6%、在职职工的2%，采用板块式统账结合模式。根据《商洛地区城镇职工基本医疗保险实施方案》及其配套文件，丹凤县也建立了门诊特殊病政策。不过，丹凤县的门诊特殊病政策与商洛市本级的政策不同。丹凤县仅把商洛市最初确定的33种门诊慢性病纳入统筹基金支付（但不包括4个门诊特殊病）。在商洛市取消33种门诊慢性病之后，丹凤县并没有相应改变门诊大病政策，仍然沿用33个门诊慢性病的政策不变。不过，在实际执行过程中，实际给予费用支付的只有10个门诊特殊病种。对于一些治疗不宜规范或发病率较大、容易对基金造成风险的疾病，如高血压病、糖尿病等，实际上被排除在支付范围之外。2006年实际执行的10种门诊特殊病（包括治疗项目）包括：恶性肿瘤放化疗、肝硬化、器官移植术后服用抗排异药、各类碎石、精神分裂症、肺结核、脑出血与脑梗死、冠状动脉硬化性心脏病、病毒性肝炎以及肾衰竭。

（二）门诊特殊病的管理办法

1. 资格认定

丹凤县门诊特殊病的资格认定主要由医疗机构来承担。门诊特殊病由二级以上（含二级）定点医疗机构（县内仅一家）的医师作出诊断，主治医师签字，科室提出会诊意见，医疗机构医保科审查，然后报医保经办机构（社会保险管理局）审批备案。由县外医疗机构确定的门诊特殊病，参保患者要向医保经办机构提交相关的门诊病历、检查治疗报告单以及诊断证明原件。

2. 支付方式及标准

丹凤县门诊特殊病根据患者在县内治疗和县外治疗有着不同的支付方式。

在县内治疗的门诊特殊病，按照家庭病床的支付方式和标准执行。丹凤县家庭病床的支付方式是按项目付费，但对医院实行定额结算，规定一个住院人次县医院定额是 1 700 元，镇医院是 900 元。对患者设起付线、支付比例。起付线分别是：县医院 600 元，县中医院 500 元，镇医院 400 元。支付比例是：在职职工 86％，退休职工 88％。经医保经办机构审批后在县外治疗的门诊特殊病患者，实行按服务项目支付。

3. 结算办法

在县内治疗的门诊特殊病的参保患者，医疗费先由患者垫付，治疗周期（一个治疗周期为三个月）结束后，医保经办机构按一个住院人次与医疗机构结算。患者再从医疗机构领取应由统筹基金支付的费用。在县外治疗的门诊特殊病患者，医疗费先由患者垫付，医保经办机构每季度审核报销一次。

（三）丹凤县门诊特殊病的运行情况

1. 总体状况

截至 2006 年年底，丹凤县登记门诊特殊病种人数为 60 人，约占参保人数的 0.59％，发生在符合统筹基金支付范围内的医疗费用约占统筹基金支出的 5.17％。与 2005 年相比，门诊特殊病种人数、统筹基金支付的门诊特殊病种费用的增长率分别为 57.89％、109.3％，大大高于同期医疗保险参保人数、整个统筹基金支出的增长率（分别为 1.39％、16.87％）。2004—2006 年，统筹基金用于门诊特殊疾病的支出占统筹基金总支出的比重也由 1.26％增加到 5.17％。从待遇水平来看，2004—2006 年，门诊特殊疾病费用中由统筹基金支出的比例大致在 60％左右，实际由患者个人支付的医疗费用则大致在 40％左右。从具体的费用水平来看，2006 年，门诊特殊疾病年人均医疗费用为

4 800 元，其中统筹基金支出 3 000 元，个人负担 1 800 元，个人负担占社会平均工资的 16.1%（见表 8—5）。

表 8—5　　　　　　　　　丹凤县门诊特殊疾病的运行情况

	2004 年	2005 年	2006 年
当年社会平均工资（元）	10 203	10 817	11 208
当年统筹基金支出（万元）	237.20	297.70	347.90
参保人数（人）	9 840	10 105	10 245
门诊特殊病种人数（人）	30	38	60
门诊特殊病人数占参保人的比重（%）	0.30	0.38	0.59
门诊特殊病种门诊总费用（万元）	6.00	13.80	29.00
其中统筹基金支出（万元）	3.00	8.60	18.00
门诊特殊病总费用中统筹基金支付的比重（%）	50.00	62.32	62.07
门诊特殊病统筹基金支出占基金总支出的比重（%）	1.26	2.89	5.17
门诊特殊病种人均门诊费用（万元）	0.20	0.36	0.48
门诊特殊病种人均统筹基金支出（万元）	0.10	0.23	0.30

2. 分病种情况

根据丹凤县 2006 年门诊特殊病的统计数据，从享受的人数来看，恶性肿瘤放化疗最多，占门诊特殊病总人数的 31.7%；其次是各种碎石治疗，占 25%。从门诊总费用来看，器官移植的费用最高，占所有门诊特殊病医疗总费用的 48.6% 左右；其次是恶性肿瘤放化疗，占 29.3%；其他 8 种疾病合计占 22.1%。从统筹基金用于门诊特殊疾病的费用支出来看，器官移植的统筹基金支出最高，占总支出的 50.7% 左右；其次是恶性肿瘤放化疗，占 30%；其他疾病均低于 5%。从人均费用来看，最高的是器官移植抗排异，年费用 5 万元；其次是精神分裂症，年费用 6 000 元；其他病种的年费用均在 5 000 元以下。从人均统筹基金支出来看，器官移植抗排异仍然最高，达 3.04 万元/年；其他疾病均在万元以下。就个人负担来看，器官移植抗排异负担最重，不仅人均医疗费用最高，而且人均年自付金额也最高，约 1.7 万元，超过了当地社会平均工资的 1.48 倍，是绝大多数家庭所难以承受的；其他病种的个人自付比例虽然都较高，均在 30% 以上，但年个人自付费用并不高，均在 2 500 元以下，个人自付费用都在社会平均工资的 21% 以内，在大多数家庭可承受范围之内。

第三节　渭南市的门诊大病病种统筹

渭南市位于陕西省东部，全市辖 2 区、11 县，总人口为 547 万人，属于农业大市。

一、渭南市门诊特殊病的基本政策

1999 年 1 月，渭南市出台《城镇职工基本医疗保险制度改革实施方案》，开始全面推进职工医疗保险制度改革。职工基本医疗保险实行板块式统账结合，缴费比例为用人单位 6%、职工个人 2%。同时，为缓解个人高费用的负担，还设立了职工大病互助医疗基金，缴费标准为所有参保人员每人每月 5 元，主要用于超出基本医疗保险最高支付限额之上的医疗费用支付。在基本医疗保险制度改革实施后，渭南市将无须住院但确需继续治疗的门诊病种及治疗项目纳入门诊特殊慢性病（门诊大病）范围，由统筹基金支付费用。

渭南市门诊特殊慢性病的范围经历了一个病种由少到多、管理由粗到细、待遇不断提高的变化过程。从 2000 年到 2005 年，渭南市的门诊特殊慢性病经过了四次政策调整，病种从 3 个逐渐扩大到了 13 个，针对门诊特殊慢性病的资格认定、就医管理和费用支付等管理办法也不断完善和细化，而且门诊特殊慢性病的待遇也有所提高。比如，门诊特殊慢性病的年度起付标准由 600 元逐渐降到 500 元，支付比例从 60% 提高到 70%，最高支付限额由 5 000 元提高到 10 000 元。并且，对于那些需要肾移植和肾透析的患者，为减轻他们的治疗费和药费负担，还取消了起付线和封顶线，透析费和药费的统筹基金支付比例也从 65％提高到 90％。门诊特殊慢性病的具体政策和管理上的变化详见专栏 8—5。

专栏 8—5

渭南市门诊特殊慢性病政策的变化

1. 2000 年

病种数量：3 个，即脑血管意外后遗症、心功能不全、肺结核。

待遇支付：一个年度内起付线 600 元（按审批日期一个年度内只支付一次），超出起付线符合规定的费用，由统筹基金支付 60％，基金年最高支付限额 5 000 元。

资格认定：由医保经办工作人员到患者家里实地探望，然后根据探望结果认定是否符合规定。

2. 2002 年

文件：《关于肾移植、肾透析病人门诊治疗医疗待遇问题的通知》（渭劳发〔2002〕19 号）。

病种数量：7 个。增加的四个病种为：各种恶性肿瘤、肝硬化、白血病、肾移植。

资格认定审批：不定期由医院和医保经办机构会诊认定。

报销程序：持本人近两年门诊病历、诊断证明及定点医院确定的治疗方案，报所属医疗保险经办机构审核，经批准后在定点医院治疗。

待遇支付：起付线和封顶线与基本医保制度一致。肾移植的患者无起付线，抗排异药费报销 65％，无封顶线。

3. 2003 年

文件：《关于印发渭南市城镇职工基本医疗保险急诊和特殊慢性病门诊治疗管理办法的通知》（渭劳发〔2002〕21 号）。

病种数量：11 种。增加的有肾透析、高血压Ⅱ级、糖尿病并发症（仅是并发症，不包括糖尿病）、红斑狼疮。

资格认定审批：不定期由医院和医保经办机构会诊认定。

报销程序：患者在门诊发生的费用先由个人全额垫付。参保职工治疗结束后凭有关资料到所属医疗保险经办机构按规定报销。相关资料包括：参保职工所在单位证明，特殊慢性病门诊、特殊检查（治疗）项目审核表，定点医疗机构门诊病历复印件、处方及相关资料，陕西省各级医院门诊费统一收据和费用清单。

待遇支付：一个年度内起付线 600 元（按审批日期一个年度内只支付一次），超出起付线符合规定的费用，由统筹基金支付 60%。基金年最高支付限额：肿瘤 10 000 元，其他疾病 5 000 元，肾透析和肾移植的患者无起付线，透析费和抗排异药费报销 90%，无封顶线。

4. 2005 年

文件：《渭南市劳动和社会保障局关于印发〈渭南市城镇职工基本医疗保险急诊和特殊慢性病门诊治疗管理办法〉的通知》（渭劳发〔2005〕36 号）。

病种数量：共 13 种，较 2003 年增加了肝移植和再生障碍性贫血。

资格认定审批：每季度一次。由医保经办机构指定医院，医院医保科指定医师，成立专家认定组进行认定审批。

报销程序：先由患者全额垫付。治疗后凡符合规定的检查费、治疗费、药费累计超过 500 元的，患者即可凭有关资料到医保经办机构审核报销。资料包括：（1）《特殊慢性病门诊检查治疗审批表》、门诊病历、本人医保证（卡）及身份证复印件；（2）定点医院医保办审核盖章的医保复式处方；（3）定点医院门诊发票（计算机打印的正规发票）或定点药店出具的正规发票及微机打印的药费清单。

> 待遇支付：一个年度内起付线 500 元（按审批日期一个年度内只支付一次），超出起付线符合规定的费用，由统筹基金支付 70%，基金年最高支付限额 10 000 元。肾透析及肾移植、肝移植术后抗排异的患者，无起付线，透析费及抗排异药费报销 90%，无封顶线。

另外，为体现人性化管理，针对不在门诊特殊慢性病范围的门诊疾病则采取灵活的特殊处理程序将其纳入统筹基金的支付范围。如肝移植、精神病不属于门诊特殊慢性病范围，这两种疾病无需长期住院，但需要长期吃药、长期门诊治疗，年度费用又非常高。渭南市医保经办机构根据费用支出较大、需要长期治疗等原则，经主管部门领导讨论、研究、批准，准予这两个病种享受与门诊特殊慢性病同等待遇。

二、门诊特殊病的管理办法

（一）诊断标准

2005 年，渭南市颁布了修订后的《渭南市城镇职工基本医疗保险急诊和特殊慢性病门诊治疗管理办法》，对各门诊特殊慢性病病种制定了明确的诊断标准，依据诊断标准确定患者是否具备特殊慢性病待遇的资格（具体参见表 8—6）。

表 8—6　　　　　　　渭南市门诊特殊慢性病各病种诊断标准

病种名称	诊　断　标　准
1. 各种恶性肿瘤的中、晚期	①有相关病史、临床症状及体征 ②X 线检查心影异常改变，符合该疾病的诊断 ③心电图异常，符合该疾病的诊断
2. 慢性再生障碍性贫血	①全血细胞减少，伴有相应临床症状 ②血象示网织红细胞绝对值减少，脾不大 ③骨髓示增生低下，骨髓小粒造血细胞减少，脂肪滴增多 ④能除外其他全血细胞减少的疾病

续表

病种名称	诊 断 标 准
3. 慢性白血病	①慢性粒细胞白血病 凡有不明原因的持续白细胞增高，有典型的血象与骨髓象变化，粒细胞增多，碱性磷酸酶阴性，脾大，Ph 染色体阳性，即可确诊 ②慢性淋巴细胞性白血病 结合临床表现，外周血中持续单克隆性淋巴细胞大于 5×10^9/L，骨髓中小淋巴细胞≥40%，以及根据免疫学表面标志，可以作出诊断和分类
4. 肝硬化（失代偿）	①有病毒性肝炎，长期饮酒等有关病史 ②有肝功能减退和门静脉高压症的临床表现 ③肝脏质地坚硬有结节感 ④肝功能检查（试验）异常（阳性）
5. 系统性红斑狼疮	①有系统性红斑狼疮的临床症状及体征 ②免疫异常：狼疮细胞阳性或 ds－DNA 或 Sm 抗体阳性，抗核抗体阳性 ③有心、肺、肾、肝及神经系统并发症之一者
6. 糖尿病	①症状＋随机血糖≥11.1 mmol/L（200 mg/dl）或血浆葡萄糖（FPG）≥7.0 mmol/L（126 mg/dl） ②合并以下并发症之一者： a. 糖尿病并发心血管的症状、体征及有关检查呈阳性 b. 糖尿病并发肾病的症状、体征及有关检查呈阳性 c. 糖尿病并发视网膜病变 d. 糖尿病并发神经系统症状及体征
7. 高血压病Ⅱ级	①收缩压 160～179 mmHg 或舒张压 100～109 mmHg ②血压达到确诊高血压水平，并有下列各项之一的 a、体检：X 线、心电图、超声心动图可见左心室肥厚 b、眼底检查有眼底动脉普遍或局部变窄 c、蛋白尿或血肌酐浓度轻度升高
8. 脑血管意外后遗症	①有急性脑血管意外住院资料或两年门诊资料 ②近期脑 CT 检查异常 ③伴有语言障碍或肢体活动障碍

续表

病种名称	诊　断　标　准
9. 各种心脏病引起的慢性心功能不全者（包括风湿性心脏病、肺心病、冠心病、心肌病、先天性心脏病等）	①有相关病史、临床症状及体征 ②X线检查心影异常改变，符合该疾病的诊断 ③心电图异常，符合该疾病的诊断
10. 肺结核（活动期）	①有各型肺结核活动期临床症状及体征 ②胸部X线检查，肺部有结核活动病灶 ③实验室检查痰菌检阳性，血沉增快
11. 慢性肾衰竭的肾透析	参见人民卫生出版社出版的《内科学（第五版）》慢性肾衰竭章
12. 肾移植术后的排异反应	主要依据肾移植手术住院病历及医学专家的治疗方案
13. 肝移植术后的排异反应	主要依据肝移植手术住院病历及医学专家的治疗方案

（二）资格认定

门诊特殊慢性病患者的资格认定由市医保经办机构和指定医院共同承担。具体按照以下步骤进行：

（1）凡患有上述慢性病的参保职工须出据本人医保证（卡）、《特殊慢性病门诊治疗审批表》、近两年的门诊病历或住院病历复印件、诊断证明及近期检查、化验单等相关资料，由本单位医保经办人员报送所属医疗保险经办机构，每季度末集中审批一次，批准后期限为一年，期满后重新申报。

（2）在每季度审批时，由各医疗保险经办机构确定1～2家医疗技术高、服务好的定点医院，再由定点医院医疗保险办公室指定2名以上德才兼备的专家对患者进行专科鉴定诊断，确诊后按病情制订治疗方案、用药范围及疗程。治疗方案由医院医保办审核并在《特殊慢性病门诊治疗审批鉴定表》盖章后，报所属医疗保险经办机构审批，批准后可在指定的医院和药店就诊、购药。

（3）用人单位组织每个需要鉴定的参保患者到指定医院进行资格鉴定，但对于行动不便，如恶性肿瘤（70岁以上）、瘫痪、异地人员和复核的病人可以不参加认定，只要提供门诊、近两年内的住院材料或CT材料即可。为了避免假冒患者的情况发生，医保经办机构或单位医保科室负责人通过抽查及家访的方式予以确认。对于肾脏移植术后的患者，渭南市组织患者到西安最具权威的医院进行治疗方案的认定。

在资格认定中，医疗保险经办机构每年对指定医院进行调整。为的是使各定点医疗机构更好地为特殊慢性病患者提供规范的医疗服务，做到合理检查、合理用药，不得弄虚作假，避免医患联合套取医保基金现象。发生的鉴定和病人的检查等费用，原则上由提供鉴定医师的指定医院承担。但是如果鉴定结果诊断出不符合门诊特殊慢性病范围，则需由个人承担全部费用。

（三）定点就医

门诊特殊慢性病患者在确定资格后只能到指定的医疗机构就诊。门诊特殊慢性病的就医实行"三定"：定医院、定医师、定方案。具有门诊特殊慢性病资格的参保患者可在医保经办机构认定的特殊慢性病定点医院和定点药店中确定1家就诊及购药。患者所确定的就诊定点医院需确定专门的定点医师为患者进行治疗，由定点医师确定具体的治疗方案。治疗方案要写明药品名称/用量等，每人一个治疗方案，但治疗方案可随病情的变化及时调整、更换。定点医院都是与市医保经办机构签订定点协议的二级（含二级）以上综合性医院。医保经办机构根据一个年度内医院执行情况，决定是否续签定点协议。

（四）支付和结算方式

渭南市门诊特殊慢性病的费用支付实行按项目付费。不同病种的支付标

准不同。慢性肾衰竭的肾透析及肾移植、肝移植术后抗排异治疗的患者不设
起付线和封顶线，支付比例也相对较高。而其他慢性病患者则设置了起付线
和封顶线，支付比例也相对低一些（具体参见表8—7）。

至于结算方式，渭南市门诊特殊慢性病实行事后报销制，患者在门诊发
生的所有费用全部由个人先行垫付，之后凭有关资料到医保经办机构报销。

表8—7   **渭南市门诊特殊病的支付政策**

	起付线	封顶线	药费、治疗项目	支付比例
慢性肾衰竭的肾透析及肾移植、肝移植术后抗排异治疗的患者	无	无	透析费及抗排异药费	统筹基金支付90%，个人负担10%
			其他保肝、保肾、定期检查的费用	由统筹基金支付60%，个人负担40%
各类肿瘤患者及规定范围内的其他慢性病	600	10 000元（年支付限额）	肿瘤患者	由统筹基金支付65%，个人负担35%
		5 000元（年支付限额）	其他慢性病患者	由统筹基金支付60%，个人负担40%

第九章

门诊大病保障存在的问题和政策建议

第一节　门诊大病保障存在的问题

一、在政策规范方面

在政策规范方面，国家层面没有出台门诊大病管理的规范性政策，导致各地门诊大病保障方式不同、病种范围相差很大、管理办法各不相同。

自实行统账结合的城镇职工基本医疗保险制度以来，国家并没有对门诊大病的范围和管理进行相应的规范。大多数省份也没有在基本医疗保险改革初期及时出台有关门诊大病的规范性政策。门诊大病政策由各统筹地区自行制定，从而导致不同统筹地区出现了不同的门诊大病保障方式（门诊大病病种统筹和门诊大病费用统筹）的选择，也导致同一个省份的不同地市统筹地区之间病种范围大小差别很大，病种也各不相同。而且不少地区在地市级层次也没有出台规范性政策，使得同一个地市级统筹地区，市本级与所辖区县的病种范围不同、管理办法也不相同。从而使得生活在同一个城市、地区的居民享受门诊大病的病种范围不同，造成人群之间的矛盾和攀比。

二、在病种范围界定方面

在病种范围界定方面，各地病种范围确定的标准和依据存在不合理因素，部分病种该纳入而未纳入、部分病种不该纳入而纳入。

有些疾病发病率虽然低，但需长期服药治疗，医疗费用较高，却没有纳入门诊大病管理范围。如尿毒症肾透析治疗，医疗费用特别高、个人负担特别重，但仍有不少统筹地区未将其纳入门诊大病范围。而有些疾病费用水平不高，甚至是无须门诊治疗，却被纳入了门诊大病范围。如某些省份将心脏起搏器术后、白癜风纳入门诊大病范围。而心脏起搏器术后基本不需要治疗，白癜风基本没有门诊治疗，也没有确定的门诊治疗方案，基本上是经验疗法。此外，一些诊断标准模糊的疾病也被某些地区纳入门诊大病范围，如器质性心律失常和急、慢性心律失常等。

三、就医管理的诸多环节

就医管理的诸多环节包括资格认定、定点就医、药品供应、支付范围和支付办法，也存在不少缺陷和问题。

（一）资格认定管理中，诊断标准不明确、不一致，认定方式存在缺陷

不少地区没有制定门诊大病各病种的具体诊断标准，有的地区制定的病种诊断标准也不够具体，定点医疗机构的医生在认定过程中往往根据自己的经验进行判定，主观因素比较大，难免出现认定偏差，甚至滋生弄虚作假问题，把不具备条件的疾病认定为门诊大病。另外，各地自行制定门诊大病的认定标准，相同疾病在不同地区的认定标准也不一致，难免造成地区间的矛盾和攀比。而且，有的地区部分病种（高血压、肺心病、糖尿病等）认定标准偏高（达到非常严重的程度、有相关并发症），使得病情较轻时得不到及时治疗，待病情加重后再享受门诊大病待遇，反而不利于费用控制。

另一方面，目前存在的两种认定方式——以医院为主的分散认定和以医保经办机构为主的集中统一认定——均存在缺陷。由定点医院分散认定，医保经办机构实施监督困难，难免出现把关不严、弄虚作假的问题；而由医保经办机构集中认定，则存在认定周期过长、不利于参保患者即时获得待遇的问题。

（二）大多数门诊大病患者选择二、三级医院作为定点医疗机构，社区预防保健在慢性病管理中的作用难以发挥

由于社区医疗服务水平不高、医保支付比例的优惠力度不大，大多数门诊大病患者选择去二、三级医院就医。实际上，门诊大病中的慢性病，在社区治疗不仅方便、费用低，而且社区医疗机构开展的预防保健、慢性病健康干预也能够有效地降低慢性病的发病率、控制慢性病的病情，避免因慢性病严重恶化产生巨额医疗费用支出。在慢性病管理方面，社区医疗机构具有明显的成本—效益优势。目前，门诊大病纳入社区医疗机构管理、加强慢性病的健康干预还普遍没有受到各地的重视。

（三）在门诊大病药品供应中，定点药店低价供药、节省费用的作用没有充分发挥出来

不少地区由于定点医疗机构的阻挠，门诊大病患者不能持医院处方到定点药店外购药品，难以享受药店低价药品的优惠，统筹基金也增加了不合理的支出。由于门诊大病患者大都以药物治疗为主，且需要长期、固定、大量服用部分特殊药品，医疗保险经办机构很有必要介入这些特殊药品的供应管理，以降低药价、控制药费和减少医疗保险基金不合理支出。

（四）支付范围的界定不一致

多数地方对门诊大病实行小目录管理，对每个病种都制定一个专门的、可支付的药品和诊疗项目范围。但是各地分别制定支付范围的小目录，使得同一个门诊大病病种在不同地区的支付范围相差很大，同样会引起矛盾和攀比。

（五）支付办法普遍比较落后，不利于费用控制，也不利于发挥预防保健的积极使用

目前绝大多数地区对门诊大病仍然实行按项目付费。按项目付费不仅不利于控制医疗费用，同时也不利于医疗机构开展积极的预防保健来实行慢性病的早期防控。虽然部分地区在项目付费的基础上对病种实行医保支付限额管理，在一定程度上控制了统筹基金的费用支付，但却没有达到同时控制个人负担的效果。现行的门诊大病的支付方式亟待完善、更新。

四、实施门诊大病政策也产生了统筹基金支出压力增大、不少高费用的疾病没有纳入、个人负担仍然过高等问题

由于人口老龄化和疾病谱变化，我国慢性病患者的人数在快速增长，门诊慢性病患者的医疗费用也快速增长。门诊大病大都属于门诊慢性病，相应地，门诊大病的医疗费用也呈快速增长的趋势，占统筹基金支出的比例不断增大。如河南省省直2004—2006年享受门诊大病的人数和医疗费用以每年高于15%的速度迅速增长。门诊大病政策制定的初衷是在当地统筹基金有结余的情况下，通过该政策适当降低参保人员门诊费用个人负担。但实践中却因门诊大病医疗费用增长过快，占统筹基金支付比例过大，从而影响到统筹基金支付住院费用的能力。

另外，受统筹基金支付能力的限制，门诊大病政策只能将数量有限的门诊大病纳入统筹基金支付。因此，不可避免地会将另一部分同样费用较高的门诊疾病遗漏在门诊大病范围之外。这些门诊疾病的患者由于得不到统筹基金的支付，个人负担仍然非常重。

第二节　完善门诊大病保障的政策建议

一、尽快出台国家层面的门诊大病管理的指导性政策，用以指导和规范各地的门诊大病管理

目前门诊大病病种范围、管理支付办法的地区差异仍在继续扩大，所以，非常有必要尽快出台国家层面的规范门诊大病管理的政策，指导各地对目前门诊大病管理的不合理方面进行调整、完善。

二、门诊大病范围的确定，应由中央确定基本原则，省级政府进一步确定具有灵活性、可增删的病种范围，统筹地区具体确定实际执行的病种目录

由于各地经济发展水平差异巨大，地区间疾病谱有所不同，在全国制定统一的门诊大病病种范围不太现实，应该把病种范围确定的权限交给地方。但是，不制定统一的病种目录并不意味着不需要在全国层次上加以规范。确有必要对如何确定病种范围的原则和标准有所规范，避免部分地区将一些不是门诊疾病，或不是门诊大病（费用不高）的疾病纳入门诊大病保障的范围，规避因人为因素的影响把不该纳入的疾病纳入。当然，门诊大病病种范围确定必须综合考虑多种因素，包括费用水平、个人负担、病程长短、发病率、社会影响、基金支付能力等。同时，确定病种的原则和标准的制定需要利益相关各方的参与和协商，要制定一个医保、医院和社会（参保者）各方都能接受的选择原则和标准。

至于地方政府的职责，省级政府应该承上启下，进一步细化管理政策。在病种范围确定方面，福建省制定甲乙类目录的做法——甲类目录的病种全省执行、乙类目录可以由地方根据地方情况有所增删——值得借鉴。至于具

125

体的病种范围，则应该由地市统筹地区根据当地的经济状况和统筹基金的支付能力来确定。地市级统筹地区内应该实行统一的门诊大病保障政策、病种范围一致，待遇水平一致，不应出现不同区县门诊大病政策不一的情况。

三、关于资格认定，有必要对可能纳入门诊大病管理的门诊大病病种制定统一的、基本的临床诊断标准，资格认定应以定点医疗机构认定为主、医保经办机构认定为辅

门诊大病资格认定的主要依据是诊断标准。各地自行制定的门诊大病病种诊断标准缺乏权威性，有的甚至不合理、不科学。因此，有必要对可能纳入门诊大病管理的门诊疾病病种制定一个统一的、权威的基本诊断标准，让各地参照执行。所谓基本的诊断标准，仅是从临床角度的权威界定，允许各地根据统筹基金的支付能力在基本诊断标准的基础上，设定疾病的严重程度或加入其他限制条件（如年龄、病史长短等），作为纳入统筹基金支付的前提条件。

尽管两种资格认定方式（定点医院分散认定、医保经办机构集中认定）各有千秋，但以定点医疗机构为主的认定方式更有优势。定点医疗机构医生专业素养更强、认定更具权威性；定点医疗机构可以随时认定，对参保患者更为方便；多家定点医疗机构参与资格认定，可以承担人数众多的患者的申报、认定工作。这些都是医保经办机构定期、集中认定所缺乏的。至于定点医院认定存在的问题，可以通过加强管理来解决。如只确定少数权威性较强的定点医院承担门诊大病资格认定任务以减少医保经办机构的监督工作量，实行专业定点医师认定以防止不同医生标准不一、结果不同的问题。对于少数认定过程中易发生医患合谋作假的病种也可以收归医保经办机构统一集中认定。

四、逐步把大多数门诊慢性病纳入社区管理，充分发挥预防保健的积极作用

目前，绝大多数地区没有积极探索把门诊大病直接纳入社区医疗服务机构管理的现状必须逐步改变。门诊大病纳入社区管理应循序渐进。首先把少数门诊慢性病（如高血压、糖尿病等）纳入社区管理，并选择少数条件好、管理规范的社区卫生服务机构进行试点。在试点取得较好成效、形成一定吸引力的情况下，逐步扩大病种范围和定点社区卫生服务机构的数量。社区对慢性病的管理不仅包括基本的治疗，还要包括预防保健，要把慢性病患者的饮食、身体锻炼、疾病防控等健康管理的内容纳入社区卫生服务管理的范围。

五、消除患者到药店外购药品的障碍，积极探索对部分门诊大病的特殊药品进行定点集中供应，降低药价

首先，必须消除不少地区定点医疗机构阻碍门诊大病患者持处方外购药品的不合理做法，让门诊大病患者能够充分享受低价的药店药品的优惠，这样做也有利于通过竞争促使医疗机构降低药价。其次，对于一些门诊大病患者常年服用的部分特殊药品，可以采用定点集中低价供药的做法。如通过招标方式选择几家规模大、服务好的定点零售药店集中向门诊大病患者供应特殊药品，通过竞争促使药店降价，从而降低患者个人负担、减少统筹基金支出。

六、有必要制定门诊大病统一的支付范围，逐步对多数病种实行按病种付费

各地自行制定门诊大病的小目录、不同地区同一病种支付范围不同的情况不应该延续。建议国家为部分各地普遍纳入的门诊大病病种制定统一的药品和诊疗项目的具体范围。在范围统一的情况下，各地可以通过调整支付比例来适应各地不同的统筹基金支付能力。

当前，各地门诊大病的费用支付方式普遍采用按项目付费，这种支付方式控制费用的效果差。而按病种付费的方式不仅能够控制费用支出，而且有利于促使医疗机构主动转变医疗服务模式、主动控制成本。目前，绝大多数

地区还没有将门诊大病费用支付方式的完善和调整提上重要议事日程，实施按病种付费还难以在短期内普遍推行。但是，住院和门诊大病逐步实行按病种付费是费用支付方式改革的大趋势。因此，各地医保经办机构有必要利用多年的门诊大病治疗案例和费用信息数据，与医疗机构合作，逐步为多数有条件实施按病种付费的门诊大病病种制定病种付费的费用标准和管理办法。目前，应该首先对少数发病率高、占医保统筹基金费用支出比重较大的病种（如高血压、糖尿病），以及发病率不高、但费用特别巨大的病种（如器官移植抗排异、肾透析）进行更为精细的管理，探索科学的按病种付费的支付办法。

七、门诊大病统筹是过渡性的门诊保障政策，门诊大病统筹将来要向门诊统筹发展

门诊大病病种统筹政策是解决门诊大病保障问题的办法之一，少数地区没有门诊大病病种统筹政策或只把很少的门诊大病病种（3～5 种）纳入门诊大病范围，这些地方是通过建立门诊大病费用统筹的方式来化解门诊大病风险。门诊大病病种统筹政策是在经济发展水平不高、医保管理能力不足以有效监控和管理大量门诊服务情况下的现实选择。有限的病种范围既便于管理，又不至于占用过大的统筹基金份额，影响到住院的待遇。随着管理水平的提高，医疗保险经办机构有了有效管理门诊服务、控制门诊费用的手段和条件，将来逐步将门诊大病病种统筹政策转变为门诊大病费用统筹政策乃至全面性的门诊统筹（不再设置较高的起付线）政策是必然的趋势。经济发展水平比较高、医保管理能力比较强的地区，目前可以将门诊大病病种统筹政策逐步转成门诊大病费用统筹政策（同时大大减少门诊大病病种的数量）。将来甚至更进一步取消门诊大病费用统筹的门槛（高起付线），通过建立全面的门诊统筹、提供更高水平的门诊保障。

八、城镇居民医保也应采用与职工医保相同的门诊大病政策和管理办法

城镇居民基本医疗保险实行大病统筹，其中，门诊大病也在保障范围之内。在开展城镇居民医保过程中，也应参照职工医保门诊大病的政策和管理办法建立城镇居民医保的门诊大病保障政策。城镇居民医保的门诊大病在病种范围、资格认定办法、支付范围等方面应与职工医保保持一致，实行统一管理。不过，由于居民医保缴费水平相对较低、统筹基金支付能力较弱，居民医保的门诊大病的待遇水平可以与职工医保有所差异。

第十章

慢性肝炎的医疗保险门诊保障和管理[①]

第一节　慢性肝炎的现状和治疗方案进展

一、慢性肝炎的流行病学情况

病毒性肝炎是由多种不同肝炎病毒引起的一组以肝脏损害为主的传染病。按引起发病的病毒不同，主要分为甲型肝炎、乙型肝炎、丙型肝炎、丁型肝炎和戊型肝炎等。从流行病学方面看，肝炎可分为两类：一类包括甲型和戊型肝炎，经粪—口途径传播，有季节性，可引起爆发性流行，属急症，一般不转为慢性；另一类包括乙型、丙型和丁型肝炎，主要经血液传播，无季节性，多为散发，常表现为慢性，并可能发展成为肝硬化和原发性肝癌。所谓慢性肝炎，是指病程在半年以上由多种原因引起的肝脏慢性炎症性疾病，大多数是由急性肝炎转变而成。本文将慢性肝炎疾病发展到肝硬化、肝癌也视为慢性肝炎的范畴。

20世纪90年代以来，由于甲肝和乙肝疫苗的推广，我国病毒性肝炎的患病率和死亡率都有所下降，但是仍然保持在较高的水平，如图10—1所示。长期以来，病毒性肝炎是我国的主要传染病之一。2006年，病毒性肝炎占全

---

① 由于数据收集的原因以及便于分析和讨论慢性肝炎门诊大病的具体管理办法，本章将慢性肝炎的范围限定在慢性乙型肝炎和丙型肝炎的范围内。

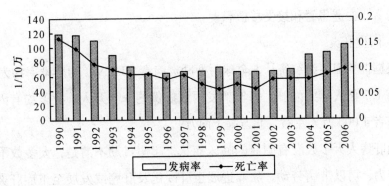

图 10—1　20 世纪 90 年代以来我国病毒性肝炎的发病率和死亡率

数据来源：2007 年中国卫生统计年鉴. 北京：中国协和医科大学出版社，2007

国法定报告传染病发病人数的 38.3%。在病毒性肝炎的疾病构成中，乙型肝炎和丙型肝炎占了绝大部分。卫生部公布的 2008 年 1 月份全国法定疫情报告中指出，病毒性肝炎的总发病例数为 129 086 例，死亡总例数为 76 例。其中，乙肝位居第一，发病例数为 108 255 例，死亡例数为 60 例；其次是丙肝，发病例数为 9 102 例，死亡例数为 12 例。由于乙肝和丙肝的高流行率、相对较高的死亡率，以及病程的慢性迁延性，这两种肝炎的防治工作具有重大意义。

1. 乙型肝炎

全球 60 亿人口中，约 1/2 人口生活在乙肝病毒（HBV）高流行区。乙肝在东南亚、中国和非洲地区最为流行，北美、西欧和澳大利亚等属乙肝低流行区。我国属于乙肝感染高流行区，目前有 1.2 亿名慢性乙型肝炎病毒携带者，其中有 3 000 万人是慢性乙型肝炎，每年约有 75 万人死于与乙肝病毒感染相关的肝硬化或肝癌[①]。所以慢性乙肝是我国严重的公共卫生问题。

乙肝主要经血和血制品、母婴、破损的皮肤和黏膜及性接触传播，发生慢性乙肝风险最大的个体包括通过垂直传播获得感染的新生儿、小于 3 岁的婴儿，以及免疫功能不全和对病毒不能产生足够免疫应答的个体，如接受化

---

　① 江军，缪晓辉. 乙型肝炎抗病毒药物的现状与应用前景. 现代实用医学，2007（1）

疗的患者、血透患者和接受移植患者。

2. 丙型肝炎

根据世界卫生组织统计，全球丙型肝炎病毒（HCV）的感染率约为3%，估计有1.7亿人感染丙肝，每年新发丙肝病例约3.5万人。我国约有丙肝病毒携带者4 000万人左右，北方高于南方①。

丙肝病人大多数没有明显的临床症状，起病日期不清楚，大多数不失去劳动能力，可以带病劳动。除非进展至肝硬化及肝癌或发展至重症肝炎，病人多不主动进行治疗。丙肝因起病缓慢发展成慢性丙肝的比例可达70%～80%，发展至肝硬化或肝癌的进程比乙肝快。

二、慢性肝炎的疾病经济负担

慢性肝炎（乙肝和丙肝）有着较高的发病率，在损害患者身心健康和生活质量的同时，也给国家和个人带来了沉重的经济负担。随着慢性乙肝和丙肝感染的发展，进一步恶化成肝硬化或肝癌，治疗代偿性肝硬化、失代偿肝硬化和肝癌（HCC）的医疗费用也将快速增加，并不断长期累积。2003年，卫生部疾病控制司曾报告，病毒性肝炎每年至少给我国带来直接经济损失500亿元，其中乙肝和丙肝的治疗占了绝大部分费用。据劳国琴等（2004）的估计，从慢性乙肝、代偿性肝硬化、失代偿性肝硬化到肝癌，不同阶段的肝病次均门诊费用及次均住院费用分别为203元和7 735元、339元和13 110元、497元和25 984元、151元和27 143元（按1998年价格计算）。据陈文（2006）的估计，我国慢性丙肝、代偿性肝硬化、失代偿性肝硬化、原发性肝癌的年医疗费用分别为12 213元、19 322元、43 453元和55 690元（按1996年价格计算）。由此可见，慢性肝炎带来的经济负担已成为严重的社会和公共卫生问题。

---

① 中华医学会肝病学分会、传染病与寄生虫病学分会：丙型肝炎防治指南，2006

近年来，尽管抗病毒药品的研制获得了一定的突破，慢性肝炎的疾病进展能够得到较好控制，特别是慢性丙肝甚至有了治愈的可能，但治疗手段和技术的进步相应地也给患者带来了更大的经济负担。在慢性肝炎患者生命质量明显改善的同时，直接医疗费用，特别是抗病毒治疗的费用也大幅度上升。经济条件较差的患者难以承受高额的医疗费用，从而造成病人治疗的依从性很低，以至于加快了慢性肝炎的进一步恶化。降低慢性肝炎医疗费用的关键是控制慢性肝炎向肝硬化、肝癌转化。

慢性肝炎除了增加患者医疗费用外，还会带来相应的间接经济负担。包括因生病而损失的工作成本（时间和工资），个人工作能力的降低带来的损失，病人的陪护人员损失的工作成本（时间和工资）等。这些难以计算的经济成本进一步加重了患者的家庭负担。

因此，慢性肝炎病人早诊断、早治疗，规范用药方案，可以提高临床治愈率，减少医疗费用，降低医疗保险基金的费用支出。

三、慢性肝炎治疗方案的进展

慢性乙肝和丙肝的病程相似，在治疗方式上也有许多相似之处。首先是在一般对症支持治疗的基础上进行有效的抗病毒治疗；其次是护肝治疗；最后是针对并发症的治疗。但不同的时期，以上三种治疗费用的构成差异很大。

慢性乙肝是一种难治性疾病，主要治疗措施包括抗病毒、免疫调节、抗炎保肝和降酶、抗纤维化和对症治疗。其中，抗病毒治疗是关键。只要有适应证且条件允许就应进行规范的抗病毒治疗。慢性乙型肝炎治疗常用药物包括α-干扰素（INF-α）、拉米夫定（贺普丁）、氧化苦参碱、膦甲酸、阿昔洛韦、更昔洛韦、泛昔洛韦、胸腺素等。从目前尚无一种能迅速、直接清除乙肝病毒的药物，主要手段以护肝为主。

相比乙肝，慢性丙肝有明确的治疗药物和清晰的临床路径。从目前来看，一种有效的标准治疗方案是：α-干扰素特别是长效干扰素α(聚乙二醇干扰素)

联合利巴韦林①。与乙肝相比，丙肝抗病毒治疗的持续应答率（半年或一年以上的病毒 DNA 持续转阴）较高，且疗效比较稳定（详见表 10—1）。长效干扰素使用简便，可以提高患者的依从性和有效率。即使不能治愈，积极有效的抗病毒治疗也能够预防、延缓肝硬化和肝癌等并发症的发生，提高患者的生活质量，避免过早死亡。

表 10—1　　　　　　　　　乙肝和丙肝抗病毒治疗疗效的比较

	乙肝	丙肝
主要抗病毒药	普通干扰素（a-干扰素）、长效干扰素（聚乙二醇干扰素 a）或核苷类似物（拉米夫定、阿德福韦酯或恩替卡韦）	普通干扰素或长效干扰素
疗程	1 年以上	1 年以上
病毒持久应答率（普通干扰素）	10%～45%	44%～47%
病毒持久应答率（长效干扰素）	32%～47%	54%～56%（其中非 I 型可达 66.7%）

资料来源：转引自谢尧．中国慢性肝炎治疗现状分析，2007

由于慢性肝炎早期的治疗成本较肝移植和肝癌的治疗成本低很多，因此早期抗病毒治疗非常关键，可以显著减少并发症，减少因肝移植和肝癌治疗的庞大费用。

第二节　慢性肝炎纳入医保门诊大病的基本情况和管理办法

一、慢性肝炎纳入医保门诊大病的基本情况

我国城镇职工基本医疗保险实行统账结合，社会统筹基金用于支付住院

---

① 中华医学会肝病学分会，传染病与寄生虫病学分会：丙型肝炎防治指南，2006

费用，个人账户用于支付门诊费用，但个人账户难以承担高费用门诊疾病的支付责任。为了减轻慢性病人的门诊疾病经济负担，全国大多数地区的职工医保实行了门诊大病病种统筹政策，将部分门诊病种纳入统筹基金支付的范围。慢性肝炎作为一种常见的、费用较高的慢性病，也是各地纳入门诊大病病种统筹管理的门诊疾病之一。

从各地的情况汇总来看，纳入门诊大病病种统筹管理的慢性肝炎有着不同的名称，也有疾病进展程度的差异。各地纳入门诊大病管理的慢性肝炎有病毒性肝炎、活动性肝炎、迁延性肝炎等不同的名称。除上述疾病发展程度较低的慢性肝炎之外，一些地方则仅把慢性肝炎疾病发展程度较高的重型肝炎、肝硬化（代偿期或失代偿期）、肝癌（一般包含在恶性肿瘤这一门诊大病病种之中）纳入门诊大病管理。

根据我们开展的职工医保门诊大病全国普查的数据汇总，全国分别有88％的统筹地区（包括地市级和县区级）将恶性肿瘤（包括肝癌）、54％的统筹地区将肝硬化、40％的统筹地区将慢性肝炎（病毒性、活动性、迁延性等）、9％的统筹地区将重症肝炎纳入了门诊大病管理范围。一些地方还对纳入门诊大病管理的慢性肝炎类型进行了限定。比如，南京市于2001年出台了《关于对部分门诊慢性病医疗费用实行限额补助的暂行办法》，将13大类26个门诊病种纳入门诊大病管理，其中包括慢性肝炎，但将慢性肝炎的范围限定为慢性乙型、丙型、丁型三个肝炎类型。2006年，广州市将慢性丙型肝炎单独纳入门诊大病管理，给予相对较宽的支付范围和较高的待遇。

此外，一些地区虽然没有将慢性肝炎纳入门诊大病管理，但这些地区出台了门诊大病费用统筹政策，因此，当慢性肝炎的门诊费用达到一定额度（超过门诊大病费用统筹的高起付线）后，也能自动享受门诊大病费用统筹的待遇支付。

二、慢性肝炎纳入医保门诊大病的管理办法

各地对门诊大病实行特殊的医疗保险管理办法。下面从门诊大病资格准

入、就医管理、支付范围、待遇支付四个方面来概括和分析各地慢性肝炎门诊大病管理的主要做法。

（一）资格准入

一般来说，各地需要依据一定的诊断标准或准入标准对门诊大病患者的资格进行审核、认定。各地在相关政策文件中都规定了门诊大病准入标准，以及要求提供的相关病历资料，包括医师诊断、检查报告单、临床症状等。大多数地区只是笼统地界定了慢性肝炎纳入门诊大病的准入（诊断）标准。例如，大连市对纳入门诊大病范围的慢性肝炎界定为"有明确的肝炎病史，肝炎病程超过半年尚未痊愈，有肝炎症状、体征，实验室检查生化指标异常者"。至于这些指标的具体值则由医师来掌握。也有些地区医保管理机构对慢性肝炎的准入标准进行了详细的表述，对症状包括体征、化验指标等逐一列明。例如，济南市对慢性病毒性肝炎的准入标准界定为：符合中度以上慢性病毒性肝炎诊断标准，即 ALT 和 AST 反复或持续升高至 5 OU/L，并符合以下标准之一：①人血白蛋白≤359/L；②胆红素正常值上限 2 倍以上；③凝血酶原活动度≤70%；④胆碱酯酶<450 OU/L；⑤B超：肝内回声增粗、肝脏或脾脏轻度肿大之一；⑥病理炎症 3 级以上，纤维化 1—4 期。南京市将慢性肝炎的准入标准界定为：有肝炎史，谷丙转氨酶 ALT>2 倍正常值，蛋白电泳 γ 球蛋白>23%，病毒标志物阳性。

至于门诊大病的资格认定方式，各地主要有两种：一是先由各定点医疗机构分散鉴定、后经医保经办机构审核、确认；二是由医保经办机构直接组织专家集中审核、认定。如南京市的慢性肝炎的资格认定方式就是第一种：患有慢性肝炎的人员，可至本市三级定点医疗机构，由专科副主任以上医师按规定的准入标准进行认定，经医疗机构医务处（医保办）审核后，由用人单位（或个人）报市医保中心办理审核备案手续。

（二）就医管理

门诊大病的就医管理方式大致上可以分为三大类：一是可以在任何一家医保定点医疗机构和药店就医或购药；二是可以在专门指定的几家定点医疗机构就医，否则不予报销；三是只能在指定的一家或两家医疗机构就医。部分地区也采用降低起付线、个人自付比例等优惠政策，鼓励门诊大病的患者到社区医疗机构就医。不同的就医管理方式依据疾病性质、患病率、支付方式等来确定。一般对于患病率较高的常见病，采用第一种就医管理方式；对于患病率较低的疾病，为了便于通过集中管理来控制费用，则采用第二种就医管理方式；实行按人头支付的疾病则采用第三种就医管理方式。

目前，慢性肝炎的门诊大病就医管理主要是第一种和第二种。例如，南京市的慢性肝炎门诊大病可去任意一家医保定点医疗机构就医，其他多数地区慢性肝炎可以在个人确定的几家定点医疗机构范围内就医。

（三）支付范围

至于门诊大病的支付（报销）范围，大多数地区除了受基本医疗保险三个目录范围的约束，还对病种的支付范围做出了进一步的限制，如"治疗该疾病必须的药品和检查项目"。也就是说，门诊大病的诊疗、用药即使在基本医保三个目录的范围内，但如果不是该疾病治疗所必须的也不能支付。一些地区还对所谓的"治疗必须"界定了相对具体、明确的范围。如山东省济南市将慢性病毒性肝炎门诊大病医保支付范围限于抗病毒药、调节免疫功能药、保肝药、改善肝功能药、减少炎症药、促进肝细胞再生药、改善微循环药、抗肝纤维化药以及相关的必要检查；成都市则将慢性肝炎的支付范围限定为抗病毒及保肝药物治疗以及治疗期间的相关检查。

有些地方对门诊大病"治疗必须"的用药和诊疗项目作了更严格的规定，列出了具体清单，可以称之为"小目录"管理。如广州市对慢性丙型肝炎门诊特定项目实行"小目录管理"，小目录包含56种药品和26种检查项目。

（四）待遇支付

各地大都参照住院费用的支付政策，为门诊大病待遇支付设置了起付线、支付比例和封顶线。具体方法是把年度累计的门诊大病费用当做一次住院费用，按设定的起付线、支付比例和封顶线的限定来计算统筹基金应支付的费用。

有的地区门诊大病的起付线与住院的起付线相同或更高，有的地区则比住院的起付线低。一般来说，不同级别的医疗机构（社区、二级、三级）设置不同的起付线。如大连市慢性肝炎门诊大病的起付线，社区医疗机构为400元，二级医院为500元，三级医院为850元。有少数地区的某些门诊大病没有起付线。如广州市慢性丙型肝炎门诊大病没有设立起付标准。

关于支付比例，门诊大病的支付比例大都低于住院。一般来说，不同级别的医疗机构不仅起付线高低不同，支付比例也高低不同。如广州市门诊大病社区就医的支付比例为80%，其他医院为60%。另外，有的地区在职、退休人员门诊大病支付比例也有差异。退休人员的支付比例通常高于在职人员。如武汉门诊大病在职人员的支付比例为60%，退休人员为65%；大连门诊大病在职人员的支付比例为70%，退休人员为85%。

很多地区对不同的门诊大病，按其医疗费用的高低，设定了不同的年度医保统筹基金支付封顶线（最高支付限额）。大多数地区对门诊大病设置了比住院低很多的最高支付限额（封顶线）。如一般门诊慢性病的封顶线石家庄为600元，南宁市为800元，大连市为2 500元，兰州市为4 500元，武汉市为5 000元。南京市规定，门诊大病的封顶线，高血压、糖尿病等为2 000元，慢性肝炎等为3 500元。一些地区的最高限额与住院相同，一个年度内门诊大病与住院共用年度统筹基金最高支付限额（如成都市、济南市）。表10—2给出了部分地区慢性肝炎门诊大病的待遇支付政策；表10—3则显示了广州市、南京市的丙肝门诊抗病毒治疗的待遇支付政策。

表 10—2　　　　　部分地区慢性肝炎门诊大病待遇支付政策

地区	门诊大病保障方式	起付线（元）	封顶线（元）	基金支付比例（%）
北京市	门诊大病费用统筹	1 300~2 000	20 000	50~80
南京市	门诊大病病种统筹	1 000	2 000~3 500	60~85
苏州市	门诊大病费用统筹	400~600	2 500	60~70
杭州市	门诊大病费用统筹	300~1 000	—	76~96
青岛市	门诊大病病种统筹	500~840	4 500	86~92

表 10—3　　　广州市、南京市的丙肝门诊抗病毒治疗待遇支付政策

	广州市	南京市
报销范围	聚乙二醇干扰素 α-2a	普通干扰素和长效干扰素
定点就医、购药	7 家定点医疗机构（定医院、定责任、定医生制度）	3~4 家综合性医院，1~2 家零售药店
起付线	无	无
报销比例	80%	80%
支付限额	3 500 元/月	3 200 元/月
最长享受待遇时间	12 月	12 月

第三节　部分地区慢性肝炎门诊大病管理的实践

为了进一步深入了解地方慢性肝炎门诊大病管理的政策和实际运行情况，我们先后前往北京市、南京市、苏州市、杭州市、沈阳市和青岛市 6 个城市进行了慢性肝炎门诊大病管理的专题调研，并从北京市、南京市、杭州市、沈阳市、青岛市 5 个城市的医疗保险数据库提取了慢性肝炎病人的相关数据，从而对慢性肝炎患者在不同的医疗保险政策下的医疗服务利用（包括门诊和住院）、医疗费用和医保支付的情况进行描述和分析。

一、慢性肝炎门诊大病管理政策选择

6个调研城市的慢性肝炎门诊待遇大致上可以分为三大类：一是在"板块式"统账结合下提供门诊大病病种统筹待遇，慢性肝炎纳入门诊大病病种统筹管理，如南京市、青岛市；二是在"通道式"统账结合下提供门诊大病费用统筹待遇，如果慢性肝炎门诊费用较高（超过起付线），也能享受门诊大病费用统筹的待遇，如苏州、杭州和北京；三是在"板块式"统账结合下提供门诊大病病种统筹待遇，但慢性肝炎不在其中，只能由个人账户和个人支付费用，如沈阳。

各地通常根据自身的经济实力和医疗保险基金支付能力等情况，来确定门诊大病保障的方式和门诊大病病种的范围。在以上6个城市中，北京、苏州和杭州的经济发展水平最高，医疗保险基金结余较多，它们实行了"通道式"统账结合，所有的患者在个人账户用完以后，并且门诊费用支出超过了一定起付线，就可以进入统筹基金报销，实际上就是建立了门诊大病费用统筹政策。另外，这些地区还为少数费用特别高昂的门诊疾病提供较高的门诊保障待遇，即建立了门诊大病病种统筹政策。苏州将尿毒症透析、恶性肿瘤化疗放疗、器官移植后的抗排异药物治疗、重症精神病、老年性白内障和家庭病床等门诊大病纳入统筹基金支付费用；杭州将各类恶性肿瘤（包括门诊放、化疗）、系统性红斑狼疮、血友病、再生障碍性贫血、精神分裂症、情感性精神病、慢性肾衰竭的透析治疗和器官移植后的抗排异治疗8种门诊大病纳入统筹基金支付费用；北京市把恶性肿瘤放化疗、尿毒症透析、器官移植抗排异治疗3种门诊大病纳入统筹基金支付费用。由于慢性肝炎采用普通干扰素进行抗病毒治疗费用并不是非常高，通过一般的门诊大病费用统筹的渠道支付费用，基本上就可以分担患者个人的经济负担，因此这三个城市没有将慢性肝炎纳入门诊大病病种统筹的范围。

在6个城市中，南京和青岛的经济发展水平处于第二层次。这两个城市职工医保实行"板块式"统账结合，即一般的门诊疾病由个人账户支付费用，同时将数量较多的门诊大病病种纳入门诊大病病种统筹的范围，来分担慢性病人的门诊经济负担。南京将 42 种门诊慢性病、3 个门诊特定项目和门诊精神病纳入门诊大病病种统筹范围，由统筹基金支付费用；青岛市则将 43 个门诊大病纳入统筹基金的支付范围。这两个城市较大的门诊大病病种清单中都包含了慢性肝炎。

沈阳市的经济发展水平在以上 6 个城市中排在后面，该城市职工医保也实行"板块式"统账结合，其中，将部分门诊大病病种纳入统筹基金支付。但由于经济发展水平和医保基金支付能力不高的缘故，沈阳市只界定了糖尿病（具有并发症）、高血压（Ⅲ期）、冠心病（陈旧性心肌梗死）、尿毒症透析治疗、器官移植术后抗排异治疗和恶性肿瘤放射治疗 6 种门诊大病病种，其中并不包括慢性肝炎，慢性肝炎的门诊费用只能由个人账户支付和个人自付。

二、慢性肝炎患者的服务利用和费用构成

（一）数据来源和样本特点

我们从北京、南京、杭州、沈阳、青岛 5 个城市的医疗保险数据库中提取了慢性肝炎参保患者门诊和住院的就医信息，以及个人的基本信息资料。样本就医信息的时间跨度为 2 年（2006 年 1 月 1 日到 2007 年 12 月 31 日）。在北京，我们采用单纯随机抽样的方式按一定比例随机抽取了一部分慢性肝炎参保患者。先从医保的住院患者中随机抽样住院患者样本，然后根据住院患者的社会保障号码，从门诊数据库中提取这些人的门诊信息。另外，再从门诊患者库随机抽取一部分样本①。杭州和沈阳没有提取慢性肝炎患者门诊样

---

①　由于住院的慢性肝炎患者中有很大一部分没有门诊就医的记录，从而使得门诊的样本量大大低于住院的样本量。为此，我们为了增加门诊样本量而另外单独抽取了一部分慢性肝炎的门诊患者样本。

本，只按照上述抽样方法随机抽取了患者住院样本①。南京和青岛则直接提取了所有作为门诊大病管理的慢性肝炎患者的门诊信息和住院信息。

由于各地慢性肝炎门诊保障方式不同，造成了抽样总体不同，并且各地医疗保险数据库中诊断的详细程度也不同，在某些指标的计算中，可能出现统计口径不统一，或者某些统计指标无法计算的问题。表 10—4 显示了各地的慢性肝炎抽样总体和诊断详细的具体情况。

表 10—4　　　　　　　　5 城市慢性肝炎患者的样本情况

	抽样总体	诊断详细情况
北京	门诊报销的乙肝和丙肝病人	可以区分疾病严重程度
南京	所有乙肝和丙肝病人	可以区分疾病严重程度
杭州	住院治疗的乙肝和丙肝病人	不可以区分疾病严重程度
沈阳	住院治疗的乙肝和丙肝病人	不可以区分疾病严重程度
青岛	门诊报销的乙肝和丙肝病人	可以区分疾病严重程度

注：可以区分疾病严重程度指的是可以区分出慢性肝炎、肝硬化（失代偿期）和肝癌患者的数据

由于杭州和沈阳的医疗保险数据库中没有门诊病人的诊断信息，因此数据的抽样基础是住院病人，没有包括门诊的信息。北京和青岛数据的抽样基础是门诊报销的病人，由于病人可能把多次就诊发生的医疗费用一次性报销，因此无法区分每一次就诊的费用，也无法计算就诊频率。北京的门诊大病费用统筹的起付线为 1 800 元（在职）、1 300 元（退休），因此年门诊费用在 1 800 元（在职）、1 300 元（退休）以下的门诊费用在医保信息系统中没有记录。在南京，几乎所有的乙肝和丙肝病人都进入了门诊大病病种统筹管理，因此其数据最全面，可以计算就诊率、次均费用等各项指标。

这 5 个调研地区的数据都可以计算次均住院费用、住院费用的构成以及报销比例，但是只有南京的数据可以计算住院率，因为只有南京的数据是基于整个慢性肝炎人群。

---

①　之所以没有抽取慢性肝炎患者的门诊样本，是因为医保数据库中缺乏门诊患者的就医和费用信息。

(二) 就医频率

南京的数据分析结果表明 (见图 10—2)，不管是肝功能代偿期还是肝功能失代偿期 (肝硬化)，慢性肝炎病人的门诊频率均大大高于全国城市医疗保险人群的平均门诊频率 (3.9 次)。肝功能失代偿期病人的门诊频率高于肝功能代偿期，肝癌和肝移植病人的门诊频率相对较低，这是因为这两种疾病以住院治疗为主。

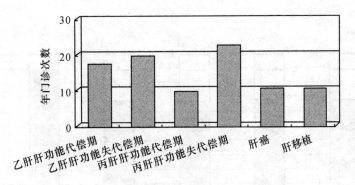

图 10—2 南京市慢性肝炎病人的门诊频率

肝功能代偿期病人的年住院次数为 14％左右，远高于大城市医疗保险人群的住院率 (5.3％)。肝功能失代偿期病人的年住院次数高于肝功能代偿期的病人，而肝癌和肝移植病人的年住院次数则远高于肝功能代偿期、失代偿期病人 (见图 10—3)。

(三) 门诊费用构成

南京的数据显示，除肝癌外，其他慢性肝炎不同疾病阶段的费用构成相似 (见图 10—4)，第一是西药，占整个费用的 47％左右，第二是中药，占总费用的 20％左右，第三是治疗费，占 20％左右，第四是检查、化验费，占总费用的 11％左右。肝癌的西药费占了总费用的 71.6％，这是因为肝癌的门诊治疗主要是化疗。

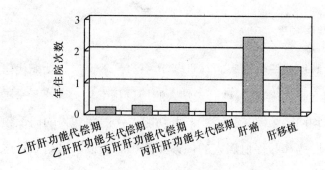

图 10—3   南京市慢性肝炎病人的住院频率

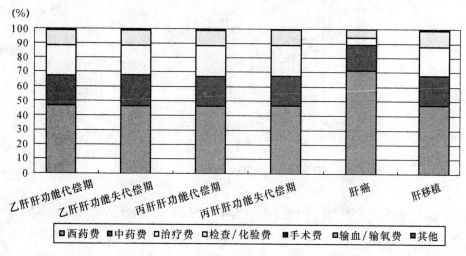

图 10—4   南京市慢性肝炎门诊费用构成

与南京相比，北京和青岛的慢性肝炎病例的门诊费用构成中，西药费所占的比重明显更高（见图 10—5、图 10—6），达到了 60％左右，这可能是不同地区医生用药习惯差异所致，也可能是治疗方案选择上的差异。例如，北京的门诊病人中抗病毒治疗的比例较高，抗病毒药（属于西药）的费用很高，从而造成西药费用的比例较高。

144

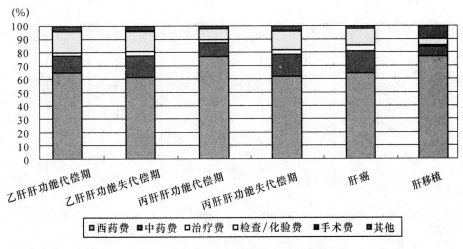

图 10—5　北京市慢性肝炎门诊费用构成

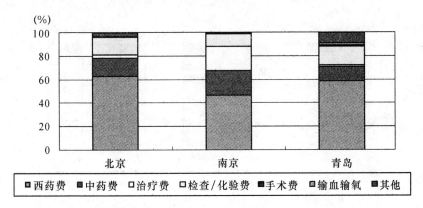

图 10—6　3 市慢性肝炎门诊费用构成比较

(四) 住院费用构成

南京的数据显示，不同疾病进展阶段，慢性肝炎病人的住院费用构成比较接近，西药费占了总医疗费用的 60％左右 (见图 10—7)。分地区比较，北京、南京、杭州、沈阳、青岛的乙肝住院费用构成 (见图 10—8)，以及北京、南京、青岛的丙肝费用构成 (见图 10—9) 也比较相似，西药费占了总费用的

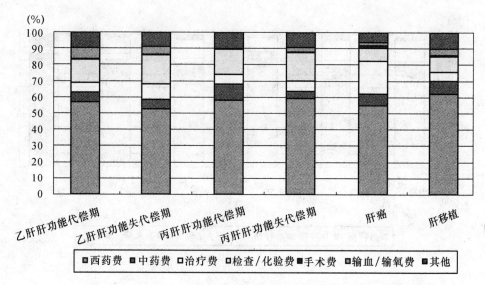

图 10—7　南京市慢性肝炎住院费用构成

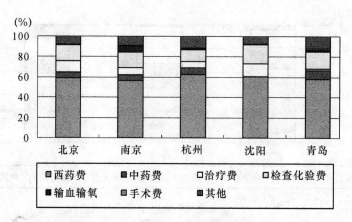

图 10—8　5 城市乙肝住院费用构成比较

60%左右，这提示各地慢性乙肝和丙肝的住院治疗方案比较接近，西药在治疗费用中占了最大比例。

（五）抗病毒治疗情况

抗病毒治疗是慢性肝炎治疗中最重要的内容，但是抗病毒药价格较高，

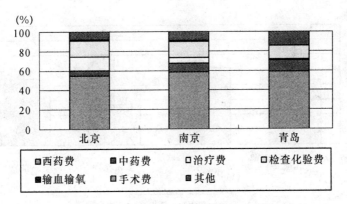

图 10—9　3 城市丙肝住院费用构成比较

并且规范治疗的疗程较长，一般为一年左右。各地慢性肝炎病人抗病毒药的
使用率较低，在 20％～30％之间（见图 10—10）。在北京和南京，乙肝病人
的抗病毒药使用率高于丙肝病人，而在青岛，则相反。杭州和沈阳进入医保
统筹基金报销的丙肝病人很少，因此没有数据统计。

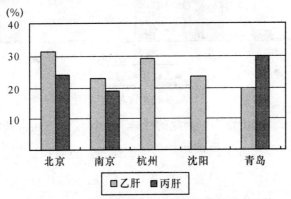

图 10—10　5 市慢性肝炎病人抗病毒药使用率比较

从疾病进展情况看，肝功能失代偿期病人的抗病毒药使用率高于肝功能
代偿期病人（见图 10—11）。这可能是因为北京、南京等地的医保政策对有些
抗病毒药的报销作了限制性规定，规定出现肝硬化后使用抗病毒药才能报销。

总的来说，慢性肝炎病人干扰素的使用率很低，南京的使用率相对较高，
但也仅为 7％～8％（见图 10—12）。

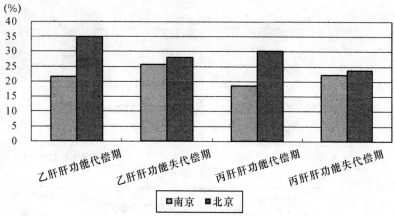

图 10—11 北京、南京慢性肝炎病人（分程度）抗病毒药使用率比较

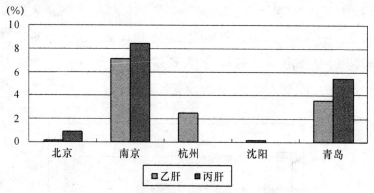

图 10—12 5 市慢性肝炎病人干扰素使用率比较

由于抗病毒药的价格高、治疗的疗程长，在使用抗病毒药治疗的慢性肝炎病人中，抗病毒药占了门诊费用很大的比例。进行抗病毒治疗的人群中，抗病毒药的费用占了门诊总费用的 36％～40％，成为门诊治疗的主要费用。在使用抗病毒药的丙肝病人中，抗病毒药费用占门诊总费用的比例较大，达到 40％左右，提示抗病毒治疗在丙肝治疗中的重要性（见图 10—13）。使用干扰素的病人中，干扰素费用占门诊总费用的比例（18％～47％）略低于抗病毒治疗的人群中抗病毒药费占门诊总费用的比例（见图 10—14）。

同时，南京的数据显示，使用抗病毒治疗的病人年门诊费用比不使用抗病毒治疗的病人门诊费用高 60％。

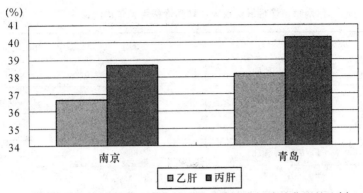

图 10—13　抗病毒治疗的病人抗病毒药费用占门诊总费用的比例

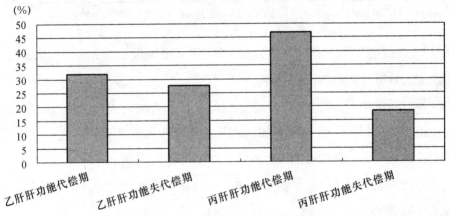

图 10—14　南京市使用干扰素的病人干扰素费用占门诊总费用的比例

三、慢性肝炎患者的费用水平和医保支付水平

(一) 门诊、住院的费用水平

南京市慢性肝炎病人的门诊费用水平见表 10—5。慢性肝炎患者的次均门诊费用远高于江苏省 2006 年全人群的次均门诊费用 (136.2 元)。年人均门诊费用随着疾病的发展明显上升①。目前，南京市每年划入个人账户的平均金额

---

① 肝癌的年门诊费用较低，这是因为肝癌的生存时间不足 1 年，并且主要接受住院治疗

表 10—5　　　　　南京市慢性肝炎病人次均门诊费用和年均门诊费用①　　　（元）

疾病		次均费用	年人均费用
乙肝	肝功能代偿期	361.64	5 897.29
	肝功能失代偿期	347.36	6 459.86
丙肝	肝功能代偿期	530.43	4 641.71
	肝功能失代偿期	432.68	9 329.08
肝癌 *		574.15	5 534.87
肝移植 *		1 540.16	14 600.72

注 *：从样本情况看，肝癌的平均生存时间为 6 个月，肝移植的生存时间为 9 个月。

为 1 000 元左右，慢性肝炎病人高昂的年门诊费用表明，个人账户的金额远不能满足慢性肝炎人群的门诊需要。

从住院费用来看，北京、南京、青岛慢性肝炎病人次均住院费用都超过了 1 万元，杭州慢性肝炎病人的次均住院费用也接近 1 万元。北京、南京、青岛的数据都显示肝功能失代偿期病人的次均住院费用高于肝功能代偿期的病人。这说明控制慢性肝炎病情的进一步恶化、控制严重并发症的出现是控制慢性肝炎医疗费用的关键（见表 10—6）。

表 10—6　　　　　　　　慢性肝炎病人的次均住院费用　　　　　　　　（元）

疾病		南京		北京	青岛	杭州	沈阳
		次均费用	年人均费用	次均费用	次均费用	次均费用	次均费用
乙肝	肝功能代偿期	11 372	1 308	13 541	10 920	9 531	6 777
	肝功能失代偿期	12 070	2 097	19 138	14 992		

① 北京市医疗保险只对超过起付线的门诊费用报销进行了记录，其数据与南京市的不可比，因此在这里没有做城市间的比较。

续表

	疾病	南京		北京	青岛	杭州	沈阳
		次均费用	年人均费用	次均费用	次均费用	次均费用	次均费用
丙肝	肝功能代偿期	10 483	2 824	12 761	12,654		
	肝功能失代偿期	11 236	3 201	21 623	15 756		
肝癌 *		19 995	23 327	20 620	17 581		
肝移植 *		25 112	13 102	15 524	81 269		

注＊：从样本情况看，肝癌的平均生存时间为6个月，肝移植的生存时间为9个月。

（二）医保支付水平

以南京市为例，慢性肝炎门诊费用中医保统筹基金支付比例低于50％。在肝功能代偿期，门诊医疗费用由统筹基金支付约占30％～35％，在肝功能失代偿期则占45％～50％，在肝移植病例中也占了近50％。如果把统筹支付、大病医疗互助支付、个人账户支付三者都作为医疗保险的待遇支付，那么各项医疗保险支付占了慢性肝炎门诊总费用的50％左右（见图10—15）。

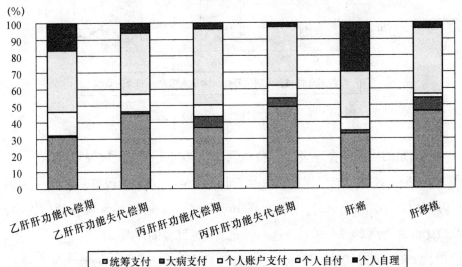

图10—15　南京慢性肝炎门诊费用的医保支付

随着疾病的进一步发展和恶化，年门诊费用也相应增加，但医疗保险支付占门诊总费用的比例基本保持稳定。这说明南京市将慢性肝炎作为门诊大病纳入统筹基金支付的效果显著。此外，慢性肝炎各疾病发展阶段的个人账户支付所占比例都较低，说明对于慢性肝炎病人来说，个人账户解决不了门诊负担问题。此外，肝癌病人医疗保险支付比例较小（约为42%），这主要是由于个人自费的费用比例较大，也就是说肝癌患者使用目录外药品较多。

北京、南京、青岛三地慢性肝炎门诊费用医保支付的比较显示（见图10—16），南京的医保统筹基金支付比例最低，这可能主要是因为样本来源不同。南京的样本为所有的慢性肝炎人群，而北京和青岛的样本中可能缺失了费用较少（门诊费用未超过起付线）、未进入医保报销的慢性肝炎病人的信息。

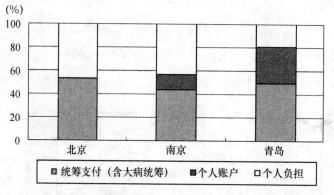

图10—16　3城市慢性肝炎门诊费用的医保支付

把南京的慢性肝炎患者住院费用医保支付与北京作比较（见图10—17、图10—18），在肝功能代偿期和失代偿期病人中，北京的统筹基金支付比例（70%左右）比南京（60%左右）高10个百分点；在肝癌和肝移植病人中，北京比南京则高20%～30%。这说明北京慢性肝炎的住院待遇明显高于南京。杭州、沈阳、青岛的数据显示，三地慢性肝炎住院费用的医疗保险基金支付比例也都超过了70%（见图10—19）。

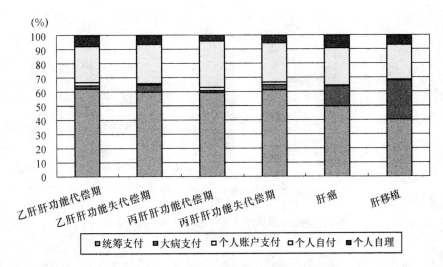

图 10—17 南京慢性肝炎住院费用医保支付

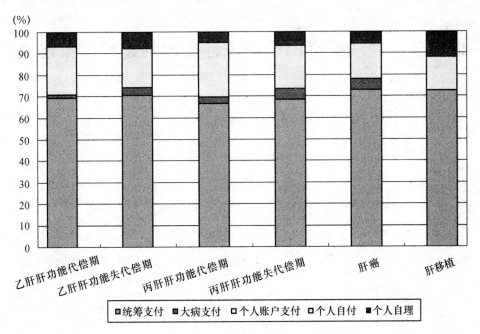

图 10—18 北京慢性肝炎住院费用的医保支付

如果把慢性肝炎门诊费用医保支付水平和住院费用医保支付水平作比较，发现各地的住院待遇普遍高于门诊待遇。各地的住院个人负担都在 20%～

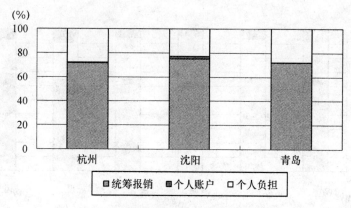

图 10—19　3 城市慢性肝炎住院费用的医保支付

30％之间。这说明，尽管各地（沈阳除外）实行了门诊大病政策，但是门诊待遇还是明显低于住院待遇。

第四节　慢性肝炎门诊保障存在的问题和政策建议

一、慢性肝炎门诊大病管理存在的问题

1. 多数地区没有将慢性肝炎纳入门诊大病管理

根据全国普查的数据，除疾病发展程度高的肝癌、肝硬化纳入门诊大病的地区占比比较高（分别为88％、54％）外，普通慢性肝炎纳入门诊大病管理的地区只占 40％，也就是大多数地区尚未把慢性肝炎纳入门诊大病管理，仍然是由个人账户支付费用。这就意味着大部分地区普通慢性肝炎患者的个人负担依然比较沉重。

2. 大多数地区笼统地把所有慢性肝炎都纳入门诊大病管理，从而失去了化解门诊大病风险的针对性

实际上，不同类别、严重程度不同的慢性肝炎的门诊费用水平相差较大，社会危害、可治愈概率均有差异，全部纳入门诊大病，并采用一样的待遇支

付标准和管理方式不尽合理。在用于门诊大病的统筹基金支付能力有限的情况下，有必要提高门诊大病保障的针对性，将用于门诊大病的有限的统筹基金用在疾病经济风险较大、真正需要保障的门诊大病上。因此，宽泛地将类别不同、严重程度不同的所有慢性肝炎患者都纳入门诊大病范围并不可取。

3. 多数地区仅仅把发展到严重程度时的慢性肝炎（如重症肝炎、肝硬化甚至癌症）纳入门诊大病管理，忽视了对慢性肝炎早期治疗的保障

慢性肝炎在早期的主要治疗是抗病毒治疗，其特点是费用相对较高（使用国产干扰素，一年的费用大概 1 万元；使用进口的长效干扰素，一年的费用则要 5 万多元），规范的治疗相对较短（一般需要连续治疗一年），能够有效控制疾病进展。如果不把早期的慢性肝炎纳入门诊大病，个人账户远不能支付抗病毒治疗的费用，往往会造成患者经济负担过重，阻碍患者在早期选择抗病毒治疗，从而导致慢性肝炎疾病发展到肝硬化、肝癌的程度，增加了肝硬化、肝癌的发病率，最终反而会大大增加医保基金的支出。

4. 部分地区慢性肝炎门诊医保待遇支付水平过低，不能真正化解个人的门诊负担

一些地区由于可用于门诊大病的统筹基金份额较少，通常只给予门诊大病（包括慢性肝炎）一个较低的支付限额（最低的地区只有几百元的年度限额）。过低的门诊大病待遇支付水平不能真正减轻个人的门诊费用负担，同时也容易造成门诊挤住院，增加不必要的高额住院费用和医保基金支付压力。

5. 无论明确的支付范围（小目录）还是笼统的支付范围（大目录）都有缺陷

有些地区为不同的门诊大病界定了严格的支付范围，即实行"小目录"管理，而另一些地区则没有小目录管理，笼统地将门诊大病治疗必须符合基本医保三个目录（大目录）的费用都纳入统筹基金支付。小目录管理有助于规范医疗行为，并能控制医疗保险基金支出，但往往难以周全地考虑到临床上的复杂性，给治疗过程造成不必要的干预，不利于门诊大病的合理治疗。

而笼统的大目录管理则过于宽泛，不能有效约束医疗机构和医生的行为，造成医疗服务的滥用和不合理医疗费用的产生，不利于控制医疗保险基金支出。两种支付范围管理方式都有缺陷。

6. 支付待遇设计不够具体细致

不少地区将不同的慢性肝炎类型（乙肝、丙肝）、不同的严重程度的慢性肝炎（肝硬化代偿期、肝硬化失代偿期）都归为一种门诊大病，实行相同的支付政策和支付标准，造成较重疾病阶段实际发生的医疗费用与支付待遇标准相差太大，门诊大病的医保待遇起不到化解个人经济负担的作用。

7. 门诊大病与住院的待遇支付和管理缺乏协调和衔接

在实行门诊大病的地区，门诊大病待遇支付水平往往大大低于住院待遇支付水平，从而引发患者门诊挤住院现象。例如，在南京，一些丙肝病人频繁住院，住院期间使用抗病毒药，出院后再带够两个星期使用的药量，两个星期以后再次入院。这样，昂贵的抗病毒治疗可以通过住院待遇得到报销。患者的这种行为固然有助于减轻个人的经济负担，提高治疗的依从性，但这种不必要的住院与门诊治疗相比，要多增加约 1/3 的医疗费用，这是对医疗资源和医疗保险基金的不必要浪费。此外，大多数地区慢性肝炎的门诊大病管理与住院管理完全分开，两者之间缺乏协调，也不利于从总体上控制慢性肝炎总的（门诊和住院）医疗费用支出和医保基金支出。

8. 作为传染性疾病，慢性肝炎与国家公共卫生（传染病防治）未能相互配合

慢性肝炎同时也被纳入国家传染病防治的范围，公共卫生也承担一定的防治慢性肝炎的责任，也有一定的费用支持。但医疗保险与公共卫生分属不同部门管辖，两者之间也缺乏协调和衔接，使得慢性肝炎的预防、治疗难以有效整合资源和协调管理。

二、慢性肝炎门诊大病管理的政策建议

1. 慢性肝炎有必要纳入门诊大病管理

医疗保险制度中设置门诊大病的目的，一是化解门诊费用较高的疾病患者的医疗费用负担，保障参保患者获得基本医疗服务，体现医疗保险的公平性；二是通过给予门诊大病患者一定的门诊待遇，降低住院替代门诊现象的发生率，减少不合理的医疗费用支出，提高医疗保险基金的使用效率。是否将慢性肝炎纳入门诊大病管理、如何确定支付待遇和管理政策，同样需要遵循上述两个目的。

慢性肝炎是我国最重要的慢性传染病，控制不好不仅损害患者的健康，还增加了感染他人的机会。因此，慢性肝炎的治疗费用理应成为基本医疗保险支付的重点。慢性肝炎属于进展性疾病，随着疾病的进展（肝硬化、失代偿、肝癌、肝移植），医疗费用成倍增长，早期治疗不仅可以改善患者健康，也对延缓疾病进展、节约医疗费用具有重大意义。慢性肝炎诊断明确，门诊治疗方案成熟有效。抗病毒治疗是慢性肝炎治疗的核心内容，但是其费用较高，个人账户不足以支付抗病毒治疗的费用。因此，非常有必要把慢性肝炎纳入门诊大病管理。依据各地普遍遵循的确定门诊大病的基本原则（如诊断明确、门诊治疗有效、治疗费用高、治疗周期长、人群影响大等），慢性肝炎同时符合上述各项原则。特别是慢性肝炎作为传染病，如果得不到有效治疗和控制，还会危害到周围人群的健康。因此，就优先次序来看，慢性肝炎至少应该在纳入门诊大病管理的病种优先序列中位置更靠前一些。

2. 根据医保基金承受能力确定纳入门诊大病管理的慢性肝炎类别、进展程度和相应的待遇支付水平

对于经济发达、医保基金支付能力强的地区，可以采用门诊大病费用统筹的方式提供门诊大病保障，从而能够将所有的慢性肝炎患者（不分类型和疾病进展程度）的门诊服务提供费用保障。而对于经济发展水平一般、医保基金承受能力也一般的地区，可以采用门诊大病病种统筹的方式，将慢性肝炎纳入门诊大病病种范围。各地可根据可用于门诊大病的统筹基金的支付能力，来决定是将所有慢性肝炎类别和疾病进展程度都纳入门诊大病，还是仅

仅将部分肝炎类型（如乙肝、丙肝）、或疾病进展程度较严重的肝硬化（失代偿期）和肝癌纳入门诊大病范围。此外，为了真正能够化解个人的疾病经济负担，还应该根据不同肝炎类型、不同疾病进展程度的临床治疗方案和实际发生的医疗费用水平，来制定不同的待遇支付水平（包括支付比例和限额标准），以此来体现门诊大病保障的公平性。

3. 实行按病种付费

各地纳入门诊大病管理的慢性肝炎基本上都是采用按项目付费的方式向医疗机构支付费用，在按项目付费的情况下，通过对可支付的医疗服务范围进行限制来规范医生医疗行为和控制医疗费用。限制可支付医疗服务范围的方式有严格的小目录管理和宽泛的大目录管理两种形式。但如前所述，这两种限制支付范围的形式各有缺陷。因此，为了规避大目录、小目录的各自缺陷，最好是进行支付方式改革，实行对慢性肝炎的按病种付费，按病种付费可以通过支付标准和相应的服务监管指标的约束，来促使医疗机构提高服务效率、规范治疗行为和降低医疗成本，同时可以允许医生在支付标准之内突破大目录、小目录的服务范围限制，给予医生更多、更灵活的行医自主权。

4. 门诊大病与住院协调管理

对包括慢性肝炎在内的部分门诊疾病实行门诊大病管理，除了为高门诊费用的患者提供费用保障、降低个人的门诊费用负担之外，还能达到促进患者尽量利用门诊医疗服务、减少不必要的住院服务的作用。因此，在制定和执行门诊大病政策的过程中，需要将门诊大病患者的门诊和住院的服务利用、待遇支付和管理监督结合起来。在制定慢性肝炎门诊大病待遇支付政策时需要考虑住院待遇支付水平，通过门诊、住院的待遇协调，促使慢性肝炎患者尽量使用门诊服务、减少住院服务。在实际的门诊大病管理中，也需要同时监控门诊大病患者的住院次数、住院率的变化，并通过相应的门诊大病政策调整（如提高待遇支付水平）来减少门诊大病患者的住院服务利用。

三、慢性肝炎（乙肝和丙肝）医保门诊大病管理方案设计

各地决定将慢性肝炎纳入门诊大病管理之后，需要根据当地的实际情况制定详细的慢性肝炎门诊大病管理方案。在这里，根据地方实践经验和相关数据分析的结论，我们提出一个慢性肝炎（乙肝和丙肝）医疗保险门诊大病管理的初步方案。

（一）资格准入

首先，应将慢性乙肝、丙肝均纳入门诊大病管理。为促使慢性肝炎的早治疗，控制疾病进展，不应等到疾病进展到肝硬化、肝癌阶段才将其纳入门诊大病。

其次，应依据权威的慢性乙肝、丙肝诊断标准来审核慢性肝炎患者的门诊大病资格，资格审核主要由专业程度较高的临床专家（肝病专业具有副主任医师以上职称的医师）来承担，最后由医疗保险经办机构复核、确认。

（二）定点管理

为了便于监督管理和费用控制，可以在基本医疗保险定点医疗机构的范围内，指定少数几家医疗机构（传染病医院，二、三级以上综合医院）作为慢性肝炎门诊定点医疗机构。慢性肝炎患者可以选择其中1家作为自己就医的定点医疗机构，进行检查、治疗和购药。同时还可以选择1家定点零售药店购药。通过药店和医院的竞争来促进药价的降低。

（三）支付范围

支付范围应该包括慢性肝炎门诊治疗必需的药品和诊疗项目。一般地，应将抗病毒治疗用药，以及相关的辅助药品、检查等全部纳入医疗保险统筹基金的支付范围。当然，各地在确定具体的支付范围时还是需要考虑到当地

的医保基金支付能力。医保基金支付能力差一些的地区，可考虑仅支付抗病毒用药的医疗费用。

由于长效干扰素治疗费用相对比较昂贵，纳入慢性肝炎门诊的支付范围需要考虑成本效果。从治疗方案上看，干扰素是丙肝的唯一高效的抗病毒方案，而对于乙肝来说除了干扰素外，还有拉米夫定等抗病毒药物。长效干扰素治疗丙肝的效果要高于乙肝。因此，从效率上来说，丙肝患者应该比乙肝患者优先给予长效干扰素治疗的支付待遇。不过，不管对丙肝还是乙肝，长效干扰素都能提高疗效，因此从公平的角度来说，经济发达地区可以考虑把乙肝长效干扰素治疗也纳入门诊大病的支付范围。

长效干扰素抗病毒治疗时，有应答周期，如果在一个周期内无应答（病毒密度指标没有显著下降），表示疗效不好。为了节约治疗成本、减少医保基金的不合理支出，应该及时停止支付使用长效干扰素的费用支付。一般来说，长效干扰素治疗每 3 个月需要进行一次疗效评价。按照我国的《乙肝防治指南》和《丙肝防治指南》，最长治疗时间可以控制在 12 个月。除长效干扰素外，慢性肝炎的其他治疗方式则不必设定支付周期。

(四) 支付标准

长效干扰素对丙肝病人的疗效优于乙肝，对丙肝非 I 型的疗效高于丙肝 I 型。如果把所有的慢性肝炎病人都纳入门诊大病支付，将浪费医疗保险基金；但把乙肝和丙肝 I 型患者排除在外，也有失公平。为了公平起见，建议采用分段支付待遇的方式。在不同的治疗阶段进行疗效评估，有效的病人可以继续治疗并得到报销，而无效的病人则不再享受待遇支付。为了鼓励有效的病人继续使用长效干扰素，报销比例应该按治疗时间的延续而提高，直到治疗结束（例如 1 年）。长效干扰素治疗慢性肝炎的医保待遇支付设计参见表10—7。

表 10—7　　慢性肝炎使用长效干扰素治疗的医保待遇支付设计

1～3 个月：支付比例 20%	4～6 个月：支付比例 50%	7～9 个月：支付比例 70%	10～12 个月：支付比例 90%

对于经济发展水平不高的地区，如果确实担心乙肝病人数量庞大，广泛使用长效干扰素会对医疗保险基金造成很大冲击，也可仅针对人数较少、应答率较高的丙肝给予支付长效干扰素费用的特殊待遇，而对长效干扰素之外的抗病毒治疗费用，则乙肝、丙肝一视同仁，采用相同的支付政策和标准。

参 考 文 献

1. 安秀文. 门诊慢性病管理方式的探索与实践. 中国卫生经济，2006 (12)

2. 陈家应等. 医保病人门诊大病就诊费用统筹支付的分析与探讨. 中国卫生经济，2004 (12)

3. 陈庆云. 公共政策分析. 北京：中国经济出版社，2000

4. 陈文. 丙型肝炎的疾病经济负担以及药物经济学研究（内部报告），2006

5. 付海龙，陈兴宝. 慢性乙型肝炎病毒感染者医疗服务利用与费用分析. 中华医院管理杂志，2004 (7)

6. 胡章长. 医疗保险特殊慢性病评审管理的实践和探讨. 中国医疗保险，2005 (4)

7. 江军，缪晓辉. 乙型肝炎抗病毒药物的现状与应用前景. 现代实用医学，2007 (1)

8. 劳动和社会保障部医疗保险司. 中国医疗保险制度改革政策与管理. 北京：中国劳动社会保障出版社，1999

9. 劳国琴. 4 种慢性乙型肝炎治疗方案的成本—效果分析. 药学实践杂志，2004 (6)

10. 刘克军等. 我国慢性病直接经济负担研究. 中国卫生经济，2005 (10)

11. 孟伟. 我国城镇职工基本医疗保险门诊特殊病种现状分析和管理对

策. 中国卫生经济，2002（1）

12. 饶克勤. 慢性疾病的预防控制与健康社会建设. "健康与发展高层论坛"会议资料，2008年10月

13. 唐圣春等. 定点医疗机构的监督与管理. 中国卫生资源，2003（6）

14. 王宗凡. 全国医疗保险门诊特殊病种管理现状初步分析. 社会保障研究，2007（11）

15. 卫生部疾病控制局，中国疾控中心. 中国慢性病报告，2006

16. 吴爱平等. 医疗保险政策对门诊服务利用的影响. 中国卫生经济，2004（3）

17. 吴红卫等. 关于门诊特殊病种医疗保险管理的探讨. 中国卫生资源，2003（5）

18. 张寒冰等. 慢性病疾病管理在我国医疗保险制度中实施的探讨. 中国卫生事业管理，2007（1）

19. 张利军等. 对慢性疾病门诊医疗保障问题的思考. 中国卫生经济，2001（9）

20. 中华医学会肝病学分会，传染病与寄生虫病学分会. 中国乙型肝炎防治指南，2005

21. 中华医学会肝病学分会，传染病与寄生虫病学分会. 中国丙型肝炎防治指南，2006

22. 庄辉. 病毒性肝炎的流行病学. 中国计划免疫，2004（3）

第三篇 门诊统筹

目前，以城镇职工基本医疗保险、城镇居民基本医疗保险和新型农村合作医疗组成的城乡医疗保险制度网已经全面建立，全民医保的目标基本实现。不过，上述城乡三项医疗保险制度均以住院为保障重点，门诊保障相对缺乏。与职工医保相比，城镇居民医保、新农合实行大病统筹、不建个人账户，门诊保障更是严重不足。不过，2007年国务院出台的《关于开展城镇居民基本医疗保险试点工作的指导意见》中也提出"有条件的地区开展门诊统筹的探索"。而在新医改正式启动的2009年，人力资源和社会保障部等三部委则下发了《关于开展城镇居民基本医疗保险门诊统筹的指导意见》，对开展居民医保门诊统筹提出了具体要求。2011年，人力资源和社会保障部发布的《关于普遍开展城镇居民基本医疗保险门诊统筹有关问题的意见》，进一步要求在全国普遍建立城镇居民基本医疗保险门诊统筹。

从实践层面看，一些地区在建立城镇居民医保制度的同时或之后，也纷纷探索建立门诊统筹，为普通门诊提供一定程度的费用保障。但各地在门诊统筹的筹资、待遇、就医、支付和管理服务方面的做法不尽相同。本篇首先分析了门诊统筹的意义，介绍了国外门诊保障的经验，之后重点对全国居民医保的总体情况、特别是五个调研城市的居民医保门诊统筹的做法和运行情况进行了比较分析，并对门诊统筹实施过程中的几个难点问题进行了分析探讨，最后本篇对开展城镇居民医保门诊统筹提出了具体的政策建议。

第十一章

建立城镇居民医保门诊统筹的目的和意义

第一节　门诊保障不足及其问题

经过十多年的发展，目前城镇职工医保已经为住院提供了相对比较好的保障[1]，基本能够化解住院的费用风险，但在门诊方面提供的保障还不尽如人意。城镇职工医保除部分门诊大病纳入统筹基金支付外，普通门诊主要由个人账户支付费用，而个人账户缺乏互助共济，造成部分健康人群个人账户大量结余，而部分患病人群个人账户不足支付、个人负担较重。而且，由于医疗保险对个人账户用于门诊医疗费用支付的管理较松甚至放任自流，使得医疗机构在提供门诊服务时缺乏像住院那样的有效监管和约束，门诊治疗方面的诱导需求往往比住院更严重，患者也因为缺乏医疗保险管理上的引导而更多地寻求不必要的高端医疗服务。门诊医疗服务提供向高等级医疗机构集中，进一步加重了患者的经济负担，这也成为看病贵问题产生的一个重要原因。

对于新建立的城镇居民基本医疗保险来说，住院保障水平并不高[2]，而门诊保障更为不足。居民医保主要实行大病统筹，没有个人账户，仅仅为住院和部分门诊大病（病种数量通常要比职工医保少）提供费用保障，普通门诊费用完全由个人承担。门诊保障不足一方面加重了部分体弱多病、门诊就医

---

[1]　2008 年，城镇职工医保住院支付比例全国平均为 72% 左右。

[2]　2008 年，城镇居民医保住院支付比例全国平均为 50% 左右。

频繁的参保患者个人的经济负担，甚至可能使得一部分患者因经济原因放弃必要的门诊治疗，造成小病因得不到及时有效治疗而发展成大病，需要花费更多的治疗和住院费用，因小失大。另一方面，门诊保障不足也会促使一部分患者为了能够得到医保的报销而放弃费用相对较低的门诊治疗，选择费用较高的入院治疗，造成医疗资源的浪费和医疗费用的不合理增长。此外，门诊保障不足除了带来上述两方面问题，还会产生参保激励不足的问题。与职工医保强制性参保不同，居民医保实行自愿参保，而居民个人的保险意识还比较淡薄，只能通过国家财政给予一定的缴费补贴来吸引其参保。由于不提供普通门诊待遇，而住院的发生概率相对较低，从而使得只有很小比例的参保人员（通常不足参保人的 10%）因住院、门诊大病实际能够获得医疗保险待遇支付，不发生住院、门诊大病的大部分参保人员得不到任何医疗保险待遇支付。这就在很大程度上影响了大多数没有享受到医疗保险待遇的人的参保积极性，影响到居民医保覆盖面的扩大和巩固，从而最终影响到基本医疗保险覆盖城乡全体居民目标的实现。

第二节　城镇居民医保门诊统筹的定位和意义

一、门诊统筹的定义和定位

（一）门诊统筹与门诊大病的区别

社会统筹是与个人账户相对应的概念。社会统筹意味着由单位和个人缴费筹集上来医疗保险基金统筹使用、互助共济；而个人账户则是将筹集的基金分配到每个人的账户之中，个人享有、个人使用。在医疗保险领域，社会统筹可能是我国所特有的概念。一般来说，医疗保险的应有之义就是社会统筹，筹集的医疗保险基金理应统筹使用，通过互助共济化解个人难以承担的疾病风险。但是由于历史的原因，我国在职工医疗保险制度改革过程中采用了社会统筹与个人账户相结合的基本原则，把一部分医疗保险基金划入个人账户，其余基金才能统筹使用、互助共济，形成"统筹基金"。

就门诊来说，其费用保障有两种形式，一种就是个人账户，另一种就是门诊统筹。所谓门诊统筹，就是以统筹的方式支付门诊费用，即通过统一筹集和使用基金、以互助共济的方式提供费用保障的一种门诊保障形式。按照这种定义，在实践中，门诊统筹（广义）也有两种形式：门诊大病统筹和普通门诊统筹。前者是把一部分费用高的门诊疾病界定为门诊大病，纳入统筹基金支付费用，或者划定一个高额的起付线，将起付线之上的门诊费用纳入统筹基金支付；后者则是将门诊大病之外的所有普通门诊小病发生的费用纳入统筹基金支付费用。从各地实践来看，无论职工医保还是居民医保，社会统筹基金除支付住院费用外，均同时支付门诊大病费用。而普通门诊统筹则非常少见。因此，在一般情况下，为区别于第二篇的"门诊大病统筹"，本篇在大多数情况下（特别是涉及门诊统筹的具体筹资待遇政策和监督管理办法时）所指的门诊统筹（狭义）仅仅指的是后者：普通门诊统筹。普通门诊统筹才是目前门诊保障最缺失的环节。当然，随着普通门诊统筹的普遍建立（对于职工医保来说，普通门诊统筹还将逐步替代个人账户）和待遇水平的不断提高，将来门诊统筹将会把门诊大病统筹与普通门诊统筹合二为一，形成覆盖所有门诊疾病和费用的门诊统筹。到那时，或许"社会统筹"一词就会彻底消失。当所有疾病治疗，不论门诊还是住院，都将纳入统一的医疗保险基金的支付范围时，社会统筹的概念就失去了存在的意义。

（二）门诊统筹的定位：现行医疗保险制度的延伸和完善

没有门诊统筹，仅仅保障住院的医疗保险制度是不完整的。门诊统筹的建立，门诊统筹与住院统筹的结合才构成一个完整、全面的医疗保险制度。我国医疗保险的改革和发展是一个渐进的过程，职工医保由统账结合向大病统筹＋门诊统筹的演进、居民医保由大病统筹向大病统筹＋门诊统筹的演进是一个自然的制度演变和完善的过程。门诊统筹并非是在现行医疗保险制度之外另建的一种新的医疗保险制度形式，而是现行医疗保险制度的延伸和发展，即把医疗保险的保障范围由住院和门诊大病扩展到普通门诊。门诊统筹实际上是现行医疗保险制度保障范围扩大、保障水平提高的一种形式。从国际医疗保险的发展历史看，发达国家在建立医疗保险制度之初也大都只提供住院保障，之后随着经济的发展和医疗需求的增长逐步扩大保障范围，将医疗保险的保障范围逐步扩大到门诊，再由门诊扩展到预防保健和健康管理。对于作为发展中国家的我国来说，医疗保险的筹资能力还是有限的，医疗保险的保障水平和保障范围的确定必须考虑经济发展水平和医疗保险基金的承受能力。因此，我国医疗保险制度也将随着经济的发展、医疗保险筹资能力的提高而逐步提高保障水平和扩大保障范围。医疗保险制度发展也将经历医疗保险的保障范围由住院延伸到门诊大病、不断扩大门诊大病的保障范围、再延伸到保障普通门诊的发展历程，提供普通门诊保障的门诊统筹的保障水平也将经历低水平起步、逐步提高的发展过程。

二、建立城镇居民医保门诊统筹的目的和意义

（一）完善医疗保险制度的需要

在筹资能力有限的情况下，城镇居民医疗保险把保障重点放在住院和门诊大病上有其客观的合理性。但是，从疾病的发展来看，小病与大病、门诊与住院并非不相关，而是关系密切。小病得不到及时治疗往往酿成大病，小病得不到门诊的及时治疗，也会拖成大病而不得不入院治疗。因此，仅仅提供大病和住院保险的医疗保险制度是有缺陷的，缺乏门诊保险的医疗保险制度也是不完整的。在筹资能力不断增强、医保管理能力不断增强的情况下，逐步建立有效的门诊保险（门诊统筹）是完善医疗保险制度的必由之路。医

疗保险制度的发展方向就是逐步实现包含门诊保险（统筹）和住院保险（统筹）在内、覆盖所有疾病的综合性医疗保险制度。

（二）缓解居民门诊负担，提高医疗保险制度的公平性

由于职工医保个人账户存在不能互助共济、化解个人门诊费用风险的局限，居民医保只实行大病统筹，不设个人账户。不设个人账户虽然避免了个人账户的局限，但同时也造成门诊保障更为缺乏。除少数纳入统筹基金支付的门诊大病（门诊大病的病种数量通常比职工医保少）外，大多数门诊患者得不到任何门诊保障，部分门诊费用高的参保患者门诊负担沉重。虽然住院的费用风险大，理应得到医疗保险的保障，但门诊不都意味着费用风险小或者没有风险，部分门诊患者、门诊疾病，费用风险不亚于住院，甚至高于住院。因此，不给门诊提供保障的医疗保险制度是有缺陷的，对门诊负担重的参保患者是不公平的。建立门诊统筹，以互助共济的方式提供门诊保障，可以缓解参保患者门诊的医疗费用负担，提高整个医疗保险制度的公平性。

（三）发挥团购作用，控制医疗费用

职工医保采用个人账户的方式支付门诊费用保障，一般很难对医疗机构的行为进行约束。过于庞大的门诊就诊量、服务量，使得人员有限的医疗保险经办机构无力像住院那样做到全面、精细的监管，医保经办机构对门诊的监督非常有限，从而造成门诊费用的快速增长，个人和家庭不堪重负。甚至导致在医疗保险经办机构对住院的严格监管之下，部分住院费用也违规地以门诊费用的形式（费用转嫁）出现。对于居民医保来说，门诊费用完全由个人自付，个人更是不可能对医疗机构和医生的行为进行监督和约束，发生滥用医疗服务、大处方、不必要检查的可能性更大。实行大病统筹的居民医保不仅意味着门诊费用负担无法缓解，而且还可能造成因门诊得不到医保经办机构的监管、约束而造成不合理医疗的大量发生，进一步加重患者的负担。

以门诊统筹的方式提供门诊保障，不仅可以缓解参保患者门诊费用风险，而且也能通过医疗保险经办机构利用统筹使用的门诊医保基金去团购门诊医疗服务，凭借团购的力量优势和专业化的团队管理去强化对医疗服务提供方的管理监督，为参保患者争取质优价廉的医疗服务，有效控制不合理医疗费用的发生。

（四）扩大制度受益面，促进居民医保的参保扩面

城镇居民医保刚刚开始全面推进，其扩大覆盖面的任务十分艰巨。在2010年实现全民医保的目标下，如何促进居民医保的全面覆盖十分关键。在居民保险意识淡薄、居民医保自愿参保的情况下，一方面需要各级政府通过财政补贴来吸引居民参保，另一方面也要通过完善制度本身来引导居民积极参保。把居民医保的保障范围由住院和门诊大病扩大、延伸到普通门诊，无疑会让更多、更广泛的居民能够获得医疗保障待遇，大大提高参保居民的受益面，从而大大提高年轻、健康居民参保的积极性，有利于居民医保覆盖面的扩大和巩固。

（五）促进社区卫生服务的发展，促使其运行模式的调整

目前，广大居民门诊就医仍然倾向于到大医院，造成大医院人满为患，而社区和基层医疗服务机构却门可罗雀。医疗服务的资源向高等级医疗机构流动越来越严重，倒金字塔形的医疗服务提供结构（就诊量、医疗费用主要发生在高等级医院，而发生在社区、基层医疗机构的就诊量、医疗费用的比重相对较小）不仅是造成看病难的重要原因，也对看病贵起到了推波助澜的作用。居民门诊就医的向上集中造成社区和基层医疗服务机构收入剧减、人才流失和服务能力的进一步弱化，使得居民更是不愿选择到社区就医，从而造成社区卫生服务发展的恶性循环。社区卫生服务的发展仅仅靠各级政府的财政投入是不够的，还需要广大社区居民积极就医的长久支撑。建立门诊统

筹，实行定点社区就医，一方面可以通过稳定的收入来源来支撑社区卫生服务的发展，同时也通过医疗保险机构的积极监管来促使社区卫生服务机构改善服务质量，通过服务质量的提高来吸引到更多的居民前来就医，从而有利于社区卫生服务的良性、健康发展。

此外，医疗保险经办机构还可以利用团购的优势力量、采用更有效的支付方式（如按人头付费）来推动社区卫生服务机构改变运行机制，由过去通过大处方、多检查获取更多收入的粗放式运行模式转向通过提高治疗效率、控制成本、加强健康管理来获取更多收入的集约式运行模式。

三、建立居民医保门诊统筹的可行性

（一）相关文件的出台为开展门诊统筹提供了强有力的政策支持和指导

2007 年，国务院出台的《关于开展城镇居民基本医疗保险试点的指导意见》中规定："城镇居民基本医疗保险基金重点用于参保居民的住院和门诊大病医疗支出，有条件的地区可以逐步试行门诊医疗费用统筹。"2009 年，人力资源和社会保障部出台了《关于开展城镇居民基本医疗保险门诊统筹的指导意见》，该《意见》明确了开展城镇居民医保门诊统筹的基本原则，并对筹资、保障范围、就医和支付、结算管理等提出了具体要求。这两个文件的出台，为各地开展居民医保门诊统筹工作提供了强有力的政策支持和指导。此外，在 2009 年出台的新医改方案中明确，要将居民医保 2010 年的财政补贴水平由 2009 年的人均 80 元提高到 120 元，个人缴费也将相应提高。居民医保缴费水平的提高也为开展门诊统筹提供一定的资金基础。

（二）社区卫生服务的快速发展为门诊统筹打下了一定的就医服务基础

自 2006 年国家出台大力发展社会卫生服务的政策以来，各地通过地方财政的大力投入和一系列政策支持，积极推动和扶持社区卫生服务机构的建设。

很多地区社区卫生服务机构的布局日渐合理、全面，社区卫生服务机构的服务能力和水平得到了很大的提高。服务能力日渐提高、网点日益增多的社区卫生服务提供网络，为推行居民医保门诊统筹、引导居民到社区就医，搭建了初步的医疗服务提供平台。

（三）职工医保的经办管理为门诊统筹管理积累了一定的经验基础

经过十多年职工医保的改革和建设，医疗保险经办机构积累了职工医保管理的大量经验，在针对住院的管理服务、控制住院费用增长方面取得了一定成效。医疗保险医疗服务管理能力的提高、管理经验的提升和管理手段（如不断完善的信息网络系统）的日渐丰富，也为门诊统筹的管理奠定了一定的管理基础。如果说，职工医保改革之初，实行个人账户是初建的医疗保险经办机构无力管理门诊医疗服务和费用支付的无奈选择，那么，如今管理能力提升和经验积累使得医保经办机构已经具备一定的能力应对门诊统筹管理这一新的挑战。

第十二章

国外及我国港台地区门诊保障的经验

采用门诊统筹的方式化解门诊疾病风险问题是门诊保障的发展方向。虽然部分地区已经开展了居民医保门诊统筹的探索，但门诊统筹保障什么、如何保障，各地做法差异很大，实施门诊统筹的不少环节（筹资、保障水平、就医方式和支付办法等）还存在争议。因此，很有必要了解国外及我国港台地区门诊保障的情况，特别是建立医疗保险制度时间比较长、制度比较成熟的国家门诊保障的具体做法，以供我国参考借鉴。为此，我们收集和整理了部分国家和地区门诊保障的相关材料。门诊保障的实施主要包括以下几个环节：门诊保障资金筹集，门诊保障范围和门诊待遇支付，门诊医疗服务的提供和门诊就医管理，以及门诊保障的费用支付方式。本章主要从这几个方面对部分国家和地区的门诊保障做法做出归纳和总结。

第一节　资金筹集和待遇支付

一、门诊保障资金的筹集

门诊和住院是医疗服务的两个必不可少的组成部分。大多数国家的医疗保险制度同时为门诊和住院提供费用保障，门诊保险与住院保险共同构成一个完整的医疗保险制度。从医疗保险制度发展历史来看，很多国家的医疗保险起先是只提供住院保障，之后再延伸到门诊保障，多数国家现行的医疗保险制度既保障住院，也保障门诊，一些国家还将医疗保险发展成健康保险，不仅保障疾病治疗，还保障疾病预防和健康管理。比如加拿大，1947年开始在萨斯喀彻温省建立医疗保险，只保障住院，随后其他省份纷纷建立住院保障；1961年，萨斯喀彻温省医疗保险从保障住院延伸到保障门诊；直到1972年，加拿大才在全国范围内建立覆盖门诊和住院的医疗保险制度。

筹资方面，医疗保险制度通常实行统一筹资。无论是国家卫生服务制度（如英国）还是社会医疗保险制度（如德国），无论是采用雇主雇员缴费还是采用一般税收筹资，都会形成统一的医疗保险基金，同时为门诊和住院医疗费用提供待遇支付。可以说，各国的门诊保障并不进行单独筹资，没有单独的门诊保障基金，门诊保障的资金是医疗保险基金的一部分。只是在支付环节，往往是分别向医生（门诊）和医院（住院）支付费用。当然，也有极少数的例外。如美国的老人医疗保险，起初只提供住院保障，后来才增加门诊保障，但门诊保障需另外单独筹资，门诊保障与住院保障是分开的。

二、门诊保障的服务（支付）范围

传统的门诊保障所覆盖的服务范围包括一般的诊断、检查、治疗服务等。但随着疾病治疗费用的急剧增加以及人们对健康的日益关注，单纯的疾病治疗已经转向疾病治疗与疾病预防相结合。而从方便患者、低成本的角度出发，疾病预防的主要提供者无疑应该是社区的医疗卫生服务机构。从世界范围看，根据门诊是否提供疾病预防服务，各国门诊保障的服务范围可以分为两类：提供疾病预防的门诊保障和只提供医疗的门诊保障。

（一）提供疾病预防的门诊保障

在德国，随着慢性疾病发病率的急剧增加，用于慢性病治疗的费用快速增长，政府不堪重负。为控制慢性病费用增长，减轻政府负担，德国改变了过去"只治不防"的观念，将慢性病康复由传统、被动、消极的治疗性康复

176

转入主动、积极的预防性康复。为此，德国把慢性病预防纳入社区卫生服务中，并由医疗保险承担部分费用。在我国台湾地区，门诊保障除了覆盖诊疗、牙科、部分中医门诊、处方药品之外，还包括预防保健服务。具体包括孕产妇产前检查、儿童预防保健、成人预防保健检查。另外，台湾健康保险还为40 岁以上、65 岁以下的居民每三年，65 岁以上的居民每年免费提供一次健康体检，包括基本体检和实验室体检。除了这两个国家和地区，世界上将疾病预防纳入到门诊保障范围内的国家还包括西班牙、日本（针对老年人的疾病预防）、瑞典（牙科预防）、巴西、泰国、澳大利亚（心脏病预防）、墨西哥、捷克、斯洛伐克、匈牙利、罗马尼亚、俄罗斯和乌克兰等。

（二）只提供医疗的门诊保障

各国大都把一般门诊治疗性的医疗服务（诊疗、检查、处方药等）纳入门诊保障的范围，但并未将预防保健包括在内。各国门诊医疗服务的范围并不相同，各自有一些不同的限制。在加拿大，各省在遵守联邦政府制定的原则下，可以单独确定医疗服务项目范围，这些服务项目覆盖了医生诊断费、服务费等。但是像牙科服务、正牙治疗、矫正视力服务、整容等则不在保障范围之内。在韩国，医疗保险制度支付的门诊项目是极为普遍和必需的医疗服务，以下门诊医疗服务项目不在医疗保险覆盖范围之内：无初级保健机构医生转诊单，直接到三级医疗机构（400 张以上床位）就诊发生的费用（急诊除外）；贵重仪器的检查费；辅助装置费用，如助听器、假肢、眼镜等；牙科矫形、补牙和预防性洁齿除垢；著名专家、教授的诊疗费等。另外，芬兰、新西兰也未将疾病预防纳入门诊保障的范围。

至于门诊治疗药品，多数国家只报销处方药，非处方药仍由个人支付，如德国、荷兰、以色列等。而加拿大的医疗保险则基本不支付门诊药品的费用（包括处方药），只支付部分慢性病的药品费用，一般的门诊药品费用只能通过参加商业保险来支付。

三、门诊保障的待遇水平和个人支付

在西方发达国家，门诊保障的待遇水平通常比较高，大部分门诊费用（包括医疗服务和处方药品）由医疗保险支付。一些国家的门诊医师服务基本免费。在加拿大，个人对于政府规定的医疗项目内的医疗服务不用支付任何费用，但个人需要支付规定医疗项目以外项目的医疗费用，规定医疗项目外的费用可以通过参加私人保险和补充医疗保险来解决。在丹麦，一般的诊断、治疗服务，个人均可免费享受。

当然，大多数国家个人也承担一定的门诊费用支付责任。个人支付有多种形式，而且针对门诊医疗服务和药品的个人支付方式和支付水平也不尽相同。

各国医疗保险制度关于医疗服务（不含药品）的个人支付大致有以下四种形式。

一是定额支付。每次就诊个人需支付一个固定额度的费用。实行这种个人支付形式的国家和地区包括英国、瑞典、挪威、斯洛伐克和我国的台湾和香港地区等。在英国，个人每次就诊需要支付 6.4 英镑的处方费，个人还需要支付部分牙科的诊疗费用[1]。在瑞典，不同省份的个人支付标准不同，基本的个人支付标准为：初级卫生保健机构的公立医师就诊费：11～15 欧元（2000 年），医院的专科医师就诊费：16～27 欧元（1999 年），如果到私人合同门诊医师处就医，则患者需要自付额外的就诊费用。学龄儿童在初级保健门诊部门接受的疫苗接种、健康检查、咨询以及其他医疗服务则全部免费[2]。在挪威，患者接受全科医生的一次诊断，需自付 125 克朗，而接受专科医生服务需要自付 265 克朗。但是除几种特殊病外，患者每年自付的费用限制在

---

[1] SSA, Social Security Programs Throughout The World：United Kingdom，2006
[2] 饶克勤，刘新明. 国际医疗卫生体制改革与中国. 北京：中国协和医科大学出版社，2007

1 615 克朗以内，每年超过该限制后，可以享受免费医疗①。在我国台湾地区，不同级别的门诊服务个人所要支付的诊疗费用不同，不同类型门诊服务的个人支付标准也不同。以一般门诊来说，基层诊所个人每次自付 50 元，地区医院门诊个人每次自付 50 元，区域医院门诊个人每次自付 100 元，医学中心门诊个人每次自付 150 元②。

二是每次就诊需要个人按比例自付一定费用。实行这种个人支付形式的国家包括法国、日本、韩国、芬兰、意大利、西班牙、比利时和希腊等。在法国，个人需要支付全科医生就诊费的 30%、专科医生就诊费的 30%、实验室检查费用的 40%，但患有严重疾病（共 31 种疾病，包括糖尿病，癌症，精神分裂症，严重的高血压等）的患者除外③。在芬兰，个人需要负担 40% 私人医生的诊疗费用、40% 私人牙医的诊疗费用以及 25% 的处方检查费④。在比利时，被保险人自付的比例根据被保险人的收入和社会地位的不同而不同。在日本，随着医疗保险制度改革的进行，医疗费用的个人共付比例不再按不同保险制度、本人和家属、住院和门诊来划分，而是按年龄和收入划分，具体是：不满 3 周岁的，共付 20%；3～69 周岁的，共付 30%；70 岁以上的，一般为 10%，但收入超过一定比例的，共付 20%⑤。为了减轻患者及其家属的负担，日本还规定了医疗费用自付的年度最高限额。在西班牙，对于一些特殊病和慢性病，患者每次就诊时支付 10% 的费用，但每次最多支付 2.64 欧元⑥。

三是设置医疗保险免赔额（即起付线），起付线以下完全个人支付，起付线之上个人按比例支付。实行这一个人支付形式的国家包括韩国和瑞士。在

① SSA, Social Security Programs Throughout The World：Norway, 2006
② 劳动和社会保障部社会保险事业管理中心. 基本医疗保险费用结算办法实用指南. 北京：中国财政经济出版社, 2001
③ 饶克勤，刘新明. 国际医疗卫生体制改革与中国. 北京：中国协和医科大学出版社, 2007
④ SSA, Social Security Programs Throughout The World：Finland, 2006
⑤ 刘玉. 日本医疗保险制度及启示. 社会保险研究，2002（10）
⑥ SSA, Social Security Programs Throughout The World：Spain, 2006

韩国，个人每次门诊首先需要自付 3 000 韩元，之上是共付部分，个人要按比例支付一部分费用：专科医院门诊个人自付 50%，大型综合性医院个人自付 50%（农村地区的医院个人自付 45%），一般的医院个人自付 40%（农村地区的医院个人自付 35%），社区医疗中心和私人诊所个人自付 20%[①]。在瑞士，门诊费用的年起付线为 230 法郎，起付线之上的门诊费用参保人按 10% 的比例分担，但每年个人支付最高不超过 600 瑞士法郎[②]。

四是医保定额支付，个人支付剩余部分。实行这一个人支付形式的国家包括澳大利亚和新西兰。在澳大利亚，如果医生收取的费用不高于医疗保险规定的门诊费用标准，由医疗保险以总额预付的方式直接支付给全科医生，这时患者不需要个人付费；但医师的收费超过上述标准，则患者必须支付超过的部分。大部分患者在接受私人专科门诊服务时，需要个人负担超出标准的费用部分。不过，医疗保险还有化解个人负担过重的手段：当个人或者家庭在一个年度内接受门诊服务而发生的自付费用超过 302.3 澳元时，那么对其一个年度内再发生的门诊费用，医疗保险全部偿付，不用个人负担[③]。在新西兰，政府给减免卡持有者和儿童的门诊就诊费以补贴，但补贴额度是固定的，不因病情的不同而不同，因此，个人需要支付政府补贴额度之上的医疗费用。

需要指出的是，大多数国家的门诊保障制度中，处方药品往往实行与其他门诊费用（医师的医疗服务费用）不同的支付政策。药品费用的支付独立于其他门诊费用之外，而且医保支付水平、个人支付水平都不尽相同。一般来说，个人需要对药品承担更大的支付责任。而美国的老年医疗保险药品费用更是单独筹资、单独支付，管理上则委托商业保险公司承担。

各国医疗保险制度中，个人对药品费用的支付大致有以下四种方式：

---

① 劳动保障部考察团. 医疗保险管理能力建设项目赴韩国、新加坡考察报告（内部报告），2004
② 劳动保障部社会保险研究所. 法国与瑞士医疗保险制度考察报告（内部报告），2005
③ 饶克勤，刘新明. 国际医疗卫生体制改革与中国. 北京：中国协和医科大学出版社，2007

一是个人全额支付。门诊药品个人全额支付的国家有加拿大。加拿大的门诊药品不在公共医疗保险的支付范围之内。

二是定额支付。实行药品费用定额支付的国家有德国、澳大利亚和新西兰。在德国，购买处方药时，参保人根据包装的大小承担一部分费用，小包装（20 片）病人支付 4 欧元，中包装（50 片）病人支付 4.5 欧元，大包装（100 片）病人支付 5 欧元[①]。在澳大利亚，对于特殊人群，如退休人员、残疾人和领取社会救济的低收入人群，在医保药品目录内购药时，不管药品实际价格是多少，每张处方付费 4.7 澳元，当年个人自付目录内药品超过 253.8 澳元时，可以领取一张免费卡，凭卡在当年免费购药。对于不参加医疗保险的人，每张处方个人付费 29.5 澳元，不足 29.5 澳元的按照实际药价支付，当年药费支出超过 960.1 澳元时可以申请优惠卡，使用优惠卡购药时每张处方只需自付 4.7 澳元[②]。在新西兰，除 6 岁以下的儿童外，在社区药店购买医保目录中的药品，个人最多负担 15 元/种。若持有减免卡，其个人共付费用则降至 3 元/种。药品补贴卡持有者及其家庭在 1 年内购买 20 种药品后，再购买的药品享受每种仅收费 2 元的优惠政策。如果药品补贴卡持有者同时持有社区福利卡，则可以在 1 年内购买 20 种药品后，再购买的药品全部免费[③]。

三是按比例支付，但每种药品或每个处方有自付的封顶线。个人对门诊药品费用实行按比例支付的国家包括法国、日本、韩国、西班牙、斯洛伐克和卢森堡等。在法国，个人对不同的药品承担不同比例的费用，一般药品个人支付 35%，但部分药品完全免费提供，对于未确定疗效的药品个人支付 65%，但这些药品仅占总量的很小部分[④]。在日本，个人大约支付药品费用的

① http://www.jjl.cn/edu/germany/hwsh/bxyl/ylfl/168550.shtml
② 中国社会保险学会医疗保险分会考察团. 澳大利亚新西兰医疗保险药品管理考察报告，2006 年 10 月
③④ 饶克勤，刘新明. 国际医疗卫生体制改革与中国. 北京：中国协和医科大学出版社，2007

10%～20%①。在韩国，根据购药的总费用和有无医生处方，个人的自付比例不同。一次购药在 10 000 韩元以上且有医生处方的，个人负担 30%，没有医生处方的，个人负担 40%；一次购药在 10 000 韩元以下且有医生处方的，个人负担 1 500 韩元，没有医生处方的，个人负担 4 000 韩元②。在西班牙，除特定群体（退休人员、残疾人、工伤人员）外，患者需要支付处方药品实际零售价格的 40%，慢性病药品的 10%，但每种药品个人最多自付 2.64 欧元③。而在挪威，药品费用也是按比例支付，但规定了每个处方个人支付的最高额（500 克朗）④。

四是设置医疗保险药品支付免赔额（起付线），起付线以下完全由个人支付，起付线之上个人部分支付。在丹麦，医保对药品费用的起付线为 500 丹麦克朗，501～1 200 丹麦克朗之间的药品费用，个人支付 50%，1 201～2 800 丹麦克朗之间的药品费用，个人支付 25%，2 801 丹麦克朗以上的药品费用，个人支付 15%。当持续使用高费用药品的慢性病患者的药品支出达到封顶线（3 600 丹麦克朗/年）后，在一年余下的时间内再购买药品，个人可以不再支付费用⑤。在瑞典，医保对药品费用的起付线为 900 克朗，个人自付方式类似于丹麦⑥。

---

① 胡德伟：近期亚太地区医疗保险制度的改革经验，社会保险研究，2002 年第 8 期

② 劳动保障部考察团. 医疗保险管理能力建设项目赴韩国. 北京：新加坡考察报告（内部报告），2004

③ SSA，Social Security Programs Throughout The World：Spain，2006

④ SSA，Social Security Programs Throughout The World：Norway，2006

⑤ ⑥ 饶克勤，刘新明. 国际医疗卫生体制改革与中国. 北京：中国协和医科大学出版社，2007

第二节　门诊服务提供和门诊就医管理

一、门诊服务提供

各国普遍将普通门诊服务与住院服务分开提供，普通门诊在社区诊所，由全科医师提供；住院在医院，由医院专科医生提供，通常医院也提供急诊服务和专科门诊服务。大多数国家社区诊所与医院的功能分开、互不交叉。从普通门诊医疗服务提供机构的性质来看，大多数国家的社区诊所是私立的，并非政府直接开办的公立机构。社区诊所通常由一名全科医生单独开办或多名全科医生合伙开办，并雇佣一些必要的辅助人员。需要特别说明的是，国外社区诊所只有医生提供的门诊医疗服务，社区诊所基本不提供药品服务。社区诊所的医生负责开药品处方，患者需要持处方到药店购药。医疗保险分别向诊所医生所提供的医疗服务和药店提供的药品支付费用，并实行不同的支付政策。

二、门诊就医管理

根据患者门诊就医的医疗服务机构是否是社区卫生服务机构、是否首诊，各国门诊就医可以分为以下三种情况：

1. 社区首诊制

社区首诊制，从严格意义上来讲，指的是居民患病时，首先去固定的社区全科医生处就诊，只有通过全科医生的转诊，个人才能到医院接受专科或住院服务，并且多数的专科医生也只接收全科医生转诊来的患者，患者不能越过社区的全科医生而寻求更高级的医疗服务。不过，患者选定的社区卫生机构可以在一定时期（比如一年）之后重新选择。

纵观世界各国医疗保险门诊就医方式可以发现，多数国家实行的是社区首诊制。在英国的全民健康服务制度下，需要非急诊服务的患者将首先就诊于社区卫生服务机构的全科医生，并且不需要支付就诊费用，根据病情，全科医生可将患者转诊到医院的专科医生处看门诊，就诊后，如果有必要，医生将要求患者接受进一步住院治疗。在荷兰，除紧急情况之外，患者不可以直接到医院门诊部或者专科医生处就诊，患者必须首先到其固定的全科医生处就诊，参加保险的患者需要转诊卡才能获得专科医生和医院的服务，转诊卡写明某个专科而非某个专科医生，病人有选择专科医生的自由。这样就形成了社区初级医疗服务机构全科医生"守门人"的角色。除了这两个国家，实行社区首诊制的还有加拿大、澳大利亚、巴西、丹麦、新西兰和西班牙等国家。

除了首诊在社区外，有的国家还形成了较好的双向转诊制，双向转诊制是指由于社区卫生服务机构受设备和技术条件、医生能力等方面的限制，将一些无法确诊和病重的病人转移到上一级医疗机构进行治疗，上一级医疗机构将诊断明确和病情稳定进入恢复期的病人，再转回到社区卫生机构进行治疗和恢复。目前，双向转诊制实行得较好的国家包括丹麦、巴西和荷兰等。在巴西，州卫生厅专门成立了双向转诊办公室，患者第一次到社区卫生服务机构看病需要办理医疗卡，看病需要预约，在社区服务机构首诊后，如果病情复杂需要转诊治疗，由社区卫生服务机构直接与转诊办公室联系，由转诊办公室联系并安排上一级医院，每所医院每天都要通过网络向转诊办公室报告病床使用和空床情况。病人转院后，如果上级医院认为该病人不符合重症的要求，能够在小医院或者社区卫生服务机构治疗，大医院可以把病人退回到社区。为了减少大医院的压力，把病人留在社区，许多医院都派医生到社区管理病人，减少病人在医院住院的时间。如许多糖尿病患者在医院确定治疗方案后，病人就可以回到社区，医生经常到社区指导患者治疗[①]。这就形成

---

① 饶克勤，刘新明. 国际医疗卫生体制改革与中国. 北京：中国协和医科大学出版社，2007

了"小病在社区、大病进医院、康复回社区"的就医格局。

2. 就医在社区，但非首诊制，患者可以在各种社区诊所、全科医生之间自由选择

在这种情况下，患者患病治疗时可以自由选择全科医生和专科医生，不像首诊制那样一定时期内固定在一家社区卫生机构或全科医师处就诊。德国就没有门诊守门人系统，患者可以自由选择就诊的全科医师或独立开业的专科医师，但患者不可以直接到医院就医，到医院就医必须经过全科医师或独立开业的专科医师的转诊。

3. 就医不一定在社区，患者可以在社区诊所和医院门诊服务之间自由选择

实行这种就医管理的国家和地区包括法国、瑞典、韩国、日本和我国台湾地区等。在这些国家和地区，由于没有在门诊服务方面的约束机制，患者可以自由选择诊所或医院。在法国，患者可以自由选择卫生服务提供者，患者可以就诊于任何全科医生、私人开业的专科医师或者在医院门诊部工作的专科医生，无须转诊，也没有对就诊次数进行限制。在日本，患者选择门诊就医有很大的自主性，既可以去诊所，也可以直接去医院。在同样的收费标准和报销标准的情况下，患者往往倾向于选择大医院的门诊部就医，从而导致对医院的门诊服务过度利用。我国台湾地区的门诊服务主要由基层诊所和各级医院的门诊部提供，患者可以自由选择，但是个人对使用不同层级门诊服务的共付标准是不同的，一般来说，越高层级的门诊服务，个人共付的比例越大。

第三节　门诊保障的支付方式

概括起来，各国门诊保障的费用支付方式包括以下几种：按人头付费、总额预付制、按服务项目付费、工资制等。在国外，门诊保障往往把医生

（医疗服务）的费用支付与药品的费用支付分开。总的来说，按人头付费是最主要的针对医生的门诊费用支付方式，但针对医生的费用支付也往往是多种支付方式的组合（包括按项目付费），只是以按人头付费为主而已。而针对门诊药品的费用支付通常采用的是按项目付费。

一、针对医生的按人头付费

大多数国家主要采用按人头付费来支付全科医师提供的医疗服务的费用，同时也针对医生的部分特殊服务采用按项目付费等其他付费方式。在英国，针对全科医师的费用支付采用整合型的按人头付费，即人头费中不仅包括支付给全科医师的门诊费用，还包括全科医师为签约居民向医院购买专科门诊服务和住院服务的费用。英国的按人头付费是实行风险调整的按人头付费，进行风险调整的因素包括：年龄、性别、地区（农村地区）、经济状况（医生劳动力成本）、发病率、慢性病等。因此，不同年龄、不同性别、不同健康状况（有无慢性病）的居民，人头费标准不同，经济发展水平不同的地区、城乡之间的人头费标准也有差异[1]。在荷兰，对全科医师实行按人头付费为主、按其他付费为辅的支付方式组合。除按人头付费外，全科医师提供的咨询服务和上门出诊实行按次付费、非工作时间的服务按小时计费、预防服务则按项目付费。全科医师的按人头付费的标准也实行风险调整。风险调整因素包括年龄（分65岁以下、65～75岁、75岁以上三档）和地区经济状况（是否贫困地区），年龄越大人头费权重越高，贫困地区的人头费权重高于非贫困地区（具体人头费标准参见表12—1）。另外，荷兰针对在医院工作的专科医师则主要采用按项目付费或工资制的付费方式[2]。

在捷克，针对全科医师实行"按人头付费为主、按项目付费为辅"的付费方式。对全科医师主要按人头付费，约占全科医师收入的70%；而针对全科

---

[1]　Health Systems in Transition：United Kindom，2011
[2]　Health Systems in Transition：Netherlands，2010

表 12—1　　　　　　荷兰全科医师人头费标准（2009 年）　　　　　（欧元）

年龄段	普通地区	贫困地区
65 岁	13	14.7
65～75 岁	14.7	16.5
75 岁以上	15.4	17.2

医师提供的一些特殊服务，如为未签约病人提供的服务、预防性的检查服务以及家庭出诊，则采取按项目付费的支付方式，此类收入约占全科医师收入的 30%。捷克按人头付费的风险调整因素主要是年龄。捷克按照年龄将人群分为 18 个组，不同组设置不同的风险指数。其中 0～4 岁儿童的风险指数为 3.8，20～24 岁的风险指数为 0.9，85 岁以上的老年人的风险指数为 3.4[①]。到 2009 年，捷克又增加了慢性病风险调整因素，即根据参保人上一年的药品支出情况（通常慢性病人的药品费用支出要比一般人群高很多）来制定下一年的人头费用标准。捷克的专科医师服务的费用支付有两种方式：部分专科医生也采用按人头付费，其他专科医生采用的是总额预算下的按项目付费（相当于德国的点数法）。

二、总额预付制下的按项目付费（点数法）

德国实行的是一种总额预付制下的按服务项目付费，即点数法。这一支付方式的具体操作包括两个阶段。首先由联邦医疗保险基金联合会与联邦医师协会协商谈判后，按类别确定每个门诊服务项目的点数分配。其次是各州每年由州医疗保险基金联合会与州的医师协会通过谈判的方式，在上年医疗费用实际发生数的基础上，考虑其他有关影响因素（人口、工资和疾病谱变化）后，确定本年度的门诊医师费用预算，然后由各医疗保险基金会将预算资金划拨给医师协会。开业医师在向病人提供服务后，定期向医师协会提供所有门诊服务项目点数的账单，医师协会根据当年所有医师提供服务所值的

---

① Health Systems in Transition：Czech Republic，2009

总点数和预算金额，计算出当年每一点数的现金值（预算金额除以总点数），每位医师得到的费用就是用每一点数的现金值乘以他所提供的服务项目的点数值[①]。在门诊费用预算总额一定的情况下，医生的点数多，得到的补偿也不一定多。点数结算需要医师群体的行业自律，通过行业自律（行业内部对故意滥用医疗服务的医师进行严惩）来促使医师遵守职业道德，合理行医。德国门诊医师付费的点数法也为部分东欧转型国家（如捷克）所借用。

三、按服务项目付费

对门诊医师服务实行按服务项目付费的方式主要在门诊非首诊制国家和地区实行，如美国、法国、日本、韩国、瑞典及我国台湾等。在美国，联邦政府确定老人医疗保险（Medicare）门诊服务的每个具体项目的支付标准，然后根据医生实际发生的服务项目及其数量来计算总的付费额度。按项目付费往往造成医生诱导需求、提供过度服务。实行按项目付费的国家通常对医生付费设置封顶线。在加拿大的魁北克省，政府对全科医生按季度支付费用，但对每个医生设置了费用支付封顶线，对于超过封顶线的部分，不再进行全额支付。

另外，针对药品（药店）的费用支付，各国通常也是按项目付费。即医保按照药店提供的药品项目、价格直接计算所支付的药品费用。

第四节　国外及我国港台地区门诊保障经验的
　　　　总结和启示

一、各国普遍在一个医疗保险制度框架内同时为门诊、住院提供费用保障

从国际上看，绝大多数国家的门诊保障都是在一个医疗保险制度的框架

[①] Health Care Systems in Transition：Germany，2004

内提供的，也就是说，医疗保险制度提供从门诊到住院的完整的医疗服务费用保障（美国是一个例外），没有在医疗保险（保障住院和大病）之外另外单独建立门诊保障（门诊统筹）制度。各国的门诊保障并不进行单独筹资，门诊保障的资金是医疗保险制度筹资的一个组成部分，医疗保险基金也是统一管理和使用，没有明确划定门诊和住院各自使用的比重或额度。

虽然我国的居民医保是在大病统筹的基础上逐步建立门诊统筹，居民医保优先保障的还是住院和大病，但也应将门诊统筹视为整个居民医保制度的一个组成部分，是居民医保制度保障范围的延伸和扩展，而不应将门诊统筹视为在居民医保制度之外另建一个有关门诊的医保制度。当然，在建立门诊统筹的初期，还是应该将医疗保险的保障重点放在住院和大病方面。因此，有必要在统一筹资、统一基金管理和使用的基础上，在财务管理上为门诊统筹单列筹资额度和基金收支，以便分析门诊统筹的运转情况，为门诊统筹政策的调整提供技术支持。

二、各国普遍将门诊服务提供与住院服务提供分离

各国的门诊医疗服务与住院医疗服务通常是由不同医疗机构分别提供的。即门诊就医一般在社区诊所，由全科医师提供，而住院一般在医院，由医院的专科医生提供。社区诊所与医院的功能分开，社区的全科医师不提供住院服务，而医院也不提供普通门诊服务（但通常经全科医师的转诊而提供专科门诊服务）。多数国家不仅门诊服务由社区诊所提供，还确定了社区首诊制，将初始的医疗服务提供固定在一家社区诊所或全科医师处，实行双向转诊。

不过，作为东亚国家和地区的韩国、日本和我国台湾的情况则有所不同。这些国家和地区门诊和住院普遍没有实现功能分离。除社区诊所提供门诊医疗服务外，大型医院也可以提供普通的门诊医疗服务。医疗保险尽管也采取优惠的支付政策（如提高社区的医疗保险支付比例）引导患者到社区就医，但并不限制患者在社区和医院之间自由选择，因此患者选择直接到大型医院

就诊的情况十分普遍。初步分析，造成东西方门诊医疗服务利用差异的原因之一，可能是东西方医疗服务提供的发展历史不同造成的。西医产生于西方国家，其发展经历了由个体行医到现代医院（集中提供服务）加个体行医的转变。在西方，虽然医院集中提供服务日益重要，但并没有替代个体行医，而是经过医生团体（如医师联合会）、医院组织（医院协会）的不断博弈，形成两者的分工合作格局，即私人医生提供普通门诊服务、医院提供住院服务和专科门诊服务。在西方国家，个体西医（私人医生）一直具有较强的专业能力和社会信任度。而在东方国家，医学的发展则大都经历了现代西方医学排斥和替代本国传统医学的过程，本国传统医学的私人医师（如我国的中医）逐步被现代西医医院所替代。尽管各国也动用相当大的行政力量发展社区卫生服务，但却很难改变大型医院提供全方位服务（包括门诊和住院）、社会大众更信任医院的专业技术和服务的状况。而在我国，时至今日，个体行医（无论中西医）的资质很难取得，而新兴的社区卫生服务机构由于管理体制、运行机制以及服务能力差、专业能力强的医师不愿下沉等原因，短时间内还难以获得患者的信任。因此，在我国短期内普遍实行门诊社区就医和社区首诊还不太现实，全面实现社区就医、社区首诊、双向转诊还需一个较长的发展过程。

三、门诊医疗与预防保健相结合，医疗保险逐步向健康保险发展

随着慢性病的增多和人们对健康的关注度上升，疾病预防也被逐渐纳入到医疗保险制度中，医疗保险向健康保险发展是大势所趋。不过，国外由医疗保险发展到健康保险有一个过程。对于我国而言，在经济发展水平不高、医疗保险制度尚不健全（门诊统筹还未全面建立）、医疗保险待遇水平还不高（特别是居民医保）以及卫生部门正在大力发展公共卫生（包括预防保健）体系、国家不断提高基本公共卫生投入的情况下，目前还不宜把本是公共卫生

范畴的预防保健纳入医疗保险的支付范围，当前尚未具备将医疗保险发展到健康保险阶段的现实条件。

四、实行按人头付费是门诊保障支付方式的主流趋势

除实行医药分开（医生只开处方、购药要到药店）、药品费用实行按项目付费外，国外针对医生（特别是全科医生，相当于我国的社区、基层医疗机构的医生）的费用支付主要采用按人头付费。但医生的收入也不是只有人头费，通常医生提供的一些特殊服务仍然实行按项目付费。医生的付费是"按人头付费为主、按项目付费为辅"的组合式支付方式。而且，这些国家的按人头付费并非不分人群特点、地区特点采用统一的人头费标准，而是根据年龄、性别、疾病情况（有无慢性病）、地区经济差异等因素进行人头费的风险调整，使得所确定的人头费标准接近不同人群、不同地区的实际发生的医疗费用水平，从而体现人群间、地区间的社会公平。我国各地目前开展的居民医保门诊统筹也大都采用按人头付费的方式向社区卫生服务机构、基层医疗机构支付费用，但人头费标准是统一的，不分人群和地区差异，不能体现不同人群、不同地区的门诊医疗服务需求的差异，这对那些签约老年人、慢性病人比重较大的社区卫生服务机构是不公平的、不合理的。因此，我国各地居民医保门诊统筹的按人头付费也应借鉴国外的风险调整方法，对不同人群、不同地区按照年龄、城乡、慢性病等因素进行人头费标准的风险调整。

五、门诊服务实行医药分开，对药品也实行与医疗服务不同的支付政策

如前所述，国外门诊服务通常是医药分开，医生只提供医疗服务，不提供药品，患者需持医生处方到药店外购药品。医药分开避免了医生滥开药品、收取药品回扣的可能，不会产生我国普遍存在的以药养医问题。而且，国外门诊保障将医生服务和药品的费用支付分开，分别支付费用，且支付方式、

支付水平也不相同。就个人支付来说，各国针对医生服务的个人支付往往比较低，甚至接近于免费，但对于药品往往要求个人承担较大的支付责任，以防范个人对门诊药品的滥用。在我国，由于提供门诊服务的社区、基层医疗机构没有实行医药分开，开展门诊统筹地区针对社区、基层医疗机构的费用支付（按人头付费）是医药一起统一支付的，人头费标准既包含了医生的服务费用，也包含了药品费用。这与国外人头费仅仅支付医生服务的费用很不相同，也很不合理。建议我国在居民医保门诊统筹支付社区、基层医疗机构费用时，把医生服务费用（包括普通的检查化验费用）的支付与药品费用的支付分开，对医生服务费用实行按人头付费，而药品费用实行按项目付费。为防范药品的滥用，可以让患者在药品费用中承担较大的个人支付责任，比如，设置较高的药品费用支付起付线和较高的个人自付比例。不过，对于不易滥用的慢性病患者的特殊用药（控制病情发展的药品），可以不设起付线（或低起付线），个人自付比例也要低一些，以免慢性病人个人负担过重、不堪承受。

第十三章

城镇居民医保门诊统筹的地方实践

自 2007 年（少数地区甚至更早）开展城镇居民基本医疗保险试点以来，一些地区就逐步建立了居民医保门诊统筹，把医疗保险的保障范围由住院和门诊大病扩大到普通门诊。少数地区甚至同时为城镇职工医保建立起门诊统筹，形成覆盖所有城镇人口（乃至城乡人口）的基本医疗保险门诊统筹。我们收集了 20 多个城市的居民医保门诊统筹的政策文献，进行汇总分析，以期概括出全国居民医保门诊统筹的全貌。同时，我们还选择五个典型城市（无锡、杭州、佛山、襄樊和深圳）进行了实地调研，以便深入了解居民医保门诊统筹的具体政策、管理和运行情况。

第一节　全国城镇居民医保门诊统筹的总体情况

为了解全国开展城镇居民医保门诊统筹的总体情况，我们收集了已经开展城镇居民医保门诊统筹的上海、厦门、杭州、东莞、佛山、深圳、中山、珠海、湛江、宝鸡、攀枝花、秦皇岛、吉安、南京、苏州、无锡、泰州、镇江、青岛、淄博、泰安、武汉、襄樊、东营、西宁等 20 多个城市的政策文件进行整理、汇总。由于各地的经济发展水平不同，门诊统筹的政策基础不同，所建立的门诊统筹也有很大的区别。下面对各地门诊统筹的地方政策进行简要的归纳和分析。

一、门诊统筹的几种形式

城镇居民医保制度实行大病统筹模式。居民医保统筹基金除了支付住院医疗费用，还支付少数门诊大病发生的门诊费用（即门诊大病病种统筹）。各地居民医保制度确定的门诊大病病种范围不完全相同，有的地方多，有的地方少。通常情况下，各地居民医保均把费用特别高昂的器官移植抗排异治疗、肾透析和肿瘤放化疗以及儿童发病率较高、费用也特别高的血友病、白血病、再生障碍性贫血纳入门诊大病的病种范围。因此从广义的门诊统筹概念来看（即把门诊大病纳入统筹基金报销也视为门诊统筹的一种形式），实际上每个地方开展的居民医保都含有门诊统筹。2009 年，在中央政府出台《关于开展城镇居民基本医疗保险门诊统筹的指导意见》后，一些地区就把扩大居民医保门诊大病的病种范围作为开展门诊统筹的一种实现形式，如成都等地。不过这种门诊统筹并非是普惠型的，只有那些发生了被界定为门诊大病病种的患者经过资格认定后才能享受统筹基金的待遇支付。往往只有少数人能够具有这样的资格，不具备资格的大多数人无论门诊费用如何高也不能获得医保统筹基金的费用支付。

门诊大病统筹还有另外一种形式：门诊大病费用统筹。实行居民医保门诊大病费用统筹的地方比较少，在前文所列的 20 多个城市中，只有上海和厦门两市采用这种形式。门诊大病费用统筹通过设置一个较高的起付线标准，把一个年度门诊医疗费用累计超过此标准的高额门诊医疗费用纳入社会统筹基金的支付范围。设置高额的起付线实际上就是把大部分人的普通小病门诊排除在支付范围之外。如上海市规定，成年居民（18～60 周岁）门诊急诊医疗费用年度累计超过 1 000 元以上的部分统筹基金支付 50%。厦门市规定，参保的成年居民在一年度内发生的门诊医疗费用在 1 500 元以下的部分，全部由参保者个人承担，1 500 元以上的部分设立不同费用段分别由医保基金支付30%～70%。

　　大多数地方建立的所谓门诊统筹实际上是普通门诊统筹（狭义的门诊统筹）。即设立较低水平、远低于门诊大病费用统筹的起付线标准或不设起付线，设立一定水平的封顶线或不设封顶线，在起付线以上封顶线以内的门诊医疗费用由统筹基金支付一定的比例。下文将主要介绍和概括各地普通门诊统筹的政策和管理情况。

　　另外，还有一部分地区，居民医保在保障住院和门诊大病之外，还设立门诊小额补贴，也被称为门诊统筹。如宝鸡市从居民医保基金中为每个人划拨50元（划入个人的 IC 卡），用于支付门诊费用，超支部分个人自付。秦皇岛市代表参保居民与定点社区医疗服务机构签订服务协议，根据定点社区医疗服务机构签订服务协议的人数，每人每年定额包干50元，个人就医可享受包括挂号费、诊疗费、部分常规检查的免费服务。这种门诊小额补贴从其设置和作用上来看，并非门诊统筹，而更像是个人账户。

二、普通门诊统筹[①]的政策和管理

（一）筹资方式

　　概括起来，各地居民医保门诊统筹的筹资方式主要有以下三种方式：

1. 由统筹基金直接支付门诊费用

　　门诊统筹报销用的资金由城镇居民基本医疗保险统筹基金支付，不为门诊统筹划出一个具体的基金额度，如杭州、镇江、淄博、武汉等地。如淄博市规定，居民医保参保人普通门诊医疗费用可纳入统筹基金支付，成年居民的年报销总额不超过40元，未成年居民不超过20元。淄博市只明确了门诊统筹的待遇，但并未明确居民医保统筹基金中可用于门诊统筹的资金额度或比例。

----

　　① 本篇以下的内容，如没有特别说明和解释，所用的"门诊统筹"一词均指"普通门诊统筹"（狭义的门诊统筹），不包括两种门诊大病统筹（门诊大病病种统筹和门诊大病费用统筹）。

2. 门诊统筹基金从居民医保统筹基金中按一定比例、额度单独划拨

大多数地区采用这种办法。即从城镇居民基本医疗保险统筹基金里划拨出来一部分资金作为门诊统筹基金，但仍和统筹基金统一管理。如青岛市规定，从居民医保缴费中每人每年拿出 120 元用于门诊统筹。青海省规定，从居民医保每年人均筹资 160 元中拿出 20% 用于普通门诊医药费用的补助。襄樊市规定，从城镇居民医疗保险统筹基金中按每人每月 2.5 元标准划出用于门诊统筹费用支付。

3. 门诊统筹基金单独筹集、单独管理

即在现有的居民医保制度筹资之外另行筹集门诊统筹基金并单独列账和管理。采用这种方式的主要是广东省的部分城市，这些城市将门诊统筹视为居民医保（大病统筹）之外单独建立的一项新制度。如佛山市出台专门的建立居民医保门诊统筹的政策文件。文件规定，以每人每年不低于 80 元的标准建立城镇居民门诊基本医疗保险费，由个人和财政共同缴费，其中个人缴费占 60%～40%，区、镇（街道）财政补贴占 40%～60%（不同区镇的个人与财政的分担比例不同）。珠海市规定，居民医保门诊统筹按每人每年 100 元单独筹资，其中 50 元由居民医保统筹基金直接划拨，25 元由个人缴纳，另外 25 元由财政补贴。东莞市规定，居民医保门诊统筹按职工社平工资的 1% 筹资，其中个人缴 0.5%，财政补贴其余部分。

（二）就医管理

大多数地区实行社区定点就医，参保人必须选定一家社区卫生服务机构（或基层医疗机构），不是在定点社区卫生服务机构就医发生的费用不能获得医保门诊统筹基金的支付，如确需到其他医疗机构就医，则必须经过定点社区卫生服务机构的转诊才能享受门诊统筹的待遇。如青岛市实行强制性社区首诊及转诊制度，老年居民、重度残疾人患病首先在本人医保定点社区卫生服务机构就诊，因病情需要转诊的，医保定点社区卫生服务机构应当及时为

患者办理转诊登记手续。未经定点社区卫生服务机构办理转诊登记手续而发生的住院医疗费用，基本医疗保险基金不予支付。因急诊、抢救直接住院治疗的，应当在住院 7 日内到本人定点社区卫生服务机构补办转诊手续。深圳市规定，住院医疗保险、农民工医疗保险参保人门诊应在选定社区健康服务中心就医，实行社区首诊、双向转诊。也有个别地区明确不将儿童纳入定点社区卫生服务机构（因为社区卫生服务机构没有专门的儿科，或者家长对社区的医疗技术缺乏信任）就医，允许少儿选择直接去高等级医院就医。如上海市，除儿童外的居民定点社区就医，实行社区首诊、双向转诊；而儿童则允许选择二、三级医院就近就医。也有的地区由于社区卫生服务机构条件较差、社区卫生服务资源不足，也适当放宽条件，允许参保居民选择二级以下医院定点就医，如襄樊市。

少数地区门诊统筹的门诊就医是开放式的，并未明确要求只能在社区就医，而是通过优惠政策吸引患者社区就医。如杭州市居民医保的参保患者不必选择定点就医医疗机构，可以去任何一家医保定点医疗机构进行门诊就医，但选择去社区定点医疗机构就医的可以享受更优惠的支付政策：在社区卫生服务机构就医的支付比例为 60%，而在二、三级医疗机构就医的支付比例分别为 50% 和 40%，社区就医的支付比例要比其他医疗机构高 10%～20%。上海市规定，参保人员在社区卫生服务中心（或一级医疗机构）就医，由居民医保基金支付 60%，这比其他级别医疗机构的支付比例高出了 10 个百分点。

（三）待遇支付

为避免门诊医疗服务的滥用和控制门诊统筹基金的支出，大多数地区都对居民医保门诊统筹的费用支付设立了起付线和封顶线，并确定了不同的医保统筹基金支付比例。如青岛市规定，参保居民一个年度内，在本人定点社区卫生服务机构发生的门诊医疗费累计超过 100 元的，超过部分由基本医疗保险门诊统筹基金按照 30% 的标准支付。孝感市规定，参保居民一个年度内发生的门诊医疗费用在 300 元以上、800 元以内的部分由统筹基金支付 50%。也有地区门诊统筹不设起付线。如苏州市的居民医保门诊统筹就不设起付线，参保居民一个年度内发生的门诊医疗费用在 600 元以内的由统筹基金支付 50%。此外，少数地区还对药品实行与其他门诊医疗服务不同的支付政策。如佛山市顺德区规定，参保居民每次就诊除按次数交纳门诊挂号费（1 元）和诊金（3 元）外，属于门诊统筹药品目录内的 520 种药品费用个人只需负担 20%，另外 80% 由统筹基金支付；而中草药不包含在药品目录内，每次就诊时规定中草药方剂每剂最多支付 5 元，超出 5 元的部分由个人负担；使用药品目录内肌肉注射药品时所发生的注射费、材料费均由个人负担 20%。

在支付范围方面，多数地区沿用职工医保三大目录（居民医保的目录也是沿用职工医保的目录），凡三大目录范围内的门诊医疗费用都纳入支付范围。但也有部分地区为门诊统筹专门建立了单独的小目录。如广东佛山市各区都制定了专门的门诊统筹药品目录和可报销的医疗服务项目目录，专门的门诊统筹药品目录一般由职工医保甲类目录药品加上社区卫生服务使用的、纳入药品零差率管理的社区基本药物构成。此外，个别地区出于吸引居民参保、有利于扩大覆盖面的考虑，往往依托社区卫生服务机构，把健康体检、疾病预防等所需费用也纳入城镇居民医保门诊统筹支付的范围内，如青岛、秦皇岛等市。

（四）支付办法

各地居民医保门诊统筹向医疗机构支付费用的支付办法主要有两种：一是部分地区实行按项目付费，属于统筹基金支付范围内的门诊医疗费用由统筹基金按比例支付，如上海、杭州、苏州、厦门等；二是大多数地区实行按人头付费。如深圳市规定，按每人 6 元/月将门诊统筹基金划入参保人选定的社区健康服务中心；襄樊市则规定，按每人每月 2.5 元的门诊医疗费标准包干到定点医疗机构。

第二节　部分地区城镇居民医保门诊统筹的
政策和运行

为了解不同类型地区居民医保门诊统筹的实施情况，2009 年上半年，我们先后对江苏省无锡市、浙江省杭州市、广东省深圳市和佛山市、湖北省襄樊市进行了实地调研，与当地医保行政部门、医保经办机构的负责人和管理人员以及卫生局主管社区卫生服务的负责人进行了座谈，我们还考察了当地的社区卫生服务机构，并与社区卫生服务机构负责人和医生进行座谈，详细了解当地居民医保门诊统筹的基本政策和管理运行情况。

一、无锡市

（一）城镇居民医保门诊统筹的基本政策

无锡市于 2007 年出台了《无锡市城镇居民医疗保险暂行办法》（锡政发〔2007〕96 号），并于同年 10 月开始启动城镇居民医保。无锡市城镇居民医保制度主要覆盖户籍在街道的、未被城镇职工基本医疗保险制度覆盖范围的少年儿童、老年居民及其他非从业人员。无锡市的城镇居民医保并非单一制度模式，而是两种制度模式：大病医疗统筹和基本医疗统筹①。前者保障范围只包括住院和部分门诊大病，而后者则是大病统筹＋门诊统筹，在前者的基础上额外增加普通门诊统筹的待遇。无锡市允许城镇居民在这两种模式之间进行自愿选择，一年选择一次。无锡市两种城镇居民医保制度的覆盖人群和筹资标准详见表 13—1。此外，2009 年年初，无锡市还为职工医保的参保人群建

---

① 我们赴无锡调研之后不久，无锡市就出台了一个新的居民医保文件《关于调整市区城镇居民医疗保险有关政策的通知》，该文件中明确要求，将大病医疗统筹与基本医疗统筹合并为一个统一的兼有大病统筹和门诊统筹的居民医保制度。该文件从 2010 年 1 月开始实施。

表 13—1　　　　　　无锡市居民医保制度的覆盖人群和筹资标准

制度	参保人员类别		筹资标准（元）		
			合计	个人缴费	财政补贴
大病医疗统筹	在校学生、少儿		130	50	80
	男满周岁60、女满55周岁老年居民以及完全丧失劳动能力的居民		380	100	280
	低保家庭、丧失劳动能力的重度残疾人、特困职工家庭人员	在校学生、少儿	130	—	130
		其他参保居民	380	—	380
	其他非从业人员		380	300	80
基本医疗统筹	在校学生、少儿		380	300	80
	男满60周岁、女满55周岁老年居民以及完全丧失劳动能力的居民		580	300	280
	低保家庭、丧失劳动能力的重度残疾人、特困职工家庭人员	在校学生、少儿	380	250	130
		其他参保居民	580	200	380
	其他非从业人员		580	500	80

立了门诊统筹。

1. 门诊统筹的筹资

无锡市居民医保大病医疗统筹的缴费为 130 元（少儿）和 380 元（成人），而基本医疗统筹的缴费则为 380 元（少儿）和 580 元（成人）。两种模式下财政补贴的额度是相同的，分别为 80 元（少儿、其他成年人）和 280 元（老人）。基本医疗统筹的筹资水平比大病医疗统筹多 250 元（少儿）和 200 元（成人），多出的部分即为门诊统筹的筹资水平。门诊统筹的筹资水平主要依据过去几年机关事业单位儿童医疗费用统筹、职工医保和新农合的门诊医疗费用实际发生的情况初步测算得出的。

从筹资形式上看，无锡市的居民医保门诊统筹是居民医保的一部分，即从居民医保（基本医疗统筹）中划出 200～250 元作为门诊统筹的筹资，用于普通门诊医疗费用的支付。门诊统筹的筹资与其他居民医保的基金是统一管理，并未单独管理，只是在财务上单独列账，以便掌握门诊统筹的运行情况。

2. 门诊统筹的保障范围和医疗服务范围

无锡市居民医保门诊统筹保障范围是普通门急诊，不含门诊大病，也不含健康体检或疾病预防。门诊大病与住院发生的费用都是直接从居民医保统筹基金中支出。无锡市居民医保的门诊大病有 5 种（恶性肿瘤、再生障碍性贫血、血友病、重症尿毒症透析、器官移植抗排异治疗），居民医保门诊大病数量比职工医保（有 30 种之多）少很多。无锡市居民医保门诊大病的医保支付待遇甚至超过了起付线、支付比例和封顶线。门诊大病起付线为 300 元（少儿）和 600 元（成年），门诊大病年累计医疗费用在 5 000 元（含 5 000 元）以下部分，居民医保基金支付 50%（少儿）和 40%（成年），5 000 元以上至 10 000 元（含 10 000 元）的部分，居民医保基金支付 60%（少儿）和 50%（成年），10 000 元以上至 100 000 元（含 100 000 元）的部分，居民医保基金支付 70%（少儿）和 60%（成年）。超过 100 000 元部分，居民医保基金不再支付。

居民医保门诊统筹可支付的医疗服务范围与整个居民医保是相同的，没有特殊的门诊统筹医疗服务包（目录）。即门诊统筹沿用住院和门诊大病的用药范围和诊疗项目目录，只是为适应儿童参保的新情况，增加了部分儿童用药。

3. 门诊统筹待遇支付水平

无锡市参加居民医保基本医疗统筹的人员，除享受住院和门诊大病医疗保险待遇外，发生的普通门（急）诊医疗费用，不设起付线，由居民医保门诊统筹基金支付 50%，个人负担 50%。如在社区卫生服务中心就医，将享受更优惠的支付政策，支付比例比医院增加 10%，即报销 60%。门诊统筹设封顶线，超过 1 200 元以上的部分（2009 年），居民医保统筹基金不再支付。

4. 就医管理和费用支付

无锡市城镇居民医保的参保人员（3 岁以下儿童除外）实行社区定点就医。参保居民首次参保登记时，需就近选择一所社区卫生服务中心（站）作为医保定点医疗服务机构，年内不得更换（但 1 年后可根据个人意愿进行更换）。无锡市居民医保实行社区首诊制，每一家社区卫生服务中心，都与 1~2 家上级医疗机构建立双向转诊关系，居民就医必须首先在社区，社区不能诊治的，再经社区转诊至转诊医院进行门诊治疗和住院。对于 3 岁以下的儿童，由于社区卫生服务中心一般不设儿科，这类人群可以不经过社区首诊直接到医院就诊。

针对定点社区卫生服务机构的费用支付，无锡市采用按人头付费的支付办法，根据社区卫生服务机构的定点人数和人头费标准按月包干到社区卫生服务机构。不过，与大多数地区门诊统筹的按人头付费不同，无锡市的门诊统筹人头费标准不仅包括门诊费用，也包括住院费用，经社区转诊的门诊和住院费用也记在社区卫生服务机构的人头费标准之内，转诊发生的医疗费用应由医保支付的部分由市社保中心从社区卫生服务机构的人头费总额中扣除，直接支付给转诊医院。这种类似于英国的综合性按人头付费的支付方式可以促使社区卫生服务机构努力控制不必要的转诊和住院。2008 年，无锡市居民医保门诊统筹的人头费标准如下：学生或 18 周岁以下少年儿童为每人每年100 元，老年人（男满 60 周岁，女满 55 周岁）为每人每年 300 元，其他成年人为每人每年 150 元。由于居民医保门诊统筹刚刚开展，人头费标准难以做到科学、合理地确定，为此，无锡市决定第一年将按实际发生的门诊医疗费用情况对人头费标准进行一定的调整，使之与实际门诊费用大体接近。

（二）社区卫生服务的基本情况

自 2006 年国家推进社区卫生服务发展以来，无锡市也加大了对社区卫生服务机构建设的财政投入，加强了对社区卫生服务的合理布局和硬件建设。此外，在人才建设方面，政府通过优惠政策（给予一定的财政补贴）鼓励社区卫生服务机构聘请退休主任、副主任医师作为专家门诊力量，以提高社区卫生服务机构的医疗服务水平；同时，还建立了人才后备梯队，对本科毕业的全科医生给予优惠政策，鼓励人才进入社区卫生服务机构工作。无锡市还将社区卫生服务机构的医务人员全部纳入事业单位编制，也保证了人员的稳定性。无锡市还对社区卫生服务机构实行财务上的收支两条线，对社区卫生服务机构药品实行政府统一招标、集中采购，零差率销售，以减轻社区居民看病负担，吸引更多的居民到社区卫生服务机构看病。

目前无锡市本级共有 61 家社区卫生服务中心，每一个街道和一个镇都有 1～2 家，有的甚至有 3 家。无锡市的社区卫生服务中心绝大部分是政府举办。社区卫生服务中心与服务站之间实行一体化管理，1 个中心少则有 2～3 家社区卫生服务站，多则有 18 家社区卫生服务站。在无锡市新区和开发区，有相当一部分社区卫生服务中心是由乡镇卫生院转制而成，它们原本就是一个地区的医疗中心，服务水平较高（不弱于县医院）、服务能力强、辐射范围大。而原城区的社区卫生服务中心则往往规模小、服务能力弱、对居民的吸引力小。因此社区卫生服务中心之间的服务能力参差不齐。

（三）居民医保门诊统筹的运行情况

1. 参保情况

2008 年，无锡市有 336 594 人参加了居民医保，参保率在 98％以上。其中，参加基本医疗统筹（含门诊统筹）的有 67 515 人，能够享受门诊统筹待遇的居民占居民医保总参保人数的 20％左右。其中，由于老年居民门诊医疗服务利用率高，从而大都选择参加了含门诊统筹的基本医疗统筹，而少儿参加基本医疗统筹的比例则相对较小。

2. 门诊统筹的服务利用、费用支付情况

2008 年，参保居民发生门诊费用 2 266.4 万元，次均门诊费用为 96.5 元；发生的门诊费用中由门诊统筹基金支出的为 1 000.55 万元，支付比例为

门诊保障：从个人账户到门诊统筹

45%。由于实行社区首诊，因此74%的门诊就诊人次发生在社区卫生服务机构，而且社区卫生服务机构（一级医疗机构）的次均门诊费用比二、三级医院要低一些，而医保基金支付比例则高10~15个百分点（详见表13—2、表13—3）。总体来说，如果门诊统筹单独筹资、单独管理，无锡市居民医保门诊统筹基金会出现赤字、入不敷出。不过，由于门诊统筹并未单独筹资和实行门诊统筹基金单独管理，包括门诊统筹在内的整个居民医保基金还是有结余的，并未出现赤字。

表13—2　　2008年无锡市居民医保门诊统筹就医和医疗费用情况

医疗机构	门诊总费用（元）	就诊次数（次）	次均费用（元）
一级	17 042 190	185 981	91.6
二级	841 856	7 447	113.1
三级	4 779 883	41 382	115.5
合计	22 663 929	234 810	96.5

表13—3　　2008年无锡市居民医保门诊统筹的医保基金支付情况

医疗机构	门诊总费用（元）	统筹支出（元）	个人自付（元）	个人自付率（%）
一级	17 042 190	8 128 001	8 914 189	52.31
二级	841 856	304 744	537 112	63.8
三级	4 779 883	1 572 798	3 207 086	67.1
合计	22 663 929	10 005 543	12 658 387	55.85

在居民医保门诊统筹的实际运行中，社区卫生服务机构实际发生的人均门诊统筹基金支出大大超出了原来的门诊统筹人头费定额标准。为此，在2008年年终结算时，无锡市社保中心并未严格按照预先确定的人头费标准向社区卫生服务机构支付费用，而是按照所有社区卫生服务机构实际发生的人均门诊统筹基金支出额向各社区卫生服务机构支付费用：老年人按400元、儿童和其他人员按300元的人头费标准支付。

（四）门诊统筹发展面临的困难和问题

1. 自愿选择参加门诊统筹带来低参加率和逆向选择问题

无锡市城镇居民医疗保险分为大病医疗统筹和基本医疗统筹（含门诊统筹），供居民自愿选择。其结果是只有20％左右的参保居民选择了含门诊统筹的基本医疗统筹，大多数居民只参加了不含门诊统筹的大病医疗统筹。而且参加了门诊统筹的20％居民中，儿童和其他成年人参加率都比较低，而门诊发病率高的老年人群则参加率很高。如果继续实行自愿选择，很可能会造成进一步的逆向选择，即老人、多病的人会选择参加，而身体健康的人或年轻人则选择不参加。这将会造成门诊统筹的人员年龄结构老化，从而进一步恶化门诊统筹基金的赤字状况，不利于门诊统筹的可持续发展。为此，无锡市已于2011年调整了门诊统筹自愿选择的做法，利用居民医保财政补贴的增加，并通过增加一点个人缴费，来为所有参保居民建立门诊统筹，实行门诊统筹的普遍覆盖。

2. 社区卫生服务中心首诊和转诊引发的问题

无锡市居民医保实行社区首诊和转诊。由于社区卫生服务中心在门诊服务之外也提供住院服务，在实行包含门诊和住院费用的人头付费支付方式后，社区卫生服务中心又无力对转诊医院的医疗服务进行有效监督和管理，首诊的社区卫生服务中心为了控制成本、维护自身利益，往往会选择自己提供所有医疗服务（包括门诊和住院），而且自己的服务提供会人为不足（减少服务、服务质量差），而且尽量不转诊，从而导致居民的合理医疗需求得不到满足，就医选择权被剥夺。另外，在实行综合性人头付费的情况下，社保中心将转诊转院后发生的医疗费用从首诊的社区卫生服务机构的人头费中扣除、直接支付给转诊医院。但是，社区卫生服务机构无法对转诊的上级医院实行有效的监管，控制不了上级医院的医疗服务提供和医疗费用，这又给社区卫生服务机构的良性发展带来风险。门诊统筹实行社区卫生服务中心首诊负责制有利也有弊：对控制医保基金支出有利，但对保障人们的合理医疗需求和社区的健康发展可能会产生不利的结果。

3. 医疗保险经办机构在维护参保人的利益方面着力不够

医疗保险经办机构通过定点社区就医和实行按人头付费的支付方式，大大缓解医保经办机构能力不足带来的困难，也能有效控制医疗费用和基金支出风险。但控制费用仅仅是手段，医疗保险的最终目的是为参保人提供更好的医疗服务、减轻患者负担。在定点社区就医、实行按人头付费之后，医保经办机构往往对社区卫生服务机构提供医疗服务的具体情况缺乏监督，造成参保患者合理的医疗服务需求得不到满足和保障。

4. 社区卫生服务发展的相关政策对医保门诊统筹有不利影响

社区卫生服务机构药品实行政府统一配送、零差率销售，这对于降低医疗费用有一定作用。但是，目前无锡市社区卫生服务机构配送的药物只有704种，大大少于基本医疗保险的药品目录，难以满足居民的基本医疗需求，导致病人转入社区卫生服务机构治疗时用药存在困难。另外，实行社区卫生服务机构药品零差率政策时，政府财政补偿往往不到位，从而影响社区卫生服务机构的正常运行。如2008年无锡市江海街道社区卫生服务中心药品零差率财政应补偿110万元，而实际补偿40万元，还有70万元未到位。而且，更为重要的是，对社区卫生服务机构实行收支两条线，意味着社区卫生服务机构运行好坏、医生的收入多少与医疗保险无关。这使得医疗保险经办机构将无力通过集团化的服务购买来促进社区卫生服务机构之间的竞争，使其更好地满足广大参保居民的门诊医疗服务需求。门诊统筹作为撬动医疗服务提供市场进行结构调整（门诊服务更多地向基层、社区医疗机构流动）和建立竞争机制的杠杆作用将失去依托。

二、杭州市

(一) 城镇居民医保门诊统筹的基本政策

杭州市于 2007 年 4 月正式开始启动城镇居民医保试点，居民医保覆盖的是未参加城镇职工基本医疗保险的符合相关规定的少年儿童、老年居民及法定年龄内的非从业人员。开始启动时，杭州市居民医保制度实行大病统筹模式，只为住院和门诊大病病种提供费用保障。居民医保的住院待遇（门诊大病参照住院的待遇支付）如下：起付线为三级医疗机构 800 元，二级医疗机构 600 元，其他医疗机构和社区卫生服务机构 300 元；封顶线为成年人 10 万元，少年儿童 15 万元；起付线、封顶线之间的医疗费用支付比例少年儿童与成年人也有所不同（少儿高于成年人），而且分费用段、医院等级确定了不同的支付比例。具体参见表 13—4、表 13—5。

表 13—4　　　　　杭州市居民医保统筹基金支付比例：成年人

费用范围	医院类别	支付比例（%）
起付线以上至 1 万元（含）	三级医疗机构	40
	二级医疗机构	50
	其他医疗机构	60
1 万元以上至 2 万元（含）	三级医疗机构	46
	二级医疗机构	55
	其他医疗机构	64
2 万元以上至 4 万元（含）	三级医疗机构	52
	二级医疗机构	60
	其他医疗机构	68
4 万元以上至 6 万元（含）	三级医疗机构	58
	二级医疗机构	65
	其他医疗机构	72

费用范围	医院类别	支付比例（%）
6万元以上至10万元（含）	三级医疗机构	64
	二级医疗机构	70
	其他医疗机构	76

表13—5　　　　杭州市居民医保统筹基金支付比例：少年儿童

费用范围	医院类别	支付比例（%）
起付线以上至2万元（含）	三级医疗机构	64
	二级医疗机构	70
	其他医疗机构	76
2万元以上至4万元（含）	三级医疗机构	70
	二级医疗机构	75
	其他医疗机构	80
4万元以上至15万元（含）	三级医疗机构	76
	二级医疗机构	80
	其他医疗机构	84

2008年1月，杭州市对居民医保制度进行调整和完善，在大病统筹的基础上增加了门诊统筹，也对普通门诊提供一定的费用保障。而杭州市城镇职工医保门诊统筹开展得更早。2001年，机关事业单位职工医保就有门诊统筹的政策安排；2004年，企业退休人员的医疗保险也开始开展门诊统筹；到2007年，门诊统筹进一步扩展到企业在职职工，从而覆盖到所有职工医疗保险参保人员。职工医保门诊统筹的待遇如下：在一个年度内，参保人员发生的普通门诊医疗费用先由个人账户当年资金支付，个人账户当年资金不足支付或无个人账户当年资金的，由个人承担一定的门诊起付标准；门诊起付标准以上部分的医疗费用，由统筹基金支付一定比例。具体支付比例是：三级医疗机构为在职76％、退休82％，二级医疗机构为在职80％、退休85％，其他医疗机构为在职84％、退休88％，社区卫生服务机构发生的医疗费用，在职支付86％、退休支付92％。另外，杭州市职工医保还有8个门诊大病，可

参照住院待遇获得统筹基金的费用支付。

以下详细介绍的是城镇居民医保门诊统筹的基本政策：

1. 资金来源

杭州市居民医保缴费由个人和财政共同承担。少年儿童缴费标准为 400 元，其中个人缴纳 150 元，政府补贴 250 元；老年居民缴费标准为 900 元，其中个人 400 元，政府补贴 500 元；非从业人员每人缴纳 900 元，没有财政补贴。2008 年，杭州市居民医保增加门诊统筹待遇时，并没有额外增加缴费，居民医保门诊统筹的筹资就包含在居民医保筹集的总基金之中，没有单独筹资，而且杭州市并未明确居民医保基金中划出多大额度或比例用于门诊统筹的费用支付。

2. 保障范围和医疗服务范围

杭州市居民医保门诊统筹是为普通门急诊提供费用保障，不包括门诊大病。杭州市居民医保门诊大病有 8 种（各类恶性肿瘤、系统性红斑狼疮、血友病、再生障碍性贫血、精神分裂症、情感性精神病以及慢性肾衰竭的透析治疗和器官移植后抗排异治疗），门诊大病与住院一样由统筹基金直接支付。门诊大病的支付政策与住院相同，即一个年度内，门诊大病门诊医疗费按一次住院结算，但不设起付标准。

在可支付的医疗服务范围方面，门诊统筹与居民医保的住院和门诊大病是相同的，门诊统筹并没有设立特殊的医疗服务包，执行的是与住院和门诊大病相同的药品目录和医疗服务项目目录。

3. 门诊统筹待遇支付

杭州市居民医保门诊统筹设置了起付线，超过起付线的按一定比例支付费用，但不设封顶线。门诊统筹的起付标准为 300 元，起付标准以上的门诊医疗费用按一定比例给予支付：三级医疗机构的支付比例为 40%，二级医疗机构的支付比例 50%，而在其他医疗机构或社区卫生服务机构，支付比例为 60%。也就是说，到社区就医可享受 10%～20% 的优惠支付政策。

4. 就医管理和医疗费用支付

在开展职工医保门诊统筹之初，杭州市曾经实行过定点就医，参保职工需选择1～2家（选择2家的其中必须有1家社区卫生服务机构）作为定点就医医疗机构。但后来又取消门诊定点就医的规定，允许参保职工持医疗卡在市内任意一家、任何层级定点医疗机构就诊，实行完全开放式的门诊医疗。2008年开展居民医保门诊统筹时，也是沿用这种开放式就医的做法。

在针对医疗机构的费用支付方面，过去职工医保门诊统筹曾经实行按人头付费，选择1家的每人的人头定额标准为160元，选择2家的人头定额标准仍为160元，其中社区60元、三级医疗机构100元。不过，这种人头定额的支付方式已经随着就医的完全放开而被放弃，门诊统筹的支付办法又回到传统的按项目付费。居民医保门诊统筹目前也同样是采用按项目付费的支付方式向医疗机构支付门诊费用。

（二）社区卫生服务的基本情况

截至2008年年底，杭州市主城区和两个功能区共建有社区卫生服务中心46个，社区卫生服务站251个，基本上是一个街道或一个乡镇建一个社区卫生服务中心，其中不少社区卫生服务中心是前几年国家推动社区卫生服务发展时期，杭州市政府下决心从区属医院和企业职工医院转制而成。46个社区卫生服务中心除1家民营、1家政府举办民营运作外，其他都是纯政府运作的公立性质的社区卫生服务中心。前几年政府对社区卫生服务中心的建设给予了很大的投入，社区卫生服务中心的硬件（用房和设备）有了很大改善，社区卫生服务机构的人员也按常住人口和流动人口的一定比例（常住人口1万人配16人，流动人口减半）进行配备，主城区社区卫生服务中心一般配置副高以上职称的医务人员3～10人。2008年，杭州市社区卫生服务机构人员有4 028人，其中，卫生技术人员3 500人。2008年，社区卫生服务机构的门急诊量达到1 063.23万人次，占市区医疗机构年门急诊总量的31%。总的来

说，杭州的社区卫生服务机构的服务能力还是比较强的。杭州居民的门诊就
诊人次差不多是省级医院、市级医院和社区三分天下，也证明了社区卫生服
务机构的服务能力。占有 1/3 的门诊市场和部分住院服务的市场，社区卫生
服务机构大都发展不错，并没有生存的危机。杭州市在下城区和其他两三个
财政能力强的区实行社区卫生服务中心的收支两条线管理，实行收支两条线
的社区卫生服务中心建立了以完成工作任务（数量）、质量（效果）、居民满
意度结合的新型绩效考核评估体系；但其他区财力有限，仍然是实行以收定
支，财政并不托底。杭州市还对社区卫生服务机构使用的药品实行零差率销
售；在下城区，300 种社区用药还更进一步实行了零自付销售。不过，在实际
执行中，政府财政对药品零差率销售的差价补贴并未完全到位，而且社区承
担的公共卫生服务的补偿资金也往往不能足额到位，从而对社区卫生服务机
构的运转产生了一定的困扰。

（三）门诊统筹的运行情况

1. 参保与筹资

截至 2008 年 10 月 31 日，杭州市全市参加城镇居民医保的老年居民有
71 200 人，非从业人员有 1 593 人，上述两类参保人员合计 72 793 人，其缴
费额和财政补贴额共计 6 551.37 万元。2007—2008 年度，全市参保的少年儿
童共有 123 746 人，缴费额和财政补贴额共计 1 237.46 万元。

2. 门诊服务利用及待遇支付

2008 年 1—10 月，杭州市共有 48 761 名老年居民发生门诊医疗费，门诊
就诊总人次为 89.39 万人次，次均门诊费用为 80.69 元。非从业居民共发生
门诊就诊 12 970 次，次均门诊费用为 78.22 元。老年居民和非从业人员的门
诊统筹支付比例分别为 39.64％和 32.76％[1]。具体参见表 13—6。

---

[1] 杭州市少年儿童医疗保险实行单独统筹。此次调研未能获得少年儿童的门诊医疗费用和门诊
统筹支付的相关数据。

表 13—6   杭州市老年居民和非从业人员门诊医疗费发生情况

人员类别	发生总费用 （万元）	基金支付 （万元）	就诊人次 （人次）	次均门诊费用 （元）
老年居民	7 212.82	2 859.16	893 897	80.69
非从业人员	101.45	33.23	12 970	78.22
合计	7 314.27	2 892.39	906 867	80.65

3. 基金收支

根据 2008 年 1—10 月份医疗费发生情况进行静态测算，预计 2008 年全年居民医保基金需为参保老年居民支付 10 050 万元左右的医疗费，为非从业人员支付 125 万元左右的医疗费，而同期两类人员的医保基金收入分别为 6 408 万元和 143.37 万元。两类人员医保基金合计将产生收支赤字 3 600 余万元。2007—2008 年度，全市少儿医保基金支付住院和门诊大病门诊费用为 1 152.39 万元，基金结余 85.07 万元左右。根据居民医保的基金收支情况，即使少儿医保基金与成年人的居民医保基金打通使用，预计 2008 年全年城镇居民医保基金也将产生 3 500 余万元左右赤字。

4. 医疗服务利用和费用的构成

杭州市居民普通门诊就诊主要集中在三级医疗机构和社区卫生服务机构，这两类医疗机构的就诊人次所占比例达到 78.98%，其中三级医疗机构为 38.98%，社区卫生服务机构为 40%。虽然社区医疗卫生服务机构 2008 年度同期比 2007 年度就诊率减少了 9.19%，但是仍占较大比例（参见表 13—7）。社区就诊率的下降与 2008 年杭州市放开门诊就医定点有关，放开就医定点使得少部分参保患者选择非社区的医疗机构进行门诊就医。

表 13—7   不同等级医疗机构普通门诊就诊人次分布   （%）

年度	三级医疗机构	二级医疗机构	其他医疗机构	社区医疗机构	定点药店	合计
2007	40.39	7.18	1.53	49.19	1.71	100
2008	38.98	9.92	5.58	40.00	5.51	100
同比增长	−1.41	2.74	4.05	−9.19	3.80	

2008 年 1—10 月，杭州市老年居民发生的总医疗费中，普通门诊医疗费占 35％，住院和门诊大病医疗费占 65％；非从业人员普通门诊医疗费占总医疗费的 33.5％，住院和门诊大病医疗费占 67.5％。总体来说，普通门诊费用约占所有医疗费用的 1/3 左右（参见表 13—8）。

表 13—8　　　　　居民医保参保人员医疗费构成情况　　　　　（万元）

人员类别	老年居民	非从业人员	合计
门诊	7 212.82（35％）	101.45（33.5％）	7 314.27（35％）
住院	12 621.84（62％）	195.29（64.5％）	12 817.13（62％）
门诊大病	610.81（3％）	6.20（2％）	617.01（3％）
合计	20 445.47（100％）	302.94（100％）	20 748.41（100％）

（四）面临的问题

1. 杭州市居民医保门诊统筹面临的最大问题是如何在开放式就医和按项目付费情况下控制门诊费用的快速增长

2008 年杭州市取消了职工医保门诊统筹的定点医疗（定点 1～2 家就医医疗机构），实行开放式就医，参保患者可以选择任意一家定点医疗机构进行门诊就医，导致部分居民门诊就医从社区流向二、三级医院。而随着医疗机构等级的上升，门诊次均医疗费用也相应提高（参见表 13—9）。另外，放开就医也无法采用按人头定额付费，为此杭州市不得不将门诊费用支付方式改为按项目付费，而按项目付费则可能导致医疗机构和医生滥用医疗服务。上述两方面因素最终导致杭州市职工医保门诊医疗费用的大幅增长。2008 年与 2007 年相比，职工普通门诊人均就诊次数和次均费用增长率分别为 24.3％、43％，次均费用的增长大大高于筹资水平的增长，也大大高于同期住院（10.5％）和门诊大病（24％）的费用增长，从而造成门诊统筹基金的赤字运行。虽然居民医保门诊统筹 2008 年刚刚开展，无法对居民医保门诊统筹的就医和支付办法改变前后的门诊费用变化情况进行比较，但同样实行开放式医疗、按项目付费的居民医保门诊统筹，其医疗费用的快速增长和基金支付压力

表 13—9　　　　杭州市不同等级医疗机构门诊次均费用（元）比较

项目	费用所属期	三级医疗机构	二级医疗机构	其他医疗机构	社区医疗机构	定点药店	平均
普通门诊	2007 年度	96.28	97.83	150.34	60.72	112.24	80.00
	2008 年度	106.85	93.73	134.25	73.08	83.66	92.29

越来越大也会是必然的趋势。尽管杭州市政府财政能力较强，市财政有能力也有意愿承担弥补医疗保险基金支付赤字的责任，但医疗保险主管部门和医疗保险经办机构对门诊统筹目前采用的就医管理方式和支付办法可能产生的费用增长过快、基金赤字运行深感担忧。因此，在就医放开容易、收回难（不太可能重新回到定点就医）的现实情况下，如何通过支付方式的创造性调整和加强对门诊医疗服务的有效监管，以此来控制门诊医疗费用的不合理增长，将是杭州市医疗保险门诊统筹管理需要解决的迫切问题。

2. 收支两条线可能对门诊统筹管理产生不利影响

虽然杭州市社区卫生服务取得了长足发展，服务能力相对比较强，但目前卫生部门推行的收支两条线财务管理政策，对社区卫生服务的长远发展和适应医疗保险门诊统筹管理非常不利。收支两条线虽然能够保障社区卫生服务机构衣食无忧，但不利于社区卫生服务机构在竞争中不断发展，反而有保护落后之虞。我们调研的某社区卫生服务中心服务能力较强，中心负责人认为不采用收支两条线，中心会发展得更好，并不认同目前的收支两条线政策。虽然收支两条线使得社区卫生服务机构无须担心医疗机构的生存问题，消除了通过不合理医疗服务获益的动机，但也打击了通过提高服务能力和患者满意度来吸引居民就医的积极性，不利于社区卫生服务的良性发展和适应不断变化的社区居民医疗服务需求。而且也使得医疗保险经办机构失去了促使社区卫生服务机构提高服务能力的管理抓手。医疗保险经办机构通常通过支付方式改革和完善来促使医疗机构的行为改变，但收支两条线的实行使得医疗机构失去了通过改变行为、适应医保来获得更高收入的动力。在收支两条线财务管理情况下，医疗保险的费用支付与社区卫生服务机构人员收入不相关

214

联，医疗保险经办机构也就没有办法影响到社区卫生服务的行为。此外，收支两条线要求财政投入的强有力保证，一旦财政投入无力弥补社区卫生服务机构的收支差距，收支两条线促进社区卫生服务的公益性的目标就会大打折扣。对此社区卫生服务中心也有较大的担忧。而实际上，即使杭州市财政实力很强，恐怕也难以维持社区卫生服务收支两条线政策的持续、稳定、长久执行。而依靠医疗保险基金，积极适应医疗保险对社区卫生服务的管理要求、通过良好的服务来吸引参保居民前来就医，才是社区卫生服务可持续、稳定发展的真正保障。

此外，依托财政支持的药品零差率政策也同样缺乏可持续性。实际运行中，常常发生财政拖欠支付药品零差率的补偿金的情况。

三、佛山市

佛山市位于广东省中南部的珠三角经济发展带，下辖禅城区、南海区、顺德区、高明区和三水区 5 个区。佛山市于 2007 年开展城乡居民医保[①]，一开始城乡居民医保制度实行大病统筹模式。佛山市城乡居民医保由居民个人和政府财政共同承担，城乡居民医保缴费水平为上年度在岗职工平均工资的 0.5%～1.5%，具体缴费比例由各区按收支平衡的原则自行确定[②]。其中，区、镇（街道）财政补贴 30%～60%，个人缴费 40%～70%。

为解决参保居民普通门诊医药费负担问题，2008 年 7 月，佛山市在城乡居民医保大病统筹之外，建立了城乡居民医保门诊统筹制度。由于佛山市仍实行区级统筹，市辖各区门诊统筹的基本政策有所不同。需要说明的是，佛山市职工医保门诊统筹也同时开展，而且与城乡居民医保的门诊统筹政策完全一样。佛山市的门诊统筹实际上是各类人群的统一的医疗保险门诊统筹，不仅仅是针对城镇居民。

---

① 佛山市建立居民医保之初就实现了城乡统筹，实行统一的城乡居民医保制度。
② 佛山市城乡居民医保没有实行市级统筹，而是实行区级统筹。

（一）居民医保门诊统筹的基本政策

1. 筹资来源和筹资水平

佛山市各区居民医保门诊统筹实行单独筹资。筹资标准原则上每人每年不低于 80 元，其中区、镇（街道）财政补贴 40％～60％，个人缴费 40％～60％，各区具体的筹资额度和财政补贴情况见表 13—10。

表 13—10　　　　佛山市各区居民医保门诊统筹的筹资水平　　　　　（元）

	禅城区	南海区		顺德区	三水区	高明区
		普通型	提高型*			
财政补贴	60	40	72	40	60	60
个人缴费	60	60	108	40	40	40
合计	120	100	180	80	100	100

注：南海的门诊统筹提高型执行基本医疗保险药品目录（普通型则执行专门的门诊统筹药品小目录），而且比普通型增加了 56 元标准的健康体检。

2. 保障范围和医疗服务范围

佛山市居民医保门诊统筹是在居民医保大病统筹之外单独建立的，其保障范围是普通门诊服务，不包括门诊发生的门诊大病费用，门诊大病发生的医疗费用由居民医保大病统筹基金直接支付。佛山市居民医保门诊大病有 22 种之多。

就门诊统筹给予支付的医疗服务范围来看，佛山市居民医保门诊统筹主要用来支付门诊药费以及少数的门诊常规检查的费用。而且各区还专门制定了只适用于门诊的单独的药品目录（小目录）。各区的小目录通常在国家基本医疗保险药品目录甲类部分的基础上加上各区社区卫生服务机构使用、实行零差率的基本药物而形成，门诊统筹的专用药品目录品种比基本医疗保险药品目录小许多。

3. 门诊统筹待遇支付

佛山市各区的居民医保门诊统筹均不设起付线和封顶线。门诊统筹医保基金支付比例各区有所不同，支付比例在50％～100％之间，其中在社区卫生服务机构发生的医疗费用的支付比例均在80％以上（具体参见表13—11）。

表 13—11　　佛山市各区居民医保门诊统筹药品目录及支付比例

		禅城区	南海区		顺德区	三水区	高明区
			普通型	提高型			
药品目录（种）		1050	702	同城镇职工基本医疗保险	520	560	850
支付比例（％）	社区卫生服务站	100	80	80	100	100	80
	一级医院		70	70			
	二级医院		50	50			70

4. 就医管理和医疗费用支付

佛山市各区（高明区除外）居民门诊统筹实行定点社区就医。参保居民以个人或家庭为单位，在一个年度内只能选择一家定点社区医疗机构进行门诊就医，在下个年度可以选择更换定点医疗机构。实行定点社区就医的各区，其支付方式均为按人头付费，人头费标准就是门诊统筹人均筹资额。为了确保医疗服务的质量，防止社区减少服务，佛山市各区把社区卫生服务机构通过按人头付费获得的医保基金的使用率（实际产生医保范围内的医疗费用/按人头包干的医保基金总额）作为考核指标：基金使用率大于85％，按人头费标准的100％支付给社区，基金使用率低于85％的据实支付。同时，为防止社区过度使用门诊统筹目录外药品，还同时规定门诊自费率不能超过25％。

2009年，高明区则实行一卡通制度，对参保居民门诊就医完全放开，允许他们在全区范围内自由选择门诊就医医疗机构。其支付方式则是按项目付费。

（二）社区卫生服务基本情况（以南海区为例）

从2007年开始，南海区政府投入4 000多万元，公立医院投入4 000多万元，农村投入 1 000 多万元，政府总共投入超过 1 亿元的资金用于城乡社区卫生服务建设。全区计划建立 121 个社区卫生服务站，平均 5 000～10 000 人一个站，保证居民看病步行 15 分钟以内可以到达。截至 2009 年 5 月，已建成 90 多个社区卫生服务站。对于新建的服务站每家给予 30 万元的财政补贴，在原有基础上改造的服务站每家给予 10 万元补贴。社区卫生服务站附属于乡镇医院（与社区卫生服务中心一个机构两块牌子），平均一个站点占地面积900 多平方米，配备 3～4 名医生，3～4 名护士，1～2 名药剂师和收费人员。我们参观的石肯社区卫生服务站服务区域达 6.3 平方公里，服务人口 9 247 人（4 000 户），服务站使用面积 1 511 平方米，有 20 名医务人员。南海区对社区使用的药品实行集中招标采购，并直接配送至各社区卫生服务站。南海区对社区药品销售并未实行零差率，卫生系统也未实行收支两条线管理。目前，南海区的各个社区卫生服务机构还没有联网，医保信息不能共享。总体来说，南海区政府十分重视社区卫生服务机构建设，投入了大量的资金，也取得一定的成效。广大患者对社区就医的满意度较好，社区卫生服务机构的作用得到了一定发挥，但社区卫生服务机构仍然存在医疗设施不齐全、医务人员素质较低、信息网络建设落后等问题。

（三）居民医保门诊统筹的运行情况

截至 2009 年 3 月，佛山全市城乡居民医保门诊统筹参保人数为 199.8 万人，参保率达 90%。2009 年第一季度，全市居民医保门诊统筹筹资额为2 995 万元，支付给定点医疗机构的金额为 2 962 万元，当期结余 33 万元，基金使用率在 90% 以上。不过，在 2008 年门诊统筹刚开始实施时，门诊统筹基金使用率则比较低，只有 30% 多，反映出社区卫生服务机构出现费用控制过度、服务质量下降的问题，后来医保经办机构规定了门诊统筹基金使用率要求（85% 以上）并与具体结算挂钩，使得基金使用率大大提高。截至 2009 年3 月，全市居民门诊统筹的门诊就诊达 79.92 万次，参保人员的就诊率为

41%，纳入医保报销范围的人均处方费用为 45 元，人均处方支付比例为
54%。具体到南海区，根据 2009 年 4 月的统计，参保居民有 720 098 人，门
诊平均费用 54.37 元，由统筹基金支付 55.51%。其中，社区卫生服务中心门
诊平均费用 48.32 元，由统筹基金支付 60.36%；社区卫生服务站门诊平均费
用 35.87 元，统筹基金支付 69.18%。

（四）面临的问题

1. 统筹层次低，各区门诊统筹的政策和管理不同

佛山市医疗保险实行分区统筹，居民医保门诊统筹也是如此。区级统筹
虽然可以兼顾各区的实际情况，但另一方面，区级统筹的统筹层次过低，各
区都有自己的一套门诊统筹政策安排，缴费水平、待遇水平、药品目录都各
不相同，既不利于在更大范围内分散和防范门诊费用风险，也不利于人员流
动和就医方便。

2. 门诊统筹小目录的动态调整问题

制定专门的门诊统筹药品小目录有助于确定门诊基本医疗的明确范围，
也能通过把非基本医疗的昂贵药品排除出去来提高门诊待遇支付水平，将有
限的门诊统筹基金合理、充分利用。不过，制定门诊统筹专用的药品目录非
常复杂，目录是否科学、合理非常重要。佛山市各区根据甲类药品加上实行
零差率管理的社区基本药物来确定小目录的范围，虽然简单、快捷，但也存
在目录药品与社区卫生服务机构实际能提供、社区医生习惯使用、参保患者
有需要的药品范围不完全一致的情况。而且固定的目录肯定不适应不断变化
的医疗服务需求。佛山市就常常出现患者需要的药品不在目录内、社区卫生
服务机构不能提供的情况。小目录有不断根据实际情况的变化进行动态调整
的必要。

3. 按人头付费的支付方式造成基金使用率低

佛山市各区门诊统筹制度的支付方式是按人头付费、包干结算。按人头

付费操作简单，可减轻医保经办机构的管理工作量，但按人头付费的支付方式也有弊端。为了获得最大利益，医疗机构常常减少必要的医疗服务，造成参保患者合理的医疗服务得不到满足，造成预付给医疗机构的人头包干基金的使用率较低。大量的门诊统筹基金成为医疗机构的利润而不是为参保患者提供可负担、合理必要的门诊医疗服务，这显然不符合建立门诊统筹的初衷。因此，在实行按人头付费、控制医疗费用支出的同时，医疗保险经办机构如何保障参保患者的利益、保证参保患者得到合理的门诊医疗服务，成为医疗保险、医疗服务管理有待破解的难题。

此外，社区卫生服务能力不足仍然是佛山市各区开展门诊统筹的障碍。社区卫生服务网点还不够广泛，医疗设施和医务人员的能力有待提高。还有，社区卫生服务机构的信息化建设滞后，大部分地区的社区卫生服务机构不能联网，信息系统建设也有待改善。另外，一个更大的难题是，如何真正改变广大居民长期形成的去大医院就医的习惯，在社区卫生服务能力提升的同时，逐步将广大居民引导到社区就医。

四、襄樊市

襄樊市于 2008 年 6 月开始建立城镇居民基本医疗保险制度。根据《襄樊市城镇居民基本医疗保险实施暂行办法》（襄樊政发〔2008〕39 号）的相关规定，城镇居民基本医疗保险的覆盖对象为本市不属于城镇职工基本医疗保险制度覆盖范围的中小学阶段的学生、少年儿童和其他非从业城镇居民，以及在城镇学校就读的农村户籍学生、城市规划区内的失地农民。襄樊市城镇居民医保的筹资也是由居民个人和政府财政共同承担。各类中小学阶段的学生、少年儿童及未满 18 周岁的非从业城镇居民筹资标准为每人每年 120 元，其中政府每人每年补助 90 元，个人缴纳 30 元；18 周岁及以上城镇居民筹资标准为每人每年 240 元，其中政府每人每年补助 90 元，个人缴纳 150 元。至于居民医保待遇支付，参保居民住院时，在乡镇医院、社区卫生服务机构、一级医疗机构及惠民医疗机构住院的起付标准为 100 元，二级医疗机构起付标准为 300 元，三级甲等综合医疗机构起付标准为 700 元，其他三级医疗机构起付标准为 550 元；居民医保统筹基金一个结算年度内支付住院及门诊大病医疗费用最高限额为 3 万元。参保居民在定点医院住院时，统筹基金起付标准以上、最高支付限额以下符合规定的医疗费用，乡镇医院、社区卫生服务机构、一级医疗机构和惠民医疗机构统筹基金支付 65％，二级医疗机构统筹基金支付 55％，三级医疗机构统筹基金支付 45％。

襄樊市新建立的居民医保一开始就含有门诊统筹待遇。襄樊市职工医保尚未开展门诊统筹。

（一）门诊统筹的基本政策

1. 筹资来源和筹资水平

襄樊市是从既有的居民医保缴费中，每个居民拿出 30 元用于开展门诊统筹，门诊统筹不单独筹资，基金也不单独管理，而是所有居民医保基金实行统一管理、统一支付。

2. 保障范围和医疗服务范围

襄樊市居民医保门诊统筹是为普通门诊治疗提供费用支付，不含门诊大病。襄樊市居民医保的门诊大病有 6 种：恶性肿瘤、慢性肾衰竭、器官移植术后抗排异治疗、再生障碍性贫血、血友病和系统性红斑狼疮。门诊大病的门诊医疗费用由统筹基金支付 60％，个人自付 40％。

门诊统筹可支付的医疗服务范围与城镇职工医保的药品目录、诊疗项目目录相同（城镇居民采用的就是职工医保的目录），并没有为门诊统筹单独设立一个可支付医疗服务范围的小目录。

3. 门诊统筹的待遇支付

襄樊市居民医保门诊统筹医保支付设起付线和封顶线：在一个年度内，参保居民门诊医疗费用累积超过 50 元后（起付线）方可享受报销待遇，超过

400元（封顶线）后不再享受报销待遇。起付线以上、封顶线以下的费用由门诊统筹支付40％。

为进一步提高参保居民门诊医疗待遇水平，医疗保险经办机构要求定点医疗机构让利于民：一是免收挂号费和普通门诊诊查费；二是除药品和一次性医用材料外，其他各诊疗服务项目一律实行优惠，优惠幅度不低于15％。

4. 就医管理和费用结算

由于社区卫生服务机构网点较少、服务能力不足，襄樊市因此没有要求参保居民定点社区就医，允许参保居民在二级或二级以下医院、基层医疗机构选择1家作为自己的门诊统筹定点就医医疗机构，但不得选择三级医院。如对门诊统筹定点医院的服务不满意，参保居民可在半年后更换1家。

门诊统筹对定点医疗机构实行按人头付费的支付方式，人头费按月预付、年终决算。预付费用时，根据签约人数，将年人头费总额分解到月（每人每月2.5元）、按月划拨给定点医疗机构，年终根据门诊实际发生费用情况进行决算。决算时，如当年实际发生费用高于签约人员人头费总额的，高出部分由医疗机构承担；低于人头费总额的，结余部分的30％奖励给医疗机构，其余部分结转下年使用。

（二）社区卫生服务的基本情况

襄樊市城区已建成社区卫生服务中心16个、社区卫生服务站20个，覆盖人口达到79万人，占城区城市居民的87.8％。16个社区卫生服务中心中，政府或企事业单位举办的有10个，占62.5％，其中政府举办的有4个、大医院领办的有2个、企业医院转型的有4个，其余6个社区卫生服务中心属民营性质。20个社区卫生服务站中政府举办的有8个，占40％。总的来说，虽然社区卫生服务机构数量不少，但服务能力比较弱，居民对社区卫生服务机构缺乏信任，实际去社区就医的人数较少。因此，襄樊市没有强行实行居民医保门诊统筹社区定点就医，而是将定点范围扩大到二级以及二级以下的各类医疗机构。不过，为促进居民到社区就医，襄樊市鼓励参加医疗保险的社区居民与定点社区卫生机构签订"住院首诊"协议，在社区卫生服务中心住院时，享受一定的医保优惠待遇：一是统筹基金起付标准降低 30%；二是甲类药品、普通检查和治疗等基本医疗项目费用 100% 报销；三是建立双向转诊，凡社区卫生服务机构转诊到三级医院，或从三级医院转诊到社区住院的，在社区住院的费用都免除医保起付线。在社区门诊和住院医疗时，减免挂号费、门诊注射费、诊查费、住院护理费及孕产期检查费。社区居民因病情特殊、行动不便的可在社区卫生服务机构办理家庭病床，其费用由统筹基金按一定比例报销。

（三）门诊统筹的运行情况

2008 年，襄樊市城镇居民基本医保实际参保人数为 214 890 人，其中少年儿童 116 326 人，成年人 98 564 人。按城镇居民医保门诊统筹筹资人均 30 元计算，门诊统筹基金收入为 644.67 万元，但实际用于门诊统筹费用支出的仅 28.3 万元，结余 616.37 万元，结余率高达 95.6%。襄樊市居民医保门诊统筹的门诊次均费用为 92.3 元。在实际发生的 109.3 万元门诊费用中，医保基金支付比例平均为 25.9%（参见表 13—12）。总体来说，目前襄樊市居民医保门诊统筹的支付水平还比较低，居民门诊医疗服务需求尚未被真正释放出来。从表 13—12 中还可以看出，居民到二级医疗机构就医次数远高于一级医疗机构，门诊医疗费用和门诊统筹医保基金支出的 80% 发生在二级医疗机构，这也表明居民对基层医疗机构的医疗服务能力还缺乏信任。

表 13—12　　2008 年襄樊市居民医保门诊统筹的服务利用费用支付

医疗机构类别	医疗总费用（万元）	统筹支付（万元）	统筹支付比例（%）	门诊人次数（次）	次均费用（元）
一级医疗机构	23.8	5.5	0.23	2 485	95.8
二级医疗机构合计	85.5	22.8	0.27	9 356	91.4
合计	109.3	29.3	0.259	11 841	92.3

（四）面临的问题

1. 筹资标准低，报销比例低

襄樊市居民医保门诊统筹没有实行单独筹资，只是从居民医保中每人每年拿出 30 元作为门诊统筹基金，门诊统筹基金总额非常有限。有限的基金只能支撑有限的待遇水平。门诊统筹的报销比例仅 40％，还设置了 50 元起付线、400 元封顶线，每人最多能够获得的最高支付额不过 140 元/年。以某家定点医院为例，到 2009 年 6 月底，累计签约定点的居民 18 000 多人，而实际利用服务的仅有 1 320 人，基金使用率不足 5％。可见大量合理的门诊医疗服务需求未能得到释放。

2. 社区卫生服务机构建设有待加强

目前，襄樊市的社区卫生服务机构虽然有了一定的发展，但总体来说还远不能满足居民门诊就医的实际需要。一方面社区卫生服务的网点较少，居民就医不方便，另一方面社区卫生服务能力严重不足：全科医生太少，满足不了参保居民的门诊医疗服务需求；各项医疗设备配置有限，医疗资源缺乏，信息化建设也相对落后。

五、深圳市

深圳市有四种基本医疗保险制度：综合医疗保险（覆盖本市户籍的在职和退休人员，相对于职工医保，实行统账结合）、住院医疗保险（覆盖非本市户籍的在职和退休人员，实行大病统筹）、农民工医疗保险（大病统筹）、少年儿童医疗保险（大病统筹）。2006 年 6 月，深圳市开始将农民工医疗保险从大病统筹延伸到普通门诊，为农民工建立社区门诊统筹。2008 年，深圳市又将社区门诊统筹扩大到住院医疗保险中。虽然农民工医疗保险和住院医疗保险参保人都不是深圳户籍非就业居民（深圳市没有建立专门的居民医保制度），但深圳市社区门诊统筹是在农民工和住院医疗保险的大病统筹基础上发展起来的，与各地城镇居民医保从大病统筹延伸到普通门诊统筹是相同的发展路径，因此其社区门诊统筹的具体政策设计和管理办法同样值得居民医保门诊统筹参考借鉴。

（一）社区门诊统筹基本政策

深圳市社区门诊统筹不是另外单独筹资，而是从原来的医疗保险基金中划出一块用于门诊的费用支付。农民工医疗保险的缴费标准是每人每月12元，单位8元，农民工个人4元。12元中的6元划入社区门诊统筹基金，用于支付门诊医疗费用。对于参加住院医疗保险的参保人，在住院医疗保险缴费标准不变的前提下，每人每月从住院医疗保险缴费中划出6元用于社区门诊统筹。深圳市之所以将农民工医保和住院医保的门诊统筹称为社区门诊统筹，是因为参加社区门诊统筹的参保单位必须就近选择一家社区健康服务中心作为员工就医定点医疗机构，实行社区首诊，参保人生病时首先必须在社区健康服务中心就诊。如果病情需要，再经社区健康服务中心逐级转诊。社保经办机构根据每个社区健康服务中心签约的参保人数，按月将每人6元（人头费）划拨给该社区健康服务中心，社区健康服务中心负责签约参保人的门诊基本医疗服务，实行定额包干，超支不补。农民工医疗保险参保人在选定的社区健康服务中心发生的门诊（含急诊）费用按以下规定支付费用：属于基本医疗保险药品目录中甲类、乙类药品的，分别由社区门诊统筹基金按80％、60％的比例支付；属于基本医疗保险目录内诊疗项目或医用材料，单项价格在120元以下的，由社区门诊统筹基金支付90％，单项价格在120元以上的，由社区门诊统筹基金支付120元；参保人因病情需要经定点社区健康服务中心批准转诊到其他定点医疗机构发生的门诊医疗费用，或在非定点社区健康服务中心发生的急诊医疗费用，由社区门诊统筹基金按90％报销。另外，深圳市社区门诊统筹不设起付线。

此外，农民工医疗保险还有门诊大病政策。农民工医保有三种门诊大病：

恶性肿瘤、慢性肾衰竭、器官移植抗排异治疗。门诊大病的待遇支付与住院相同，但不设起付线。

（二）社区卫生服务的基本情况

深圳市早在 1996 年就开始了社区健康服务中心的创建工作。经过 10 多年的努力，按照 1 万～2 万人口设置一家社区健康服务中心的标准，深圳市已经建成了 480 家社区健康服务中心。深圳市的社区健康服务中心以医院为依托，实行院办院管。深圳市政府给予社区健康服务中心建设很大的财政投入，每建成一个社区健康服务机构，市、区两级财政分别一次性补助 30 万元建设经费，社区健康服务机构维持经费按每年每个服务对象 20 元的标准安排财政补助，并根据发展的实际需要逐步提高补助标准。为了提高社区健康服务的提供水平，吸引更多的优秀医疗人才到社区，深圳市政府解决了社区健康服务中心的编制问题，按照全额事业单位编制，每万名居民配备 2 名全科医师（1 名副高级以上任职资格的执业医师、1 名中级以上任职资格的中医类别的执业医师）、1 名公共卫生执业医师和 3 名护士。在评定和晋升技术职称时，也对社区医务人员实行政策倾斜，制定鼓励和吸引优秀人才向社区流动的政策措施，鼓励医务人员从事全科医生和社区护士工作。深圳市还在社区健康服务中心探索实行药品零差价。目前深圳市在福田区和盐田区试点社区药品零加成，这将使得社区健康服务中心就诊发生的药费比公立医院低 40% 左右。目前，全市社区健康服务中心网络覆盖了 1 000 余万人口，为 803.4 万人建立了个人健康档案。社区健康服务中心的服务功能得到了强化。2006 年全年，社区健康服务中心完成诊疗 1 290.4 万人次，占全市总诊疗量的 27%；次均费用 52.63 元，同比全市各级各类医院门诊次均费用减少了 58%。

另外，深圳市的社区健康服务机构普遍与举办医院或非举办单位的区域性医疗中心（二、三级医院）建立了分级医疗和双向转诊制度，实现了"小病在社区、大病进医院、康复回社区"的医疗服务模式。相关政策明确规定了社区健康服务的项目和内容，由社区健康服务机构逐步承担二、三级医院的一般门诊、康复和护理等服务，二、三级医院要及时将诊断明确的慢性病和康复患者转到社区进行康复和治疗，减轻群众的医药负担。

（三）农民工社区门诊统筹的运行情况

2005 年，未建立社区门诊统筹前，深圳市农民工医保参保人数仅为 140 万人，大部分农民工没有参加医疗保险。2006 年开始实行社区门诊统筹后，农民工医保覆盖面迅速扩大。到 2008 年，全市农民工参保人数已达 496 万人，参保率超过了 90%。社区门诊统筹的开展、受益面的扩大对农民工医保覆盖面的扩大发挥了关键作用。截至 2008 年年底，深圳市享受社区门诊统筹的参保人数（包括农民工医保和住院医保）达 574.09 万人。

实行社区门诊统筹后，农民工到就近的社区健康服务中心门诊就医，所花的医疗费用相较于大医院来说，减少了很多。尤其是目前正在试点的社区健康服务中心药品零差价政策，将更加减少农民工的门诊费用。再加上对社区门诊统筹基金的严格管理，使得门诊费用得到了有效控制。据统计，2007 年度参加社区门诊统筹的参保人，门诊次均费用仅为 44.53 元，远低于全国的平均水平。在门诊统筹待遇支付方面，2008 年 1—10 月，全市总共为农民工医疗保险参保人提供门诊就医服务 824.01 万人次，社区门诊统筹基金支付比例为 70.22%，从而为农民工提供较高的门诊待遇支付。同时，农民工医保参保人利用住院服务 26 955 人次，医疗保险统筹基金住院支付比例为 69.15%。同期，全市农民工医疗保险社区门诊统筹基金收入为 2.76 亿元，支出为 2.69 亿元，支出率为 97.46%，社区门诊统筹基金做到了收支基本平衡。与此同时，住院统筹基金也实现了收支平衡并有一定的结余。

社区门诊统筹不仅为农民工提供了较好的门诊保障，同时也促进了社区卫生服务机构的快速发展。2008 年，深圳市支付给社区健康服务中心的医保费用为 2.92 亿元，按 500 家社区健康服务中心计算，每家可得 58.4 万元，

加上个人自付的收入，每家社区健康服务中心每年收入累计可达 81.76 万元
左右，每月为 6.81 万元，基本能够满足社区健康服务中心每月的基本开支。
刚开始实行社区门诊统筹时，参与社区门诊统筹的定点社区健康服务中心只
有 24 家，而到了 2008 年年底，社区健康服务中心已经发展到 611 家，遍布
全市 618 个社区，社区健康服务中心的扩大也反过来为参保农民工提供了极
大的就医便利。

六、五个城市居民医保门诊统筹的比较分析

五个调研城市虽然都开展了居民医保门诊统筹，但由于各自不同的经济
条件（参见表 13—13）、政策环境，门诊统筹在筹资、待遇和管理等各方面做
法不尽相同，下面对五城市居民医保门诊统筹做一个简要的比较分析。

表 13—13　　　　　五城市的经济发展水平比较（2008 年）　　　　　　（元）

	无锡	襄樊	杭州	佛山	深圳
人均 GDP（元）	73 053	17 275	70 832	72 975	89 800

（一）筹资来源和筹资水平

五城市中除佛山市外，门诊统筹都是在居民医保制度内统一筹资，而佛
山是在居民医保大病统筹之外另行单独筹资、单建门诊统筹制度、单独管理。
而且，佛山市门诊统筹的单独筹资中不仅由个人缴费，还有财政的额外补贴。
统一筹资的四城市中，又分两类。一类是无锡、深圳和襄樊市，这三个城市
都明确了门诊统筹筹资在整个居民医保筹资中所占份额；另一类是杭州市，
杭州市并没有明确门诊统筹筹资的份额大小，门诊统筹发生的费用直接从整
个居民医保基金中支付。

从门诊统筹的筹资水平来看，除杭州市没有明确门诊统筹筹资水平外，
其他四个城市中，无锡市的门诊统筹筹资水平最高，而作为中西部地区、经
济发展水平相对较低的襄樊市，门诊统筹筹资水平最低（参见表 13—14）。

表 13—14　　　　**五城市居民医保及门诊统筹的筹资水平**　　　　（元）

		无锡	襄樊	杭州	佛山	深圳[②]
基本医保	少儿	380	120	400	职工平均工资 0.5%～1.5%	144
	成人	580	240	900		
门诊统筹筹资		少儿250 成人200	30	不划分门诊统筹的份额	各区80～180不等[①]	72

注①其中南海区分两档：普通型 100 元，提高型 180 元；
　　②以下均指的是深圳农民工医保的社区门诊统筹。

（二）保障范围和可支付的医疗服务范围

五城市居民医保门诊统筹的保障范围都是普通门诊，不包括门诊大病。门诊大病直接从居民医保统筹基金中支出，另有支付政策和管理办法。五城市门诊大病数量不同，但均包括门诊费用特别高昂的恶性肿瘤、肾透析、器官移植抗排异以及血友病、再生障碍性贫血（后两种在儿童中发病率较高）。五城市居民医保门诊大病情况参见表 13—15。

表 13—15　　　　　　　　**五城市居民医保门诊大病的数量**

地区	数量	门诊大病名称
无锡	5	血友病、再生障碍性贫血、恶性肿瘤、重症尿毒症透析、器官移植抗排异的药物治疗
杭州	8	各类恶性肿瘤、系统性红斑狼疮、血友病、再生障碍性贫血、慢性肾衰竭透析、列入诊疗项目的器官移植后抗排异治疗、精神分裂症、情感性（心境）障碍
佛山	23	帕金森氏综合征、癫痫（需长期服药的）、精神分裂症、躁狂忧郁性精神病、类风湿性关节炎（关节功能障碍的）、地中海贫血、系统性红斑狼疮、糖尿病、慢性活动性肝炎、各种心脏病合并心功能不全Ⅱ级以上（含Ⅱ级）、高血压病Ⅱ期以上（含Ⅱ期）、脑血管疾病后遗症、脑功能障碍性病变、再生障碍性贫血、血友病、慢性肾炎、肾病综合征、慢性阻塞性肺气肿并反复肺感染、恶性肿瘤（非放、化疗）、肝硬化（失代偿期）、恶性肿瘤（放疗、化疗、热疗）、器官移植术后抗排异治疗、慢性肾功能不全透析治疗
襄樊	6	恶性肿瘤、慢性肾衰竭（尿毒症期）、器官移植术后抗排异治疗、再生障碍性贫血、血友病、系统性红斑狼疮
深圳	3	慢性肾功能不全（尿毒症期）门诊透析，器官移植后（抗排异反应治疗），恶性肿瘤门诊化疗、放疗、核素治疗

注：深圳市为农民工医保的门诊大病。

229

可支付的医疗服务范围方面，除佛山市外，其他四城市都沿用城镇职工基本医疗保险制定的药品、诊疗项目目录（也即整个居民医保使用的目录），只有佛山市各区制定了专门的门诊统筹药品小目录和可支付的诊疗项目目录（仅几项常规检查）。一个相对小一些的药品目录和诊疗项目目录可以用有限的门诊统筹基金提供相对较高的支付待遇。如佛山市各区的门诊统筹支付比例是五城市中最高的，禅城、三水、顺德三区设置门诊统筹的药品小目录内药品可以 100% 报销。因此，可以通过缩小可支付的医疗服务范围来提高门诊统筹的待遇水平（支付比例）。

（三）待遇支付水平

五城市居民医保门诊统筹政策中，有的有起付线、有的没有，有的有封顶线、有的没有，门诊统筹的支付比例在 40% 和 100% 之间。佛山市的三个区门诊统筹目录内的药品 100% 报销；深圳市社区门诊统筹对医保大目录甲、乙类药品的支付比例分别达到 80% 和 60%，支付比例最高，而襄樊市最低，只能报销40%，而且既有起付线（50 元）、也有封顶线，封顶线也较低，只有 400 元，参保患者实际能够获得的门诊费用最高支付额度不过 140 元/年。不过，论实际获得的门诊费用报销额度，可能是杭州市最高。杭州市门诊统筹虽然有 300 元的起付线，报销比例中等（60%），但无封顶线，而且就医不受限制、不必局限在社区就医，也无门诊统筹小目录的限制。但不受限制的弊端也显而易见：容易造成医疗服务的大量滥用。五城市门诊统筹待遇支付政策参见表 13—16。

表 13—16　　　　　　　　　　五城市门诊统筹支付办法

		无锡	襄樊	杭州	佛山	深圳
起付线		无	50 元	300 元	无	无
支付比例	社区	60%	40%	60%	80%～100%	80%（甲类）60%（乙类）
	其他	50%		二级 50%三级 40%	一级 70%二级 50%	
封顶线		900 元	400 元	无	无	无

230

一般来说，门诊医疗服务最容易滥用，也最难监管，设置起付线和封顶线往往是控制门诊统筹基金支出风险的重要手段。无锡市不设起付线、佛山和深圳市既无起付线也无封顶线，但并未出现门诊医疗费用增长过快和门诊统筹医保基金支付的失控，原因在于就医方式和支付方式。三城市都将门诊统筹的参保者定点到1家社区卫生服务机构就医，并采用了按人头付费的支付方式，把控制不合理医疗服务和医疗费用的责任赋予医疗机构，依托医疗机构来约束患者和医生的不合理医疗服务行为，从而达到控制医疗费用和医疗保险基金支出的功效，因此就无须倚重需方控制（起付线、封顶线）来控制医疗费用和医保基金支出风险。而杭州市虽然设置了较高的起付线，但由于实行开放式就医和实行按项目付费，使得门诊费用增长迅猛，造成门诊统筹基金的支付赤字。这也进一步说明，通过定点社区就医和支付方式的调整，也即通过供方控制，常常比需方控制能够更好地控制门诊医疗费用的增长和控制门诊统筹医疗保险基金的支出风险。

（四）就医管理和支付办法

无锡、深圳、佛山三市的门诊统筹政策都规定，参保居民必须选择1家社区卫生服务机构定点就医，去其他医疗机构就医必须经过定点社区卫生服务机构的转诊。襄樊市由于社区卫生服务提供能力不足，将定点就医范围扩大到二级及二级以下医疗机构，但仍是定点1家医疗机构就医。而杭州市门诊统筹的就医则是开放式的，参保居民可以去任意一家定点医疗机构就诊。

实行定点1家医疗机构的这四个城市在支付方式上都实行按人头付费，即根据定点医疗机构的签约人数乘以人头费标准得出的一个总额来预先支付给定点医疗机构，由医疗机构来控制医保基金的使用。四个城市按人头付费的实际运作办法是：将月均人头费标准按月预付给定点医疗机构（按月结算），年终再决算。在年终决算时，为控制医疗费用、保障参保人的利益，部分城市还制定了奖励和约束的办法：襄樊市在年终决算时，如当年实际发生费用高于签约人员按人头预付费总量的，高出部分由医院承担；低于总量的，结余部分的30％奖励给医院，其余部分结转下年使用；佛山市在年终决算时，对定点医疗机构按人头总额预算额（基金）使用率低于85％的按实际费用结算，以防止医疗机构过度约束医疗服务，造成参保患者合理医疗服务得不到满足。

从控制医疗费用、减轻医疗保险经办机构的管理监督工作量、促进医疗机构改变行为模式、主动控制医疗费用的角度来看，按人头付费的支付方式更有效。但也应该看到按人头付费的局限：控制医疗费用和基金支出的同时，可能以损害参保患者的合理医疗服务为代价。定点医疗机构为了控制费用，可能会减少必要医疗服务的数量和质量。因此，需要医疗保险经办机构加强对医疗机构服务数量和质量的监督，维护参保患者的利益。佛山市限制基金使用率（85％以上）的做法就是一种制约减少服务的管理手段。但这种手段的作用仍然有限，医疗机构往往月初（或年初）放开医疗服务和基金的使用，到月底（或年底）又过度控制医疗服务和基金的使用，比如月底或年底基金不够使用时推诿病人、减少服务，给参保患者造成很大困扰。按人头付费需要更有效地监督医疗服务数量和质量的措施和办法。

很显然，传统的按项目付费的支付方式对定点医疗机构缺乏有效地约束和激励，往往造成医疗费用控制困难，医疗保险基金支付增长过快、风险加大。杭州市在门诊统筹中支付方式由原先的按人头定额付费转为按项目付费，从而造成门诊医疗费用的快速增长、基金支付出现赤字，也正说明了这一点。在用于门诊统筹的医疗保险基金十分有限的情况下，实行开放式就医并结合按项目付费的支付办法，医疗费用将难以控制，门诊统筹不可持续。

（五）实际的门诊费用水平和待遇支付水平

从五城市实际发生的门诊统筹次均门诊医疗费用来看，无锡市最高，深圳市最低。五城市次均门诊费用均在100元以下，低于全国平均的次均门诊费用（128元），说明实行门诊统筹对门诊医疗费用的控制是有一定成效的。从门诊统筹基金使用率来看，深圳市最高（71%），襄樊市最低（25.6%）。总的来说，门诊统筹的待遇水平还比较低，特别是襄樊市只有25.6%，过低的支付水平大大限制了合理门诊医疗需求的释放（襄樊市的门诊就诊率不足10%），也造成门诊统筹基金的大量结余（襄樊市门诊统筹基金的结余率在90%以上）。因此，在门诊统筹有结余的情况下，有必要提高门诊统筹的待遇水平，促使合理的门诊医疗需求释放，更好地保障参保患者的门诊医疗。五城市的门诊统筹次均费用和支付水平参见表13—17。

表 13—17　　　　五城市门诊统筹的门诊次均费用和支付水平

	无锡	襄樊	杭州	佛山（南海）	深圳
次均门诊费用（元）	96.5	92.3	80.7	54.37	44.53
医保基金支付率（%）	44.15	25.6	39.5	55.51	71.43

第十四章

城镇居民医保门诊统筹面临的主要矛盾和问题

在我国，医疗保险门诊统筹是一项新生事物，进行门诊统筹的政策设计、管理办法的制定以及实际运行中会碰到不少的难题。我们在开展城镇居民医保门诊统筹政策研讨或实地调研过程中，各地提出了一些开展门诊统筹必须应对、又难以应对的矛盾和问题。本章我们对门诊统筹政策选择和设计、门诊统筹的管理服务方面面临的一些主要矛盾和问题进行分析和讨论。

第一节　门诊统筹的政策选择和设计

一、化解门诊疾病风险与扩大制度受益面，如何权衡

在实践中，各地居民医保提供的门诊保障有三种形式：门诊大病统筹、普通门诊统筹和小额门诊补贴。前两者是真正的门诊统筹，目标是通过互助共济来化解门诊疾病风险，而不少地方采用的门诊小额补贴实际上更接近个人账户。虽然有些地方的小额门诊补贴并非直接记入个人账户、由个人支配，而是交由定点的基层医疗机构管理，但实际结果却是，大多数人不论是否需要，都会花光自己当年的门诊补贴额度。门诊小额补贴虽人人享有，却不能互助共济，不能真正化解门诊疾病风险，这与个人账户颇为相似。严格地说，门诊小额补贴不能视为门诊统筹的一种形式。尽管各地医疗保险主管部门对

职工医保个人账户的不足早有认识，但在没有中央政策要求①的情况下，仍然有一些地方在推进居民医保过程中采用门诊小额补贴的做法。其原因主要是看中门诊小额补贴具有扩大居民医保制度受益面、增进居民医保制度吸引力、有利于居民医保参保扩面的积极效应。在居民医保筹资能力不高（相对于职工医保）、能够用于门诊保障的资金更是十分有限的情况下，一些地区基本上放弃了用极为有限的门诊保障资金提供有效门诊保障、化解门诊疾病风险的目标，而是仅仅将门诊统筹（门诊小额补贴）作为推进居民医保的管理工具，借为每个参保居民提供额度虽小、但人人享有的门诊补贴，来提高参保居民的受益面，吸引广大居民、特别是发生大病或住院概率非常小的健康、年轻居民积极参保。另外，由于城镇居民医保与新农合之间存在竞争关系，部分地区还将提供门诊小额补贴作为吸引居民参保、与新农合争夺参保人口的一种手段。也就是说，选择门诊小额补贴做法的地区在选择门诊统筹的形式（普通门诊统筹或门诊小额补贴）上更倾向于考虑其扩大制度受益面、增强制度吸引力的效果，而不是侧重考虑门诊统筹的应有目的——互助共济、化解门诊疾病风险。确实，在资金有限的情况下，很多地方都面临门诊保障采用何种形式（门诊统筹还是门诊补贴）、门诊保障的目标如何定位（化解疾病风险还是增强制度吸引力以促进制度覆盖面的扩大）的两难选择。

我们认为，通过互助共济的方式化解门诊疾病风险是门诊统筹的根本目的，而通过门诊补贴增强制度吸引力以解决自愿原则下参保扩面难问题只是门诊统筹的附带功能，主次应该分明。扩大制度覆盖面终究是管理层面的问题，不应该把管理的问题通过制度的扭曲来解决。建立门诊统筹是整个医疗保险制度的重要组成部分，关系到医疗保险制度的长远、可持续发展，而扩大覆盖面不过是管理上面临的短期困难，而且扩大覆盖面还有不少其他的管理工具可使用，如加大财政补贴力度、家庭成员整体参保、学校集体动员、

---

① 国务院关于《城镇居民基本医疗保险试点的指导意见》（国发〔2007〕20号）规定，居民医保实行大病统筹、不建个人账户，并且鼓励各地开展门诊统筹的探索而不是建立个人账户。

社区动员、提高持续缴费者的支付待遇等手段，没有必要为一时的需要而牺牲门诊统筹的根本目标。门诊统筹应优先体现其化解门诊疾病风险的功能，在此基础上才能进一步考虑其扩大受益面的管理效能。基于上述分析，我们认为，门诊小额补贴的做法不值得提倡，门诊小额补贴的做法是本末倒置，将其扩大受益面、增强制度吸引力的管理作用置于门诊统筹的根本目标——化解门诊疾病风险——之上（小额门诊补贴基本起不到实质的保障作用）。在居民医保可用于门诊保障的基金非常有限的情况下，更应该利用有限的资金先解决门诊经济风险大的疾病和人群的保障问题。

二、门诊统筹的保障优先次序：保大（门诊大病）还是保小（普通门诊）

即使把门诊小额补贴排除在门诊统筹的范围之外，实践中门诊统筹仍然还有两种形式：门诊大病统筹（门诊大病病种统筹或门诊大病费用统筹）和普通（小病）门诊统筹。居民医保实行大病统筹，包含住院统筹和门诊大病统筹，但各地门诊大病的病种范围差异较大，少的地方只将费用特别高昂的器官移植抗排异治疗、肾透析和肿瘤放化疗以及儿童发病率较高、费用也特别高的血友病、白血病、再生障碍性贫血视为门诊大病，多的地方门诊大病有几十种之多。

在可用于门诊统筹的资金非常有限的情况下，各地还需要在门诊保障保大还是保小上做出选择和权衡：是倾向于重点保障门诊大病，还是倾向于保障普通门诊？倾向于重点保障门诊大病就是在为上述少数几种费用特别高的门诊大病提供保障的基础上，进一步扩大门诊大病的范围，为更多的费用相对较高的门诊大病提供保障；而倾向于普通门诊则是维持目前几种门诊大病的规模，另外建立门诊统筹，保障其他所有门诊疾病。从参保人员的角度来看，当然希望既保大也保小，所有门诊，不论大病、小病都给予充分保障。但从医保管理者的角度看，开展门诊统筹不能从期望出发，而是必须要建立在可能的经济基础之上，量力而行。门诊统筹保障范围的确定取决于医疗保险的筹资能力和医疗保险基金可用于门诊统筹的份额大小。由于各地经济发展水平和医疗保险基金的支撑能力差异较大，各地需要根据自身的情况确定门诊统筹的保障范围和保障范围的优先次序。

我们认为，门诊统筹应优先保障门诊大病。门诊大病患者门诊医疗费用高昂、经济负担沉重，必须优先给予保障，这是"保险"的意义所在，其次才能考虑是否保障其他的门诊小病（普通门诊疾病），以及保障水平的高低。经济欠发达地区在住院保险之外没有多少基金可用于门诊，就应该先解决门诊大病问题，在已经为少数几种费用特别高昂的门诊大病提供保障的基础上，依据医疗保险基金承受能力和门诊疾病的费用高低，逐步将其他费用相对较高的门诊疾病纳入门诊大病的范围，提供相对较高的费用保障，可暂时不为普通门诊建立门诊统筹。对于经济发展水平中等或较发达的地区，可以在建立门诊大病统筹（并根据现实情况不断扩大门诊大病的范围，将一些尚未纳入门诊大病、但费用确实比较高昂的门诊疾病补充进来）的基础上，另外建立普通门诊统筹，为普通门诊提供一定的保障，普通门诊的保障水平可根据基金支付能力，通过设置高低不同的起付线、支付比例和封顶线来调节。普通门诊的保障水平应低水平起步、以后逐步提高。至于经济发达地区，门诊统筹的筹资能力较强，可以选择把门诊大病（极少数门诊费用特别高昂的门诊大病可继续保留，如恶性肿瘤放化疗、肾透析、器官移植后抗排异治疗等）和普通门诊合并，建立综合性的门诊统筹，为所有的门诊医疗提供水平较高的保障待遇。

三、门诊统筹的医疗服务包是否需要特殊安排

在建立居民医保制度的过程中，各地基本上沿用了过去职工医保的保障范围（医疗服务包），即职工医保的三个目录。只有在三个目录范围内的医疗服务，居民医保才能给予费用支付。那么，在开展居民医保门诊统筹的过程

中，门诊统筹是否也采用同样的医疗服务包（称为大目录），还是另外建立单独的门诊医疗服务包（称为小目录）？各地实践中两种情况都存在。尚未开展居民医保门诊统筹的地区也要面临两难选择。

大目录的医疗服务范围宽，但正是由于范围宽、药品和医疗服务项目多（特别是包括一些昂贵的药品和检查项目），在有限的资金条件下只能提供低水平的门诊保障，门诊统筹化解门诊疾病风险的程度可能较低；小目录则因为范围窄、去除一些昂贵药品和医疗服务项目，使得有限的资金能够提供比前者高一些的门诊保障待遇，能够更好地化解门诊疾病风险。

门诊统筹到底选择宽范围、低待遇还是窄范围、高待遇是个两难问题。选择的两难还体现在大小目录各有优缺点、不易分出优劣。大目录已经存在、可直接使用而无须另行制定，但大目录是针对住院和门诊所有的医疗服务而定，充分考虑到住院方面的新技术、新药的实际使用需要，采用大目录有可能造成门诊治疗对昂贵技术和医疗服务项目的滥用，从而大大增加门诊费用水平；小目录固然可以通过缩小范围、排除昂贵服务而提高门诊保障的待遇水平，但另外制定专门的小目录是一项复杂、烦琐的工程。而且，在大多数医疗机构（包括社区卫生服务机构）同时提供门诊和住院服务的情况下，确定专门的、合理的门诊支付的医疗服务项目、药品名单也比较困难。

我们认为，如何选择门诊医疗服务包，首先需要考虑的是当地医疗保险门诊管理以及医疗机构门诊服务的现实状况。目前，由于整个医疗保险医疗服务管理的重点在住院，对门诊医疗服务的管理相对比较弱，不少地区甚至基本没有管理、放任自流。在医疗机构趋利的大环境下，门诊医疗服务中过度使用大型检查和高档药品的情况比较普遍，甚至为规避住院费用控制而把本应在住院过程中使用的一些检查项目、药品转移到门诊来支付，从而造成门诊费用畸高。如果对门诊医疗服务项目不加以一定的限制，在医保经办机构无力对门诊医疗服务进行充分监管的情况下，必然造成有限的门诊统筹基金面临巨大的不可控制的支付风险。因此，在建立门诊统筹初期，设置一个有限的门诊医疗服务包是有必要的，目的是引导参保人的医疗需求和医疗机构的医疗服务提供回归适宜、合理的范围，而非过度的高端技术、昂贵检查、高档药品，促使门诊医疗服务回归常态。鉴于门诊统筹小目录制定的复杂性、困难性，可以依据医保药品目录的甲类部分和基本药物目录为基础，在国家或省层面来统一制定，并根据实际情况的变化定期调整。

从长远来看，可以通过不断提升医疗服务管理水平，通过合理的支付方式（如按人头付费、门诊 DRGs）来淡化门诊统筹小目录的作用。合理的支付方式会促使医院和医生主动约束过度的门诊医疗服务提供、实行规范治疗和提高治疗效率，由此达到保障必要的医疗服务、同时控制医疗费用的目的，那时候门诊统筹的小目录将逐步失去其存在的价值。

此外，在实践中，少数地方还将健康体检、健康管理、慢性病人的生活干预等预防保健项目也纳入门诊统筹的支付范围。是否将这些非治疗性质的卫生服务纳入医疗保险门诊统筹的保障范围，各地也需要做出选择。我们认为，上述预防保健的卫生服务项目均属于公共卫生的范畴，公共卫生与医疗保险（疾病治疗）应该有清晰的边界，而且国家财政对公共卫生已经给予相应的投入，不应将公共卫生的服务项目纳入医疗保险来支付费用。因此，在门诊统筹筹资非常有限的情况下，应明确门诊统筹专用于支付门诊治疗费用，不赞成把健康体检、疾病预防等公共卫生服务项目也纳入门诊统筹支付的范围。当然，不支付预防保健的费用并不意味着社区卫生服务机构不能在对参保居民提供门诊医疗服务的同时开展一定的健康管理。医疗保险可以通过按人头付费的支付方式来促使社区卫生服务机构和医生为控制疾病进展、降低发病率、控制总体的医疗成本、增加自身收益而主动采取健康保健服务，但不是由医保基金为健康保健项目直接支付费用。特别是对于那些慢性病人，更有必要通过支付方式的改革鼓励和促使社区卫生服务机构加强慢性病的健康干预和预防，控制病情发展以降低总体医疗成本和医保基金的支付。

四、职工、居民医保门诊统筹是否同步推进

在城镇，职工和居民分别参加不同的医疗保险制度。居民医保门诊统筹有中央政策的支持和鼓励，而职工医保目前的政策仍然是实行统账结合、门诊保障采用个人账户的方式。职工医保仅个人账户的筹资水平就高于整个居民医保的筹资水平，因此个人账户提供的整体门诊保障水平大大高于居民医保门诊统筹的保障水平。但个人账户不能互助共济、不能分担不同个体之间的门诊疾病风险，其局限是显而易见的。职工医保门诊保障的发展方向也是从个人账户走向门诊统筹。不过，在职工医保门诊保障目前仍实行个人账户政策的情况下，是否需要在居民医保推进门诊统筹的时候同步推进职工医保门诊统筹，各地也要作出选择。

我们认为，城镇职工与城镇居民应该同步推进医疗保险门诊统筹。理由之一是可以避免居民与职工就医方面的攀比。目前职工医保门诊就医大都是开放式的，而居民医保却大都是定点社区就医。虽然起步之时居民医保门诊统筹"从无到有"，是福利的增加，短时间内居民或许不会因定点社区就医而有太大的意见。但是一个家庭内既有职工也有居民，时间一长，居民就会对将居民限制在社区就医、而职工却可以自由去大医院就医感到不满，从而提出向职工开放式就医"看齐"的要求。如果地方政府迫于社会大众的压力最终也让居民医保门诊就医实行与职工一样的开放式就医（如杭州），后果可能非常严重。就医一旦放开就很难收回，利用门诊统筹来促进社区就医、促进门诊合理医疗和控制门诊医疗费用的目标就很难实现。同步开展职工和居民的门诊统筹，同时将职工门诊就医也引导到社区，就可以避免由攀比引起全面的开放式门诊医疗带来的不良后果，有利于门诊统筹的稳定运行和可持续发展。理由之二是职工门诊统筹与居民门诊统筹起点相同。虽然城镇职工医疗保险和城镇居民医疗保险在筹资和待遇水平等方面存在较大差距，但就门诊统筹来说，两种医疗保险制度均是从零开始、起点相同。因此，可以考虑

在开展门诊统筹时，两种制度同时开展、统一政策和办法，均低水平起步、同等待遇，率先在门诊统筹方面实行制度间的整合和统一，为将来城乡三大医疗保险制度逐步整合，由三变二（统一城乡居民医疗保险制度）、再由二而一（统一职工医疗保险和居民医疗保险）实行单一的医疗保险制度做铺垫。特别是对于职工医保中有部分人群（困难企业职工、农民工、灵活就业人员等）仅实行单建统筹、不建账户的情况，至少应该优先在单建统筹职工医保人群中建立与居民医保一致的门诊统筹；为没有个人账户、门诊保障严重不足的人群提供一定的门诊保障。

鉴于目前城镇居民医疗保险的筹资水平还比较低，不太可能提供高水平的门诊统筹，因此职工和居民统一的医疗保险门诊统筹需要考虑居民医疗保险的筹资水平，低水平起步，实行相对低水平（报销比例）的门诊统筹。虽然对于职工来说，低水平的门诊统筹相对偏低、保障不足，但职工医疗保险还有个人账户，职工可以利用个人账户来提高门诊保障的水平。对于城镇职工来说，在开展门诊统筹的过程中，可暂时继续保留个人账户（不改变既有的统账结合制度模式），但需缩小个人账户的规模（腾出一部分个人账户资金用于建立职工医保门诊统筹）并放宽个人账户的使用范围，允许职工利用个人账户来为自己的门诊统筹缴费以及为家属（城镇居民）的居民医疗保险（包括门诊统筹）缴费。家庭是社会最基本的经济单位，个人的疾病经济风险并非仅仅是个人的，而更是整个家庭的，医疗保险的发展目标就是以就业人口为缴费主体、以家庭为单位参加统一的医疗保险，化解家庭的疾病经济风险。

第二节 门诊统筹的管理服务

一、如何化解社区医疗服务能力不足与定点社区就医的矛盾

从国际的情况来看，大多数国家把门诊服务与住院服务分开，社区卫生

门诊保障：从个人账户到门诊统筹

服务机构、私人诊所主要提供门诊服务，而医院主要提供住院服务，只有急诊才能直接去医院就医。住院服务往往需要社区的转诊。门诊服务与住院服务的功能分离是普遍的国际趋势。而我国则是各类医疗机构大都同时提供门诊和住院服务，大型医院的门诊服务收入与住院服务收入不相上下，就是基层的社区卫生服务机构也有少量的住院床位可提供住院服务。就门诊来说，大量的常见病、多发病患者拥入大型医院就医，导致大医院人满为患，从而造成严重的看病难、看病贵问题。因此，借助医疗保险的力量将广大普通门诊疾病的患者引导到就医距离近、医疗服务费用相对较低的社区就医，逐步实行分级医疗也是我国的发展趋势。一方面这样做能够缓解有限的大型医院资源不足、看病难的问题，另一方面也能降低整体的门诊医疗服务的成本，缓解医疗保险基金不足的问题。此外，门诊医疗具有就诊量巨大、容易滋生道德风险的特点，仅仅依靠医疗保险经办机构来直接管理是难以实现的。门诊统筹必须把管理的关口前移到医疗机构，依托医疗机构主动控制成本、约束不合理的医疗消费。而社区卫生服务机构以治疗普通门诊疾病（常见病、多发病、慢性病）为主（医院则以住院为主），社区卫生服务不仅在提供普通门诊服务方面有优势，而且也有条件担当医疗保险经办机构委托的医疗服务管理、门诊医疗服务成本控制的任务。门诊统筹依托社区卫生服务机构来参与管理是门诊统筹管理的发展方向。

但是，良好的愿望、门诊统筹的迫切需要与社区卫生服务的现实状况往往有较大的落差。患者希望在就医距离近、不用排队等候的社区就医，医疗保险也希望患者到社区就医，以便降低有限医疗保险基金的支出，减轻基金支付压力，但我国目前医疗服务提供的结构仍然是倒三角结构，即大部分医疗资源集中在大型医院，而能够为常见病、多发病提供可靠医疗服务的社区和基层卫生服务机构往往较少且服务能力严重不足，得不到广大患者的信任，广大居民宁愿花费更多的费用去大型医院就医，也不愿到费用更低的社区卫生服务机构就医。部分中小城市甚至发展到几乎没有任何社区卫生服务机构的局面，患者发生常见病多发病通常通过直接到药店购药、自己吃药来解决。我们调研的襄樊市，社区卫生服务机构严重不足，患者没有足够、近便、医疗服务提供能力不错的社区卫生服务机构去就医。即使我们调研的发达地区（如深圳、杭州、无锡市），在国家大力发展社区卫生服务的大背景下，通过地方政府的大量财政投入和规划建设，社区卫生服务发展已经获得长足的进步，社区卫生服务网络已经建立，社区的硬件设备有了很大的改善，社区卫生服务提供能力也有了较大的提高，但广大参保居民仍然不信任社区卫生服务提供能力，选择社区就医的比重也不高。由此可以看出，门诊统筹需要定点社区卫生服务机构来提供医疗服务与社区卫生服务机构服务能力严重不足之间存在较大的反差，造成各地在开展门诊统筹过程中决定是否定点社区的两难困境：定点社区，可能无足够的社区卫生服务机构可定，即使定点了，参保患者也可能不去选择和就医；不定点社区，放任参保患者选择大型医院就医，原本就十分有限的门诊统筹资金很难支付得起。

为此，在各地开展居民医保门诊统筹、决定门诊医疗服务定点医疗机构时，需要因地制宜，从当地社区卫生服务的现况出发来决定如何在利用社区卫生服务和满足居民门诊医疗服务需求之间做好平衡。各地首先需要在理念上真正把依托社区卫生服务提供门诊医疗服务作为发展方向，要把所有符合条件的社区卫生服务机构（包括各种能够提供普通门诊服务的基层医疗机构，无论公立的还是私营的）纳入医疗保险门诊统筹的定点医疗机构范围，并通过优惠的支付政策（如降低起付线、提高支付比例）来积极引导居民到社区就医。其次，对于社区卫生服务提供能力不同的地区采用不同的推进由社区卫生服务机构提供门诊医疗服务的策略。社区卫生服务网尚不健全、社区医疗服务提供能力严重不足的地区，不应强制参保居民必须定点社区就医、实行社区首诊，而应根据当地门诊医疗服务提供的现实状况将门诊统筹的定点范围有所扩大，比如扩大到所有二级以下的医疗机构，允许参保居民选择将门诊就医定点到二级医疗机构，不是通过强制定点而是通过优惠的支付政策来引导居民到社区定点就医，以及与卫生部门共同努力扶持社区卫生服务的发展，促进社区卫生服务之间通过竞争、提高服务能力和水平来获得参保居民的信任，逐步用不断增加的优质社区卫生服务加上优惠的支付政策来促进越来越多的居民选择到社区就医，逐步实现社区卫生服务替代医院全面提供门诊医疗服务。当然，对于社区卫生服务建设达到相当规模和程度的经济发达地区，也可以直接选择定点社区，实行首诊、双向转诊，通过有效的支付办法（如按人头付费）来促进社区卫生服务的良性发展（通过预防保健、提供低成本高质量的医疗服务来获得较高的收入和拉动医疗机构的发展）和相互竞争，引导医院的优质医疗资源向社区流动，改变目前倒金字塔形的医疗服务提供结构，形成分级医疗、门诊和住院医疗资源与门诊和住院的医疗服务需求相匹配的医疗服务良性发展格局。

二、如何解决门诊统筹医疗服务管理难题

过去，医疗保险的保障重点在住院，医疗保险的管理重点也在住院。医疗保险逐步探索出一些比较有效的针对住院的医疗保险管理办法。将医疗保险的保障范围延伸到普通门诊，实施门诊统筹，就必须充分考虑门诊医疗异于住院医疗的特殊性，探索有别于住院的门诊医疗保险管理办法。

除具有疾病及其治疗的共性——疾病发生时间的不确定和治疗费用不确定——之外，门诊医疗确实与住院医疗有很大的不同。门诊医疗异于住院医疗的特殊性主要体现在以下几个方面。一是门诊医疗发生的频率大大高于住院。2008 年，我国人均门急诊就诊次数为 3.77 次，住院率则为 6.8%，人均就诊次数门急诊是住院的 55 倍[1]。如此巨大的门诊就诊人次无疑为医疗保险管理带来前所未有的巨大挑战。二是实行门诊统筹将进一步刺激医疗需求的大幅增长。门诊医疗服务需求的弹性较大，开展门诊统筹后，患者实际支付

---

[1] 卫生部. 2009 中国卫生统计年鉴. 北京：中国协和医科大学出版社，2009

的价格（个人自付）将大大降低，势必会刺激门诊医疗服务需求的不合理增长，门诊统筹面临较大的参保患者滥用门诊医疗的道德风险。三是门诊就诊的患者是否发生疾病不易判断（如未患病的参保人员自述患病而实际替非参保的患者求医拿药，医生往往不易识别），治疗的合理性和效果也难以评价（一些普通门诊疾病的痊愈是治疗吃药的结果还是自愈往往不易分清），容易形成医患合谋，滋生医患双方的双重道德风险，侵蚀医疗保险基金。实施门诊统筹的关键在门诊医疗服务管理，而门诊医疗的上述特点意味着门诊统筹医疗服务管理面临巨大的困难和挑战。

门诊统筹医疗服务管理的复杂性使得医疗保险经办机构必须探索有针对性的特殊的管理机制和办法来监管门诊医疗服务，不然就难以控制门诊医疗费用支付风险，保障门诊统筹的平稳运行。门诊统筹医疗服务管理的关键主要不在于增加医疗保险经办机构的人员、经费，加强医疗保险经办机构的直接监督管理，而是改变管理方式和管理机制，把医疗服务管理的平台前移，依托和充分利用服务提供方——社区卫生服务机构——来主动参与医疗服务管理。门诊统筹医疗服务管理的核心在两个方面：一是社区定点就医。每个参保人只能定点一家社区卫生服务机构（条件不具备的地区可以适当放宽定点范围到二级以下医疗机构），发生门诊疾病必须在定点社区卫生服务机构就医。参保人有权选择定点医疗机构，并可定期（以 1 年为周期）自由更换，以促进社区卫生服务机构之间竞争，提高服务水平。二是通过合理的支付办法来促进社区卫生服务机构主动管理。即采用按人头付费的支付办法，促使社区卫生服务机构改变运行模式，从通过增加不合理医疗服务来获得利益最大化转变为通过主动约束不合理的医疗消费、提高医疗服务的成本效率、主动控制医疗费用增长、加强发生疾病前的预防保健来实现医疗机构和医生的利益最大化。

不过，需要注意的是，虽然通过定点社区就医和按人头付费的支付办法，能够大大减轻医保经办机构的监督管理工作量，也能够有效控制医保基金支出，但也会增加医疗机构为控制费用而减少医疗服务、降低医疗服务质量的可能，医保经办机构必须加强对医疗服务提供数量和质量的监督管理，保障参保人员合理的医疗服务需求得到满足。医疗保险经办机构不是放弃监管，而是需要转变监管方式和监管方向。从主要通过烦琐的费用审核转变为重点强化监督医疗服务质量和患者满意度，保障参保人员合理的医疗需求得到满足，维护参保人的利益。另外，医疗保险经办机构还必须转换角色、转变观念理念，更多地利用协商谈判的手段而不是行政管理的手段来加强医疗服务管理。在与社区卫生服务机构确定支付范围和支付标准时，医疗保险经办机构应该与服务提供方开展积极的、对等的协商谈判，把谈判作为最主要的管理工具。

第十五章

推进城镇居民医保门诊统筹的政策建议[①]

2009 年，人力资源和社会保障部等三部委下发《关于开展城镇居民基本医疗保险门诊统筹的指导意见》（人社部发［2009］66 号）之后，部分地区陆续开展了居民医保门诊统筹的试点工作。到 2011 年，依据《国务院办公厅医药卫生体制五项重点改革 2011 年主要安排》中对门诊统筹提出的要求，人力资源和社会保障部于同年又出台了《关于普遍开展城镇居民基本医疗保险门诊统筹有关问题的意见》（人社部发［2011］59 号），要求各地普遍开展居民医保门诊统筹，并对门诊统筹的主要政策和管理要求做出了明确规定。三年以来，居民医保门诊统筹已经普遍建立起来，各地在门诊统筹制度建设、扩大门诊统筹覆盖面和提升门诊统筹管理水平方面已经取得了较大进展。但是，不可否认，目前门诊统筹推进过程中仍然面临不少政策设计和管理服务方面有待解决的问题。在本章中，我们将结合我国医疗保险和卫生服务提供系统的现实条件，在总结国内各地门诊统筹实践经验和借鉴国际经验的基础上，对各地在开展居民医保门诊统筹工作过程中的主要政策安排和设计、管理服务措施提出具体政策建议。

[①] 尽管本章只是针对居民医保门诊统筹提出具体政策建议，但实际上这些政策建议同样适用于职工医保门诊统筹。职工医保开展门诊统筹除了需要对个人账户的处理做出相应的过渡性安排之外，有关职工医保门诊统筹的基本政策设计和管理服务措施应与居民医保门诊统筹大体相同，甚至可以对职工、居民这两类人群的门诊统筹的基本政策进行统一设计，同时，也可以统一两类人群门诊统筹的管理服务。

第一节　关于门诊统筹的政策安排和设计

一、资金渠道和筹资水平

（一）资金渠道与筹资方式

开展居民医保门诊统筹，将居民医保的保障范围延伸到普通门诊，意味着要在住院和门诊大病待遇之外增加普通门诊待遇，这就需要相应的医保基金来支撑。从目前各地的实践来看，门诊统筹的资金来源有三种方式：一是在现有的居民医保筹资之外额外筹资，开辟单独的、新的筹资来源；二是从现有的居民医保基金划拨出一定额度或比例专门用于门诊统筹的费用支付；三是从现有的居民医保基金中直接支付门诊统筹费用，并不为门诊统筹划拨明确的资金额度或比例。后两种方式实际上都是在不增加筹资的情况下，在现有的居民医保基金中增加一块门诊统筹的支付责任。两者的不同仅在于前者明确了门诊统筹的责任范围，通过明确门诊统筹的筹资额来确定门诊统筹的边界，以便通过以收定支、调整待遇的方式来实现门诊统筹自身的收支平衡，避免门诊统筹的过度支出、侵蚀用于住院和门诊大病支出的部分而影响住院和门诊大病的待遇支付，而后者则将整个医保基金视为整体，没有明确门诊统筹和大病统筹（住院和门诊大病）的支付边界。关于门诊统筹的筹资，各地首先需要选择是增加筹资还是仅仅利用现有的居民医保筹资。开展门诊统筹必然额外增加居民医保基金的支出，理想的情况当然是能够额外筹资，以免因此影响到大病统筹的待遇。不过，能否额外筹资取决于是否有相应的额外筹资能力（包括居民个人的缴费能力和政府财政的投入能力）。经济发达地区可以选择通过增加额外筹资来提供稳定的门诊统筹基金（甚至通过筹集相对可观的资金来提供较高待遇水平的门诊统筹），以免在维持现有的居民医保筹资水平下,受大病统筹支出增加和基金结余萎缩的影响,而造成门诊统筹资金来源的不稳定、萎缩甚至消失。鉴于门诊统筹是现行居民医保保障范围和待遇的延伸,通过额外筹资开展门诊统筹也应在居民医保总的筹资框架内实现,不应将门诊统筹视为居民医保之外另建的一项单独制度、实行单独筹资。合理的做法应该是:出台有关增加居民医保筹资水平(包括居民缴费和财政补贴)以开展门诊统筹的政策,通过增加整个居民医保的筹资水平(增加的筹资仍然属于居民医保筹资)来提供新增的门诊统筹待遇。

不过,大多数地区现有的居民医保筹资已经考虑了当地居民家庭和政府财政的承受能力,开展门诊统筹还是要利用现有的居民医保筹资,在提供一定水平的住院和门诊大病的基础上,开展有限的门诊统筹。至于是否有必要明确划分居民医保基金中专门用于门诊统筹的份额,我们认为,在开展门诊统筹之初、医保经办机构对门诊医疗服务管理监督和门诊费用控制缺乏手段、可能发生的门诊就诊次数和门诊费用不确定性较大的情况下,还是有必要明确门诊统筹的筹资和支付边界,对门诊统筹的筹资份额和门诊统筹的基金收支实行单独核算和单独列账管理,并基于门诊统筹基金自身的收支平衡来设计、评估和调整门诊的筹资、待遇支付水平等门诊统筹的基本政策,避免因为门诊费用控制不住而影响原本就不高的大病统筹待遇。不过,划分门诊统筹和大病统筹的筹资份额时,还应考虑到门诊和住院之间的相互影响。有效的门诊保障会相应减少门诊替代住院现象,降低住院率和住院费用水平。随着门诊统筹的政策完善、管理办法的成熟以及时间的推移,门诊支出与住院支出会逐渐出现此消彼长的变化。为此,就需要动态调整和分配医疗保险基金用于支付门诊与住院的各自比重,使得各自的筹资份额适应各自的医疗费用支出此消彼长的变化。

(二) 筹资水平的确定

无论额外单独筹资还是从现有的居民医保基金中划拨一部分,都需要确定门诊统筹的具体筹资水平。确定门诊统筹的筹资水平需要考虑三大因素：筹资能力、居民的门诊医疗需求以及普通门诊与住院、门诊大病的待遇协调。首先需要考虑的是筹资能力，即根据当地的收入水平（家庭人均可支配收入）和财政能力，来确定可承受的总体居民医保筹资水平。筹资水平不应超出可承受的筹资能力。为此，在建立居民医保以及开展门诊统筹时，需要对当地居民的筹资能力和缴费意愿进行评估，同时也要对政府财政情况进行评估。其次，根据参保居民的实际门诊费用的发生情况，以及实施门诊统筹后对门诊医疗服务需求增长幅度的预测，来评估实施门诊统筹后门诊医疗费用的可能情况，以便进行基于收支平衡基础上的支付待遇设计。门诊医疗需求的预测是一项比较困难、艰巨的工作，理论上应该根据当地居民过去一段时间实际发生的门诊医疗服务次数和费用的明细数据来建立模型，结合国际国内经验数据预测实施门诊统筹后就诊率的变化情况，在两者基础上预测分析门诊统筹实施后居民门诊医疗服务的数量和费用情况。由于目前医疗保险缺乏完整的居民门诊医疗服务利用及其费用情况的详细数据，初始阶段只能根据卫生部门的统计数据、卫生服务调查的就诊率、次均门诊费用等数据来替代，以此为基础粗略估算居民门诊医疗服务的数量和费用情况。最后是在整个医疗保险基金中明确门诊与住院、门诊大病的相互关系，明确各自的支付比重，即可以在整个居民医保基金中拿出多大份额用于门诊统筹。居民医保目前还是以保障住院和门诊大病为重，居民医保基金首先要保障住院和门诊大病的待遇，大部分医保基金要用于大病统筹的费用支付，门诊统筹居于次要地位，所占基金份额也要小一些，门诊统筹的待遇水平（支付比例）也应低于住院。根据居民医保门诊统筹开展时间较长、运行比较稳定的地区的经验，我们认为，居民医保基金中应该划出 1/4 用于门诊统筹比较合理。门诊统筹所能提供的门诊费用支付比例应该低于住院费用的支付比例，但不应低于 50%。支付比例低于 50%、待遇水平过低就不能称之为一种"医疗保险"待遇。当然，从长远来看，门诊统筹支付水平的目标应该是与住院齐平，门诊保障与住院保障同等对待，不分主次。

二、保障范围和支付范围的确定

就广义的门诊统筹来说，门诊统筹还包含门诊大病。如前所述，门诊大病应优先于普通门诊，因此各地有必要首先逐步扩大门诊大病的病种范围并提高其保障水平。就狭义的门诊统筹（普通门诊统筹）来说，其保障范围就是普通的门诊常见病、多发病，也包括没有纳入门诊大病的慢性病。实践中，少数地方还将健康体检、健康管理、慢性病人的生活干预等预防保健项目也纳入门诊统筹的支付范围。预防保健属于公共卫生的范畴，公共卫生与医疗保险（疾病治疗）应该有清晰的边界。而且国家财政对公共卫生已经给予相应的投入，预防保健已有稳定的公共卫生资金的支持。因此，在门诊统筹筹资非常有限的情况下，应明确门诊统筹基金专用于支付门诊检查、治疗、用药的费用，不赞成把健康体检、疾病预防等公共卫生项目纳入居民医保门诊统筹的支付范围。

关于可支付的医疗服务范围，实践中有两种做法：一是执行居民医保的大目录，二是制定专门的门诊统筹小目录。在门诊统筹实施之初，为控制门诊费用增长、规范门诊医疗服务，有必要在国家或省层面建立专门的门诊统筹小目录；此后随着医疗保险管理和支付方式的不断完善，逐步淡化目录管理，主要通过社区卫生服务机构和医生的主动参与管理来控制费用。

三、待遇水平和费用分担机制

有限的门诊统筹基金只能提供有限的门诊保障待遇。在初始阶段，由于无法确定开展门诊统筹后会激发出居民多大的门诊医疗服务需求的增长，因此门诊统筹的支付比例应低水平起步。初始阶段支付比例可设定在 50% 左右，上限不应超过住院和门诊大病的支付比例。此外，门诊医疗服务容易被滥用，且医疗保险经办机构难以做到精细管理，设置一定的门槛（起付线）和封顶线，进行一定的需方控制也是必要的。起付线的设置有两种形式：一是年度起付线，二是单次起付线。年度起付线通常比较高一些。设置年度起付线的优点不仅具有约束不合理门诊医疗服务滥用的作用，还能将相当一部分年度累计门诊费用较低的人群排除在外，有利于门诊统筹基金集中支付门诊风险相对较大人群的医疗费用；其缺点是由于前几次普通门诊医疗费用累加起来不会超过起付线、得不到报销，从而会抑制居民合理的门诊医疗需求（有病不医），特别是困难人群。单次起付线往往比较低，患者每次门诊都能获得一定的待遇支付，其缺点是不会对居民门诊就医（就诊次数）产生多大的约束作用，但其优点是对每次就医的医疗服务滥用有较大的抑制作用（因为每次就诊都要先自己支付一定额度的自付费用）。我们认为，在初始阶段，门诊统筹设置年度起付线是有必要的，可以通过设置年度起付线来约束不合理就诊次数的增长，减轻医保管理的压力。不过，随着时间的推移，广大居民门诊就医行为日渐理性，可逐步降低年度起付线，直至取消，更多地通过单次起付线和支付比例来控制单次医疗服务的滥用，控制次均门诊费用水平。另外，为控制门诊筹的总体支付水平，维护有限门诊统筹基金的收支平衡，设置封顶线也有必要。但封顶线不宜过低，特别是在支付比例不高的情况下，封顶线过低，意味着门诊统筹的实际支付额往往过少（如一些地方扣除起付线以下、封顶线以上和个人自付部分，门诊统筹基金实际支付最高不过几十元一年），达不到防范个人门诊费用支付风险的作用。

在门诊统筹起步阶段，由于缺乏详细的测算数据和设计经验，起付线、封顶线、支付比例的设置往往难以与预测、假设的情况相符，从而造成实际发生门诊医疗费用或者过高、超过门诊统筹基金的支付能力，或者过低、造成合理的门诊需求得不到释放、门诊统筹基金大量结余。由于起付线、封顶线和支付比例等支付政策对参保居民的就医行为产生巨大影响（敏感度较高），因此，在门诊统筹运行过程中需要根据门诊就诊、门诊费用、基金支付的情况变化来对支付政策及其效应不断进行评估，并对起付线、封顶线和支付比例等支付政策不断进行动态调整。

此外，在有条件的地区[①]，可以探索医药分开的待遇支付政策。即对医生提供的医疗服务（包括普通的检查化验费用）、门诊药品分开支付费用，实行不同的待遇支付政策和支付办法。对医生的医疗服务可设置较低的单次起付线（甚至不设起付线）、相对较高的支付比例，以保障参保居民都能够获得必要、及时的疾病诊断，不应因就诊费用门槛过高而有病不看、应就诊而未就诊。对医生的医疗服务的支付方式可实行真正的风险调整（根据年龄、慢性病等因素）的按人头付费。而对门诊药品则要求个人承担更大的支付责任，通过设置较高的单次起付线和个人自付比例来约束居民不合理的药品消费、防范药品的滥用。不过，对于不易滥用的慢性病患者的特殊用药（控制病情发展的药品），可以不设起付线（或低起付线），个人自付比例也要低一些，以免慢性病患者个人负担过重、不堪承受。在医药分开支付的同时，还应允许门诊统筹基金支付定点药店提供的药品，鼓励参保患者持处方直接去药店购药，促进社区卫生服务机构与药店的良性竞争，降低药品价格。对门诊统筹的药品费用则实行按项目付费，药品费用支付不包含在针对社区卫生服务机构的按人头付费的人头定额之中。

四、门诊统筹与住院统筹的协调

虽然在开展门诊统筹的初期，为避免门诊费用支付对住院和门诊大病费用支付的冲击，需要将门诊统筹和大病统筹有所分离，实行分账管理，但是，实际上普通门诊、门诊大病和住院关系密切、相互影响。在疾病发生之初，如果能够提供有效保障（如门诊统筹），疾病得到及时的门诊治疗，就会减少门诊大病和住院的发生；如果疾病发生之初不能得到有效保障（需要个人自付费用），影响到疾病的早期治疗，则会导致本不应该发生的疾病恶化，形成门诊大病或必须入院治疗。过去，医疗保险更多地关注住院和门诊大病的就

[①]　这里的条件指的是该地区门诊统筹筹资水平较高、门诊提供的待遇支付水平也较高，当地居民的门诊医疗服务需求得到了合理的释放。

医、费用和待遇支付，忽视门诊保障，对因为没有门诊保障或门诊保障不足所造成的门诊大病的增加和住院率的增加（包括门诊挤住院造成的住院率的增加）缺乏充分的认识。现在在开展门诊统筹的过程中，不应仅仅分别关注门诊统筹和住院、门诊大病的管理，不应忽视门诊统筹对住院和门诊大病的影响。应该把门诊与住院、门诊统筹与大病统筹放在整个医疗保险的框架下综合考虑、协调管理。一是在开展门诊统筹的过程中，密切关注实施门诊统筹后门诊医疗服务利用、门诊费用的变化情况以及住院、门诊大病的服务利用和费用支付的变化情况，以便结合住院、门诊大病的变化情况对门诊统筹的政策进行调整；二是协调普通门诊与门诊大病的关系，随着门诊统筹待遇的逐步提高，将部分费用不是特别高的门诊大病纳入普通门诊统筹，削减门诊大病的数量；三是在费用支付上协调门诊与住院的费用支付关系，如降低由门诊定点医疗机构转诊的住院起付线，门诊、门诊大病、住院合并使用一个年度最高支付限额，把住院后期的康复服务转诊至社区、但费用支付仍然记入单病种住院的定额费用之中，调整门诊和住院所占医保基金份额的比例关系等。

第二节　关于门诊统筹的管理服务

一、就医管理和费用支付

门诊实行开放式就医会造成参保患者就医的上向流动和就医的随意性，开放式就医也使得医疗保险难以采用按人头付费、总额预付等有助于促使医疗机构主动控制医疗费用的支付办法，不利于通过医疗保险的有效管理来促使参保居民合理就医和医疗机构的合理治疗，从而造成门诊统筹基金的巨大支付风险。各地的实践表明，在目前医疗保险经办机构管理能力和手段严重不足的情况下，实行门诊就医定点管理（即一个年度内参保居民选定1家医疗机构作为固定的门诊就医医疗机构），结合有效的支付方式（按人头付费），是控制门诊费用和基金支付风险比较有效的管理办法。

从趋势上看，参保居民门诊定点到社区卫生服务机构就医是发展方向。不过，考虑到很多地区社区卫生服务网络不健全、医疗服务提供能力较弱、居民缺乏信任度的现实状况，不应强制参保居民必须选择社区卫生服务机构定点就医，而是通过更优惠的支付政策来吸引居民自愿选择定点社区就医。选择定点社区就医的参保居民，可设置较低的起付线，并进一步拉大社区医疗机构医保支付比例与医院医保支付比例的差距，比如从目前只有 10% 的差距拉大到 20%～30% 以上，通过加大支付政策的吸引力度来引导居民选择定点社区就医。而对于选择等级医院定点就医的参保居民，则通过设置相对较高的起付线、比社区低得多的支付比例以及年度或次均支付封顶线，以此来防止滥用不必要的医院高端医疗服务的行为发生。在支付办法上，对于参保居民选择定点的等级医院就医也采用按人头付费，标准与社区相同，并不因为是等级医院而提高标准。一方面通过允许参保居民定点等级医院，保障了参保居民定点就医的自由选择权；另一方面也通过这种针对等级医院的低水平支付政策和支付标准，促使大多数参保居民选择定点社区就医，同时也使得定点等级医院就医的医疗费用和基金支付可控。至于针对社区医疗机构进行费用支付的人头费标准，可以按照门诊统筹的人均筹资标准减去一定额度（留作年终结算时进行调剂和奖惩之用）来确定。另外，可借鉴国外采用的实行风险调整的按人头付费的办法，根据年龄等因素对不同人群的人头费进行年龄加权，年龄越大，加权系数越大，也就是人头费标准越高。当然，门诊统筹初始阶段，由于没有各类人群的门诊服务利用和门诊费用的完整数据，人头费风险调整的加权系数还难以科学制定，因此，可以实行相对粗略一些的人头费加权办法，比如，可粗略地为儿童、成年人与老人制定有差异的人头费标准，在一定程度上适应三类人群医疗服务需求和医疗费用的差异，体现公平。

门诊保障：从个人账户到门诊统筹

实行定点社区就医还需要考虑到一些特殊人群、特殊疾病的处理。定点社区就医不应损害参保患者的合理就医权益。社区医疗机构一般没有儿科，儿童（特别是年龄较小的儿童）在社区就医有一定的风险，家长也不放心社区的服务能力。因此，可以考虑将儿童群体例外处理，允许儿童选择儿童医院和等级医院的儿科定点就医。此外，社区卫生服务机构一般也缺乏传染、精神类疾病和部分慢性病的专科服务能力，对患有这些疾病的特殊参保患者也应允许选择社区之外的综合或专科医院定点就医。

实行定点社区就医还需要处理转诊结算的问题。对于门诊转诊，即由定点社区卫生服务机构转往其他社区卫生服务机构或等级医院进行门诊就医，转诊后所发生的费用支付责任应仍为原定点社区卫生服务机构，并计算在人头费定额范围内，从而促使定点社区卫生服务机构加强对转诊的监督和管理。而对于需要转诊住院的情况，转诊后的住院费用支付责任不属于门诊统筹的支付责任范围，就不应由转出的社区卫生服务机构承担管理和费用支付责任，应纳入整体的住院就医和费用支付管理之中。目前部分地区实行居民医保社区首诊，将门诊和住院打包，制定一个综合的人头费标准，将转诊住院发生的费用也记入人头费定额的责任范围。这种做法并不可取。让社区卫生服务机构承担监管等级医院住院情况的责任是不可能完成的任务。由于无力控制住院发生的医疗费用，往往造成转诊住院发生的费用过高，社区卫生服务机构获得的有限人头费也难以承担。

此外，我们认为，目前部分地区以家庭、居住社区为单位，集体选择（居住社区往往通过居民投票的方式进行选择）1 家定点社区卫生服务机构的做法也不可取。这种集体选择虽然方便了医保的管理，但却没有考虑到家庭不同成员（儿童、成年人和老人）、社区居民可能的医疗服务需求差异。比如，适合儿童就医的是儿童医院和有儿科的综合医院，适合某种慢性病患者就医的是具备这种慢性病专科治疗能力的定点医疗机构。集体选择 1 家定点就医医疗机构，往往只能符合部分人群的就医需要，而不符合其他人群的就医需要。因此，应该放弃这种集体选择定点医疗机构的做法，允许家庭成员、社区居民个人选择适合自己就医需要的定点就医医疗机构。

二、门诊统筹的医疗服务管理

依托社区卫生服务机构进行门诊统筹的管理可以大大减轻医疗保险经办机构的管理压力，但这并不意味着医疗保险经办机构在定点就医和按人头付费之外就可以对社区卫生服务机构放任自流。医疗保险经办机构仍然需要加强对社区卫生服务机构的监管，探索有效、简便的医疗服务管理机制。首先，医疗保险经办机构需要把管理的重心由控制费用转向医疗服务质量监督。在实行按人头付费之后，定点医疗机构并不必然选择通过提高医疗服务效率、合理控制成本来获益，也有可能通过减少治疗必须的合理医疗服务项目来获益，造成参保患者的合理医疗需求得不到满足。因此，医疗保险经办机构必须代表参保患者去监督定点医疗机构所提供的医疗服务数量和质量，维护参保患者的利益。其次，加强对慢性病门诊管理。在居民医保中，绝大多数慢性病仍然属于门诊统筹的支付范围（部分地区居民医保门诊大病中也包含一些慢性病种，但纳入的慢性病种通常比较少）。在门诊患者中，存在一个人群确定、疾病确定、需长期治疗的慢性病参保群体，慢性病群体不同于其他参保群体（这些人群平时无病，什么时候生病、生什么病并不确定、无法预测），其人群、疾病和治疗过程的确定性，以及慢性病长期治疗的高费用，使得医疗保险经办机构有必要进行专门的管理，提高此类人群的治疗效率和医保基金使用效率。一方面，需要对每个慢性病患者实行病种管理，规范治疗方案，实行按病种支付；另一方面，应加强健康管理，通过积极的社区健康管理来控制疾病发展，以此来控制医疗费用和医保基金支出。最后，医疗保险经办机构需要建立能够促进定点社区卫生服务机构之间相互竞争的管理机制。比如定点准入与退出机制（特别是退出机制），信用等级评定和激励机制等，促使定点社区卫生服务机构努力提高门诊医疗服务水平，转变运行模式

（以成本控制、开展积极的健康管理来获取更大收益），以适应门诊统筹的医疗服务需要。

三、社区卫生服务的发展及运行机制

门诊统筹的顺利实施和参保居民门诊保障的实现离不开社区卫生服务机构高质量的医疗服务提供。自 2006 年国家出台大力发展社区卫生服务的政策之后，总体来说，在地方政府的努力下，我国社区卫生服务取得了较大、较快的发展。但社区卫生服务仍然存在软硬件之间的不平衡和地区间的不平衡：一方面，很多地区（特别是经济发达地区）在社区卫生服务网点布局、用房和设备的配备等硬件建设方面取得了长足进步，但符合社区基本医疗服务需要的医务人员缺乏、吸引人才到社区行医的用人机制等推动社区卫生服务机构良性发展的软件建设仍然比较薄弱，社区卫生服务机构服务提供能力差、得不到社区居民信任的情况仍然普遍存在；另一方面，由于政府财力较弱、投入较少，中西部地区社区卫生服务建设仍然比较落后，社区卫生服务网点不足，社区卫生服务机构的就医环境和条件比较差。因此，仍然需要借力新医改，大力发展社区卫生服务。

一方面，要加快社区卫生服务网点建设。一是继续加大财政投入，特别是加大中央财政向中西部落后地区的倾斜力度，通过政府投入增加社区卫生服务的网点建设，提升社区卫生服务的硬件水平；二是进一步推动服务能力较弱的一、二级医院和单位职工医院向社区卫生服务机构转型，减少和弱化这类医疗机构的住院功能，强化其公共卫生和治疗常见病、多发病、慢性病的功能；三是鼓励和引导社会资本进入社区卫生服务领域，实行社区卫生服务的多元化发展，弥补政府投入不足的局限，同时也能促进公立、民营社区卫生服务机构之间的竞争。

另一方面，要增强社区卫生服务机构的活力和适应性。目前，卫生部门在发展社区卫生服务过程中采用收支两条线的财务管理政策值得商榷。收支两条线虽然可以给社区卫生服务机构提供基本的生存保障，但这种政府强化行政化管制的做法却会削弱社区卫生服务机构的竞争意识和对环境变化的适应能力。社区卫生服务机构的收支两条线管理对开展门诊统筹非常不利。收支两条线使得社区卫生服务机构更关注卫生主管部门的行政管理而不是关注如何为广大社区居民提供更好的服务，争取更多的收益来改善收入状况。在完全失去来自医保的经济激励机制的情况下，医疗保险经办机构将很难通过定点、费用支付、促进竞争等管理手段来促使社区卫生服务机构提升服务能力以满足社区居民的医疗服务需要。卫生部门更应该通过合理的财政投入、引入社会资本、促进竞争等方式来发展社区卫生服务，而不是通过强化行政管理来发展社区卫生服务。一方面，政府应该真正完全承担起公共卫生服务的责任，对每个公共卫生项目，政府应该按工作量、人头等给予足额的财政补贴，不要再出现只给任务、不给（不足额给）经费的情况；另一方面，在基本医疗服务提供方面，政府除了给予一定的用房、硬件投入外，应该更多地促使社区卫生服务机构依靠市场力量来发展，通过吸引更多的患者前来就医，通过合理的医疗服务来获取自身生存和发展的经济收入。

参 考 文 献

1. 丁纯. 德国医疗保障制度：现状、问题与改革. 欧洲研究，2007（6）

2. 费朝晖. 法国社会医疗保险制度的借鉴. 中国卫生经济，1997（7）

3. 顾昕. "收支两条线"：公立医疗机构的行政化之路. 中国卫生经济，2008（1）

4. 胡德伟. 近期亚太地区医疗保险制度的改革经验. 社会保险研究，2002（8）

5. 劳动和社会保障部考察团. 医疗保险管理能力建设项目——2004年赴韩国、新加坡考察报告（内部报告），2004

6. 劳动和社会保障部社会保险事业管理中心. 基本医疗保险费用结算办法实用指南. 北京：中国财政经济出版社，2001

7. 劳动和社会保障部社会保险研究所. 法国与瑞士医疗保险制度考察报告（内部报告），2005

8. 李国鸿. 法国医疗保险制度改革评析. 国外医学（卫生经济分册），2007（3）

9. 李国鸿，朱雪奇. 韩国医疗保险模式的发展与剖析，国外医学（卫生经济分册），1996（1）

10. 李向云，郑文贵，尹爱田. 韩国卫生服务支付方式的改革，国外医学（卫生经济分册），2004（2）

11. 林端宜. 台湾健康保险制度观. 中国中医药信息杂志，2003（2）

12. 刘玉. 日本医疗保险制度及启示. 社会保险研究，2002（10）

13. 陆文民. 台湾的"全民健康保险"计划. 江苏卫生事业管理, 1997 (5)

14. 吕学静. 日本社会保障制度. 北京：经济管理出版社, 2000 (5)

15. 马兵. 发展与挑战——韩国医疗卫生综述. 中国卫生产业, 2005 (7)

16. 仇雨临. 加拿大社会保障制度的选择及其对中国的启示. 北京：经济管理出版社, 2003

17. 饶克勤, 刘新明. 国际医疗卫生体制改革与中国. 北京：中国协和医科大学出版社, 2007

18. 卫生部政策法规司编印. 工业化国家医疗保险制度改革（内部资料）, 1997

19. 王东进. 回顾与前瞻：中国医疗保险制度改革. 北京：中国社会科学出版社, 2008

20. 王东进. 既要认识到门诊统筹的重要性, 更要看到其复杂性、艰巨性, 中国医疗保险, 2011 (9)

21. 王宗凡. 城镇居民医保门诊统筹难题分析. 中国医疗保险, 2010 (10)

22. 杨雅林. 德国：改革强制性的社会医疗保险. 当代医学, 2006 (4)

23. Youngsoo Shin. 韩国的健康保险制度. 中华医院管理杂志, 1994 (5)

24. 袁林. 从法国医疗保险制度的历史变革谈北京市医疗保险制度改革后可能出现的问题及对策. 首都医药, 2000 (7)

25. 岳颂东. 法国医疗保险制度及其启示, 管理世界, 2000 (4)

26. 赵星铁. 社会立法的风风雨雨——略论俾斯麦社会立法. 历史教学问题, 2004 (2)

27. 中国社会保险学会医疗保险分会考察团. 澳大利亚新西兰医疗保险药品管理考察报告（内部报告）, 2006

28. Richard B Saltman，etc，Primary Care in the Driver's Seat? Organizational Reform in European Primary Care，Open University Press，2006

29. SSA，Social security programs throughout the world，2004

30. SSA，Social Security programs Throughout The World，2006

附录

国务院关于建立城镇职工基本医疗保险制度的决定

(国发〔1998〕44号)

各省、自治区、直辖市人民政府，国务院各部委、各直属机构：

加快医疗保险制度改革，保障职工基本医疗，是建立社会主义市场经济体制的客观要求和重要保障。在认真总结近年来各地医疗保险制度改革试点经验的基础上，国务院决定，在全国范围内进行城镇职工医疗保险制度改革。

一、改革的任务和原则

医疗保险制度改革的主要任务是建立城镇职工基本医疗保险制度，即适应社会主义市场经济体制，根据财政、企业和个人的承受能力，建立保障职工基本医疗需求的社会医疗保险制度。

建立城镇职工基本医疗保险制度的原则是：基本医疗保险的水平要与社会主义初级阶段生产力发展水平相适应；城镇所有用人单位及其职工都要参加基本医疗保险，实行属地管理；基本医疗保险费由用人单位和职工双方共同负担；基本医疗保险基金实行社会统筹和个人账户相结合。

二、覆盖范围和缴费办法

城镇所有用人单位，包括企业（国有企业、集体企业、外商投资企业、私营企业等）、机关、事业单位、社会团体、民办非企业单位及其职工，都要参加基本医疗保险。乡镇企业及其职工、城镇个体经济组织业主及其从业人员是否参加基本医疗保险，由各省、自治区、直辖市人民政府决定。

基本医疗保险原则上以地级以上行政区（包括地、市、州、盟）为统筹单位，也可以县（市）为统筹单位，北京、天津、上海3个直辖市原则上在全市范围内实行统筹（以下简称统筹地区）。所有用人单位及其职工都要按照属地管理原则参加所在统筹地区的基本医疗保险，执行统一政策，实行基本医疗保险基金的统一筹集、使用和管理。铁路、电力、远洋运输等跨地区、生产流动性较大的企业及其职工，可以相对集中的方式异地参加统筹地区的基本医疗保险。

基本医疗保险费由用人单位和职工共同缴纳。用人单位缴费率应控制在职工工资总额的6%左右，职工缴费率一般为本人工资收入的2%。随着经济发展，用人单位和职工缴费率可作相应调整。

三、建立基本医疗保险统筹基金和个人账户

要建立基本医疗保险统筹基金和个人账户。基本医疗保险基金由统筹基金和个人账户构成。职工个人缴纳的基本医疗保险费，全部计入个人账户。用人单位缴纳的基本医疗保险费分为两部分，一部分用于建立统筹基金，一部分划入个人账户。划入个人账户的比例一般为用人单位缴费的30%左右，具体比例由统筹地区根据个人账户的支付范围和职工年龄等因素确定。

统筹基金和个人账户要划定各自的支付范围，分别核算，不得互相挤占。要确定统筹基金的起付标准和最高支付限额，起付标准原则上控制在当地职工年平均工资的10%左右，最高支付限额原则上控制在当地职工年平均工资的4倍左右。起付标准以下的医疗费用，从个人账户中支付或由个人自付。起付标准以上、最高支付限额以下的医疗费用，主要从统筹基金中支付，个人也要负担一定比例。超过最高支付限额的医疗费用，可以通过商业医疗保险等途径解决。统筹基金的具体起付标准、最高支付限额以及在起付标准以上和最高支付限额以下医疗费用的个人负担比例，由统筹地区根据以收定支、收支平衡的原则确定。

四、健全基本医疗保险基金的管理和监督机制

基本医疗保险基金纳入财政专户管理，专款专用，不得挤占挪用。

社会保险经办机构负责基本医疗保险基金的筹集、管理和支付，并要建立健全预决算制度、财务会计制度和内部审计制度。社会保险经办机构的事业经费不得从基金中提取，由各级财政预算解决。

基本医疗保险基金的银行计息办法：当年筹集的部分，按活期存款利率计息；上年结转的基金本息，按 3 个月期整存整取银行存款利率计息；存入社会保障财政专户的沉淀资金，比照 3 年期零存整取储蓄存款利率计息，并不低于该档次利率水平。个人账户的本金和利息归个人所有，可以结转使用和继承。

各级劳动保障和财政部门，要加强对基本医疗保险基金的监督管理。审计部门要定期对社会保险经办机构的基金收支情况和管理情况进行审计。统筹地区应设立由政府有关部门代表、用人单位代表、医疗机构代表、工会代表和有关专家参加的医疗保险基金监督组织，加强对基本医疗保险基金的社会监督。

五、加强医疗服务管理

要确定基本医疗保险的服务范围和标准。劳动保障部会同卫生部、财政部等有关部门制定基本医疗服务的范围、标准和医药费用结算办法，制定国家基本医疗保险药品目录、诊疗项目、医疗服务设施标准及相应的管理办法。各省、自治区、直辖市劳动保障行政管理部门根据国家规定，会同有关部门制定本地区相应的实施标准和办法。

基本医疗保险实行定点医疗机构（包括中医医院）和定点药店管理。劳动保障部会同卫生部、财政部等有关部门制定定点医疗机构和定点药店的资格审定办法。社会保险经办机构要根据中西医并举，基层、专科和综合医疗机构兼顾，方便职工就医的原则，负责确定定点医疗机构和定点药店，并同定点医疗机构和定点药店签订合同，明确各自的责任、权利和义务。在确定定点医疗机构和定点药店时，要引进竞争机制，职工可选择若干定点医疗机构就医、购药，也可持处方在若干定点药店购药。国家药品监督管理局会同有关部门制定定点药店购药药事事故处理办法。

各地要认真贯彻《中共中央、国务院关于卫生改革与发展的决定》（中发

［1997］3 号）精神，积极推进医药卫生体制改革，以较少的经费投入，使人民群众得到良好的医疗服务，促进医药卫生事业的健康发展。要建立医药分开核算、分别管理的制度，形成医疗服务和药品流通的竞争机制，合理控制医药费用水平；要加强医疗机构和药店的内部管理，规范医药服务行为，减员增效，降低医药成本；要理顺医疗服务价格，在实行医药分开核算、分别管理，降低药品收入占医疗总收入比重的基础上，合理提高医疗技术劳务价格；要加强业务技术培训和职业道德教育，提高医药服务人员的素质和服务质量；要合理调整医疗机构布局，优化医疗卫生资源配置，积极发展社区卫生服务，将社区卫生服务中的基本医疗服务项目纳入基本医疗保险范围。卫生部会同有关部门制定医疗机构改革方案和发展社区卫生服务的有关政策。国家经贸委等部门要认真配合做好药品流通体制改革工作。

六、妥善解决有关人员的医疗待遇

离休人员、老红军的医疗待遇不变，医疗费用按原资金渠道解决，支付确有困难的，由同级人民政府帮助解决。离休人员、老红军的医疗管理办法由省、自治区、直辖市人民政府制定。

二等乙级以上革命伤残军人的医疗待遇不变，医疗费用按原资金渠道解决，由社会保险经办机构单独列账管理。医疗费支付不足部分，由当地人民政府帮助解决。

退休人员参加基本医疗保险，个人不缴纳基本医疗保险费。对退休人员个人账户的计入金额和个人负担医疗费的比例给予适当照顾。

国家公务员在参加基本医疗保险的基础上，享受医疗补助政策。具体办法另行制定。

为了不降低一些特定行业职工现有的医疗消费水平，在参加基本医疗保险的基础上，作为过渡措施，允许建立企业补充医疗保险。企业补充医疗保险费在工资总额 4% 以内的部分，从职工福利费中列支，福利费不足列支的部分，经同级财政部门核准后列入成本。

国有企业下岗职工的基本医疗保险费，包括单位缴费和个人缴费，均由再就业服务中心按照当地上年度职工平均工资的 60% 为基数缴纳。

七、加强组织领导

医疗保险制度改革政策性强，涉及广大职工的切身利益，关系到国民经济发展和社会稳定。各级人民政府要切实加强领导，统一思想，提高认识，做好宣传工作和政治思想工作，使广大职工和社会各方面都积极支持和参与这项改革。各地要按照建立城镇职工基本医疗保险制度的任务、原则和要求，结合本地实际，精心组织实施，保证新旧制度的平稳过渡。

建立城镇职工基本医疗保险制度工作从 1999 年初开始启动，1999 年年底基本完成。各省、自治区、直辖市人民政府要按照本决定的要求，制定医疗保险制度改革的总体规划，报劳动保障部备案。统筹地区要根据规划要求，制定基本医疗保险实施方案，报省、自治区、直辖市人民政府审批后执行。

劳动保障部要加强对建立城镇职工基本医疗保险制度工作的指导和检查，及时研究解决工作中出现的问题。财政、卫生、药品监督管理等有关部门要积极参与，密切配合，共同努力，确保城镇职工基本医疗保险制度改革工作的顺利进行。

国务院

一九九八年十二月十四日

国务院关于开展城镇居民基本医疗
保险试点的指导意见

国发〔2007〕20号

各省、自治区、直辖市人民政府，国务院各部委、各直属机构：

党中央、国务院高度重视解决广大人民群众的医疗保障问题，不断完善医疗保障制度。1998年我国开始建立城镇职工基本医疗保险制度，之后又启动了新型农村合作医疗制度试点，建立了城乡医疗救助制度。目前没有医疗保障制度安排的主要是城镇非从业居民。为实现基本建立覆盖城乡全体居民的医疗保障体系的目标，国务院决定，从今年起开展城镇居民基本医疗保险试点（以下简称试点）。各地区各部门要充分认识这项工作的重要性，将其作为落实科学发展观、构建社会主义和谐社会的一项重要任务，高度重视，统筹规划，规范引导，稳步推进。

一、目标和原则

（一）试点目标。2007年在有条件的省份选择2至3个城市启动试点，2008年扩大试点，争取2009年试点城市达到80%以上，2010年在全国全面推开，逐步覆盖全体城镇非从业居民。要通过试点，探索和完善城镇居民基本医疗保险的政策体系，形成合理的筹资机制、健全的管理体制和规范的运行机制，逐步建立以大病统筹为主的城镇居民基本医疗保险制度。

（二）试点原则。试点工作要坚持低水平起步，根据经济发展水平和各方面承受能力，合理确定筹资水平和保障标准，重点保障城镇非从业居民的大病医疗需求，逐步提高保障水平；坚持自愿原则，充分尊重群众意愿；明确中央和地方政府的责任，中央确定基本原则和主要政策，地方制订具体办法，

268

对参保居民实行属地管理；坚持统筹协调，做好各类医疗保障制度之间基本政策、标准和管理措施等的衔接。

二、参保范围和筹资水平

（三）参保范围。不属于城镇职工基本医疗保险制度覆盖范围的中小学阶段的学生（包括职业高中、中专、技校学生）、少年儿童和其他非从业城镇居民都可自愿参加城镇居民基本医疗保险。

（四）筹资水平。试点城市应根据当地的经济发展水平以及成年人和未成年人等不同人群的基本医疗消费需求，并考虑当地居民家庭和财政的负担能力，恰当确定筹资水平；探索建立筹资水平、缴费年限和待遇水平相挂钩的机制。

（五）缴费和补助。城镇居民基本医疗保险以家庭缴费为主，政府给予适当补助。参保居民按规定缴纳基本医疗保险费，享受相应的医疗保险待遇，有条件的用人单位可以对职工家属参保缴费给予补助。国家对个人缴费和单位补助资金制定税收鼓励政策。

对试点城市的参保居民，政府每年按不低于人均 40 元给予补助，其中，中央财政从 2007 年起每年通过专项转移支付，对中西部地区按人均 20 元给予补助。在此基础上，对属于低保对象的或重度残疾的学生和儿童参保所需的家庭缴费部分，政府原则上每年再按不低于人均 10 元给予补助，其中，中央财政对中西部地区按人均 5 元给予补助；对其他低保对象、丧失劳动能力的重度残疾人、低收入家庭 60 周岁以上的老年人等困难居民参保所需家庭缴费部分，政府每年再按不低于人均 60 元给予补助，其中，中央财政对中西部地区按人均 30 元给予补助。中央财政对东部地区参照新型农村合作医疗的补助办法给予适当补助。财政补助的具体方案由财政部门商劳动保障、民政等部门研究确定，补助经费要纳入各级政府的财政预算。

（六）费用支付。城镇居民基本医疗保险基金重点用于参保居民的住院和门诊大病医疗支出，有条件的地区可以逐步试行门诊医疗费用统筹。

城镇居民基本医疗保险基金的使用要坚持以收定支、收支平衡、略有结余的原则。要合理制定城镇居民基本医疗保险基金起付标准、支付比例和最高支付限额，完善支付办法，合理控制医疗费用。探索适合困难城镇非从业居民经济承受能力的医疗服务和费用支付办法，减轻他们的医疗费用负担。城镇居民基本医疗保险基金用于支付规定范围内的医疗费用，其他费用可以通过补充医疗保险、商业健康保险、医疗救助和社会慈善捐助等方式解决。

三、加强管理和服务

（七）组织管理。对城镇居民基本医疗保险的管理，原则上参照城镇职工基本医疗保险的有关规定执行。各地要充分利用现有管理服务体系，改进管理方式，提高管理效率。鼓励有条件的地区结合城镇职工基本医疗保险和新型农村合作医疗管理的实际，进一步整合基本医疗保障管理资源。要探索建立健全由政府机构、参保居民、社会团体、医药服务机构等方面代表参加的医疗保险社会监督组织，加强对城镇居民基本医疗保险管理、服务、运行的监督。建立医疗保险专业技术标准组织和专家咨询组织，完善医疗保险服务管理专业技术标准和业务规范。根据医疗保险事业发展的需要，切实加强医疗保险管理服务机构和队伍建设。建立健全管理制度，完善运行机制，加强医疗保险信息系统建设。

（八）基金管理。要将城镇居民基本医疗保险基金纳入社会保障基金财政专户统一管理，单独列账。试点城市要按照社会保险基金管理等有关规定，严格执行财务制度，加强对基本医疗保险基金的管理和监督，探索建立健全基金的风险防范和调剂机制，确保基金安全。

（九）服务管理。对城镇居民基本医疗保险的医疗服务管理，原则上参照城镇职工基本医疗保险的有关规定执行，具体办法由试点城市劳动保障部门会同发展改革、财政、卫生等部门制定。要综合考虑参保居民的基本医疗需求和基本医疗保险基金的承受能力等因素，合理确定医疗服务的范围。通过订立和履行定点服务协议，规范对定点医疗机构和定点零售药店的管理，明确医疗保险经办机构和定点的医疗机构、零售药店的权利和义务。医疗保险经办机构要简化审批手续，方便居民参保和报销医疗费用；明确医疗费用结算办法，按规定与医疗机构及时结算。加强对医疗费用支出的管理，探索建立医疗保险管理服务的奖惩机制。积极推行医疗费用按病种付费、按总额预付等结算方式，探索协议确定医疗费用标准的办法。

（十）充分发挥城市社区服务组织等的作用。整合、提升、拓宽城市社区服务组织的功能，加强社区服务平台建设，做好基本医疗保险管理服务工作。大力发展社区卫生服务，将符合条件的社区卫生服务机构纳入医疗保险定点范围；对参保居民到社区卫生服务机构就医发生的医疗费用，要适当提高医疗保险基金的支付比例。

四、深化相关改革

（十一）继续完善各项医疗保障制度。进一步完善城镇职工基本医疗保险制度，采取有效措施将混合所有制、非公有制经济组织从业人员以及灵活就业人员纳入城镇职工基本医疗保险；大力推进进城务工的农民工参加城镇职工基本医疗保险，重点解决大病统筹问题；继续着力解决国有困难企业、关闭破产企业等职工和退休人员的医疗保障问题；鼓励劳动年龄内有劳动能力的城镇居民，以多种方式就业并参加城镇职工基本医疗保险；进一步规范现行城镇职工基本医疗保险的支付政策，强化医疗服务管理。加快实施新型农村合作医疗制度。进一步完善城市和农村医疗救助制度。完善多层次医疗保障体系，搞好各项医疗保障制度的衔接。

（十二）协同推进医疗卫生体制和药品生产流通体制改革。根据深化医药卫生体制改革的总体要求，统筹协调医疗卫生、药品生产流通和医疗保障体系的改革和制度衔接，充分发挥医疗保障体系在筹集医疗资金、提高医疗质量和控制医疗费用等方面的作用。进一步转变政府职能，加强区域卫生规划，健全医疗服务体系。建立健全卫生行业标准体系，加强对医疗服务和药品市场的监管。规范医疗服务行为，逐步建立和完善临床操作规范、临床诊疗指南、临床用药规范和出入院标准等技术标准。加快城市社区卫生服务体系建设，充分发挥社区卫生服务和中医药服务在医疗服务中的作用，有条件的地区可探索实行参保居民分级医疗的办法。

五、加强组织领导

（十三）建立国务院城镇居民基本医疗保险部际联席会议制度。在国务院领导下，国务院城镇居民基本医疗保险部际联席会议（以下简称部际联席会议）负责组织协调和宏观指导试点工作，研究制定相关政策并督促检查政策的落实情况，总结评估试点工作，协调解决试点工作中出现的问题，并就重大问题向国务院提出报告和建议。

（十四）选择确定试点城市。省级人民政府可根据本地条件选择 2 至 3 个试点城市，报部际联席会议审定。试点城市的试点实施方案报部际联席会议办公室备案，由省（区、市）人民政府批准实施。

（十五）制定配套政策和措施。劳动保障部门要会同发展改革、财政、卫生、民政、教育、药品监督和中医药管理等有关部门制定相关配套政策和措施。各部门要根据各自的职责，协同配合，加快推进各项配套改革。动员社会各方面力量，为推进医疗保险制度改革创造良好的环境、提供有力的支持，确保试点工作的顺利进行。

（十六）精心组织实施。地方各级人民政府要充分认识试点工作的重大意义，切实加强组织领导。省级人民政府要根据本指导意见规定的试点目标和任务、基本政策和工作步骤，统筹规划，积极稳妥地推进本行政区域的试点工作。试点城市要在充分调研、周密测算、多方论证的基础上，制订试点实施方案并精心组织实施。已经先行开展基本医疗保险工作的城市，要及时总结经验，完善制度，进一步探索更加符合实际的基本医疗保险的体制和机制。

（十七）做好舆论宣传工作。建立城镇居民基本医疗保险制度直接关系广大群众的切身利益，是一项重大的民生工程，政策性很强。各地要坚持正确的舆论导向，加强对试点工作重要意义、基本原则和方针政策的宣传，加强对试点中好的做法和经验的总结推广，使这项惠民政策深入人心，真正得到广大群众和社会各界的理解和支持，使试点工作成为广大群众积极参与的实践。

各地要注意研究试点过程中出现的新情况、新问题，积极探索解决的办法，妥善处理改革、发展与稳定的关系。遇有重要情况及时向部际联席会议报告。

国务院

二〇〇七年七月十日

中共中央　国务院关于深化医药卫生
体制改革的意见（摘录）

（2009 年 3 月 17 日）

二、深化医药卫生体制改革的指导思想、基本原则和总体目标

（三）深化医药卫生体制改革的总体目标。建立健全覆盖城乡居民的基本医疗卫生制度，为群众提供安全、有效、方便、价廉的医疗卫生服务。

到 2011 年，基本医疗保障制度全面覆盖城乡居民，基本药物制度初步建立，城乡基层医疗卫生服务体系进一步健全，基本公共卫生服务得到普及，公立医院改革试点取得突破，明显提高基本医疗卫生服务可及性，有效减轻居民就医费用负担，切实缓解"看病难、看病贵"问题。

到 2020 年，覆盖城乡居民的基本医疗卫生制度基本建立。普遍建立比较完善的公共卫生服务体系和医疗服务体系，比较健全的医疗保障体系，比较规范的药品供应保障体系，比较科学的医疗卫生机构管理体制和运行机制，形成多元办医格局，人人享有基本医疗卫生服务，基本适应人民群众多层次的医疗卫生需求，人民群众健康水平进一步提高。

三、完善医药卫生四大体系，建立覆盖城乡居民的基本医疗卫生制度

建设覆盖城乡居民的公共卫生服务体系、医疗服务体系、医疗保障体系、药品供应保障体系，形成四位一体的基本医疗卫生制度。四大体系相辅相成，配套建设，协调发展。

（六）加快建设医疗保障体系。加快建立和完善以基本医疗保障为主体，其他多种形式补充医疗保险和商业健康保险为补充，覆盖城乡居民的多层次医疗保障体系。

　　建立覆盖城乡居民的基本医疗保障体系。城镇职工基本医疗保险、城镇居民基本医疗保险、新型农村合作医疗和城乡医疗救助共同组成基本医疗保障体系，分别覆盖城镇就业人口、城镇非就业人口、农村人口和城乡困难人群。坚持广覆盖、保基本、可持续的原则，从重点保障大病起步，逐步向门诊小病延伸，不断提高保障水平。建立国家、单位、家庭和个人责任明确、分担合理的多渠道筹资机制，实现社会互助共济。随着经济社会发展，逐步提高筹资水平和统筹层次，缩小保障水平差距，最终实现制度框架的基本统一。进一步完善城镇职工基本医疗保险制度，加快覆盖就业人口，重点解决国有关闭破产企业、困难企业等职工和退休人员，以及非公有制经济组织从业人员和灵活就业人员的基本医疗保险问题；2009 年全面推开城镇居民基本医疗保险，重视解决老人、残疾人和儿童的基本医疗保险问题；全面实施新型农村合作医疗制度，逐步提高政府补助水平，适当增加农民缴费，提高保障能力；完善城乡医疗救助制度，对困难人群参保及其难以负担的医疗费用提供补助，筑牢医疗保障底线。探索建立城乡一体化的基本医疗保障管理制度。

　　鼓励工会等社会团体开展多种形式的医疗互助活动。鼓励和引导各类组织和个人发展社会慈善医疗救助。

　　做好城镇职工基本医疗保险制度、城镇居民基本医疗保险制度、新型农村合作医疗制度和城乡医疗救助制度之间的衔接。以城乡流动的农民工为重点积极做好基本医疗保险关系转移接续，以异地安置的退休人员为重点改进异地就医结算服务。妥善解决农民工基本医疗保险问题。签订劳动合同并与企业建立稳定劳动关系的农民工，要按照国家规定明确用人单位缴费责任，将其纳入城镇职工基本医疗保险制度；其他农民工根据实际情况，参加户籍所在地新型农村合作医疗或务工所在地城镇居民基本医疗保险。

　　积极发展商业健康保险。鼓励商业保险机构开发适应不同需要的健康保险产品，简化理赔手续，方便群众，满足多样化的健康需求。鼓励企业和个人通过参加商业保险及多种形式的补充保险解决基本医疗保障之外的需求。在确保基金安全和有效监管的前提下，积极提倡以政府购买医疗保障服务的方式，探索委托具有资质的商业保险机构经办各类医疗保障管理服务。

五、着力抓好五项重点改革，力争近期取得明显成效

为使改革尽快取得成效，落实医疗卫生服务的公益性质，着力保障广大群众看病就医的基本需求，按照让群众得到实惠，让医务人员受到鼓舞，让监管人员易于掌握的要求，2009—2011年着力抓好五项重点改革。

（十六）加快推进基本医疗保障制度建设。基本医疗保障制度全面覆盖城乡居民，3年内城镇职工基本医疗保险、城镇居民基本医疗保险和新型农村合作医疗参保（合）率均达到90%以上；城乡医疗救助制度覆盖到全国所有困难家庭。以提高住院和门诊大病保障为重点，逐步提高筹资和保障水平，2010年各级财政对城镇居民基本医疗保险和新型农村合作医疗的补助标准提高到每人每年120元。做好医疗保险关系转移接续和异地就医结算服务。完善医疗保障管理体制机制。有效减轻城乡居民个人医药费用负担。

关于开展城镇居民基本医疗保险
门诊统筹的指导意见

人社部发〔2009〕66号

各省、自治区、直辖市人力资源社会保障（劳动保障）厅（局）、财政厅（局）、卫生厅（局），新疆生产建设兵团劳动保障局、财务局、卫生局：

根据《国务院关于印发医药卫生体制改革近期重点实施方案（2009—2011年）的通知》（国发〔2009〕12号）和《国务院关于开展城镇居民基本医疗保险试点的指导意见》（国发〔2007〕20号）的精神，为扩大城镇居民基本医疗保险制度受益面，切实减轻参保居民门诊医疗费用负担，有条件的地区可逐步开展城镇居民基本医疗保险门诊统筹工作，现就有关问题提出如下意见：

一、开展城镇居民基本医疗保险门诊统筹，要在坚持基本医疗保险政策规定的基础上，充分考虑门诊医疗服务特点和城镇居民对门诊医疗基本保障的迫切需要，进一步完善基本医疗保险的保障范围、筹资、支付等政策和就医、费用结算、业务经办等管理措施，通过统筹共济的方式合理分担参保居民门诊医疗费用。

二、开展门诊统筹应坚持以下原则：立足基本保障，从低水平起步，逐步减轻群众门诊医疗费用负担；实行社会共济，通过基金统筹调剂使用，提高基金保障能力；主要依托社区卫生服务中心（站）等基层医疗卫生机构，方便群众就医，降低医疗成本。

三、根据城镇居民基本医疗保险基金支付能力，在重点保障参保居民住

277

院和门诊大病医疗支出的基础上，逐步将门诊小病医疗费用纳入基金支付范围。城镇居民基本医疗保险基金要坚持收支平衡的原则，门诊统筹所需费用在城镇居民基本医疗保险基金中列支，单独列账。

四、建立门诊统筹可以从慢性病发生较多的老年人起步，也可以从群众反映负担较大的多发病、慢性病做起。门诊统筹可以单独设立起付标准、支付比例和最高支付限额，具体可由各统筹地区根据实际合理确定。门诊统筹支付水平要与当地经济发展和医疗消费水平相适应，与当地城镇居民基本医疗保险筹资水平相适应。

五、开展门诊统筹应充分利用社区卫生服务中心（站）等基层医疗卫生机构和中医药服务。将符合条件的基层医疗卫生机构纳入基本医疗保险定点范围。起步阶段，门诊统筹原则上用于在定点基层医疗卫生机构发生的门诊医疗费用，随着分级诊疗和双向转诊制度的建立完善，逐步将支付范围扩大到符合规定的转诊费用。同时，要通过制定优惠的偿付政策，提供方便快捷的服务，鼓励和引导参保居民充分利用基层医疗卫生服务。各级卫生行政部门要合理设置基层医疗卫生机构，促进基层医疗卫生机构与转诊医疗机构的分工合作，探索建立分级诊疗制度及转诊相关管理办法和标准。统筹地区人力资源社会保障部门要会同卫生行政部门共同探索首诊和转诊的参保人员就医管理办法，促进建立双向转诊制度。

六、探索适合门诊统筹费用控制机制和结算管理的方式。根据门诊就医和医疗费用支出特点，积极探索总额预付或按人头付费等费用结算办法。充分发挥医疗保险集团购买的优势，采取定服务机构、定服务项目、定考核指标、定结算标准、定支付办法等方式，探索就医、支付、结算一体化的门诊统筹综合管理办法，有效控制门诊医疗费用。

七、加强组织领导。各地要高度重视，科学决策，精心组织实施。切实加强经办能力建设，完善医疗保险信息系统，探索适应门诊统筹管理需要的经办方式，提高管理服务水平。要加强社区劳动保障平台与社区卫生服务机构的协作，促进参保人员健康管理。要认真研究工作中出现的新情况、新问题，积极探索解决办法，遇有重要情况要及时报告。

人力资源和社会保障部
财　　政　　部
卫　　生　　部
二〇〇九年七月二十四日

关于印发医药卫生体制五项重点改革 2011 年度 主要工作安排的通知（摘录）

国办发〔2011〕8 号

二、工作任务

（一）加快推进基本医疗保障制度建设。

1. 巩固扩大基本医疗保障覆盖面，基本实现全民医保。

（1）职工基本医疗保险（以下简称职工医保）、城镇居民基本医疗保险（以下简称城镇居民医保）参保人数达到 4.4 亿，参保率均提高到 90%以上。妥善解决关闭破产企业退休人员和困难企业职工参保问题。将在校大学生全部纳入城镇居民医保范围。积极推进非公有制经济组织从业人员、灵活就业人员和农民工参加职工医保。促进失业人员参保。落实灵活就业人员、未建立劳动关系的农民工等人员选择性参保的政策。（人力资源社会保障部、教育部、国资委、财政部负责）

（2）进一步巩固新型农村合作医疗（以下简称新农合）覆盖面，参合率继续稳定在 90%以上。（卫生部负责）

2. 全面提升基本医疗保障水平，增强保障能力。

（1）进一步提高筹资标准，政府对新农合和城镇居民医保补助标准均提高到每人每年 200 元，适当提高个人缴费标准。（财政部、卫生部、人力资源社会保障部负责）

（2）扩大门诊统筹实施范围，普遍开展城镇居民医保、新农合门诊统筹，将基层医疗卫生机构使用的医保目录内药品和收取的一般诊疗费按规定纳入支付范围；积极探索职工医保门诊统筹。（人力资源社会保障部、卫生部分别

负责）

（3）明显提高保障水平。城镇居民医保、新农合政策范围内住院费用支付比例力争达到70%左右。所有统筹地区职工医保、城镇居民医保和新农合政策范围内统筹基金最高支付限额分别达到当地职工年平均工资、当地居民年可支配收入和全国农民年人均纯收入的6倍以上，且均不低于5万元。（人力资源社会保障部、卫生部分别负责）

（4）积极开展提高重大疾病医疗保障水平试点，以省（区、市）为单位推开提高儿童白血病、先天性心脏病保障水平的试点，并在总结评估基础上增加试点病种，扩大试点地区范围。抓紧研究从医保、救助等方面对艾滋病病人机会性感染治疗给予必要支持的政策措施。（卫生部、人力资源社会保障部、民政部、财政部负责）

（5）全面提高医疗救助水平。资助困难人群参保，资助范围从低保对象、五保户扩大到低收入重病患者、重度残疾人、低收入家庭老年人等特殊困难群体。开展门诊救助。逐步降低、取消医疗救助起付线，政策范围内住院自付费用救助比例原则上不低于50%。探索开展特重大疾病救助试点。鼓励社会力量向医疗救助慈善捐赠，拓宽筹资渠道。（民政部、卫生部、人力资源社会保障部负责）

3. 提高基本医疗保障经办管理水平，方便群众就医结算。

（1）继续推广就医"一卡通"等办法，基本实现参保人员统筹区域内医疗费用即时结算（或结报，下同）。加强异地就医结算能力建设，开展省（区、市）内异地就医即时结算，探索以异地安置的退休人员为重点的就地就医、就地即时结算。做好农民工等流动就业人员基本医疗保险关系转移接续工作，研究缴费年限累计计算相关问题。（人力资源社会保障部、卫生部、发展改革委、财政部负责）

（2）加强医疗保障基金收支预算管理，建立基金运行分析和风险预警制度，控制基金结余，提高使用效率。职工医保和城镇居民医保基金结余过多的地区要把结余逐步降到合理水平；新农合统筹基金当年结余率控制在 15%以内，累计结余不超过当年统筹基金的 25%。基金当期收不抵支的地区要采取切实有效措施确保基金平稳运行。（人力资源社会保障部、卫生部、财政部分别负责）

（3）发挥医疗保障对医疗服务供需双方的引导和对医药费用的制约作用。对到基层医疗卫生机构就诊的，在医保支付比例上给予倾斜。改革医疗保险支付方式，大力推行按人头付费、按病种付费、总额预付。积极探索建立医保经办机构与医疗机构、药品供应商的谈判机制。（人力资源社会保障部、卫生部、发展改革委负责）

（4）加强医疗保险对医疗服务的监管。强化定点医疗机构和定点零售药店动态管理，建立完善医疗保险诚信等级评价制度，推行定点医疗机构分级管理，进一步规范定点医疗机构和定点药店的服务行为。研究逐步将医保对医疗机构医疗服务的监管延伸到对医务人员医疗服务行为的监管。依法加大对欺诈骗保行为的处罚力度。（人力资源社会保障部、卫生部分别负责）

（5）职工医保、城镇居民医保基本实现市（地）级统筹，鼓励地方探索省级统筹。有条件的地区进一步提高新农合统筹层次。加快推进基本医疗保障城乡统筹，稳步推进经办管理资源整合。做好各项基本医疗保障制度政策和管理的衔接，实现信息共享，避免重复参保。积极探索委托具有资质的商业保险机构经办各类医疗保障管理服务。（人力资源社会保障部、卫生部、财政部、民政部、保监会分别负责）

（6）支持商业健康保险发展，鼓励企业和个人通过参加商业保险及多种形式的补充保险解决基本医疗保障之外的需求。（保监会、人力资源社会保障部、卫生部负责）

国务院办公厅

二〇一一年二月十三日

关于普遍开展城镇居民基本医疗保险
门诊统筹有关问题的意见

（人社部发〔2011〕59号）

各省、自治区、直辖市人力资源社会保障厅（局），新疆生产建设兵团劳动保障局：

近年来，部分地区积极开展城镇居民基本医疗保险（以下简称居民医保）门诊统筹工作，减轻了居民门诊医疗费用负担，增强了制度保障能力，受到群众广泛欢迎。按照国务院办公厅医药卫生体制五项重点改革2011年主要安排的要求，今年要普遍开展居民医保门诊统筹工作。现就有关问题提出以下意见：

一、充分认识门诊统筹的重要意义

普遍开展居民医保门诊统筹是提高医疗保障水平的重要举措，有利于拓宽保障功能，减轻群众门诊医疗费用负担；是完善医疗保险管理机制的重要内容，有利于整体调控卫生资源，提高保障绩效；是落实"保基本、强基层、建机制"要求的重要抓手，有利于支持基层医疗机构建设，促进基本药物制度实施，推动医药卫生体制各项改革协调发展。

开展门诊统筹要坚持以下原则：坚持基本保障，重点保障群众负担较重的门诊多发病、慢性病，避免变成福利补偿；坚持社会共济，实现基金调剂使用和待遇公平；坚持依托基层医疗卫生资源，严格控制医疗服务成本，提高基金使用效率。

各地要统一思想，落实责任，加强组织实施，确保完成今年普遍开展门诊统筹的工作任务。要按照《关于开展城镇居民基本医疗保险门诊统筹的指

283

导意见》（人社部发〔2009〕66 号）的要求，加强管理，创新机制，努力提高门诊统筹保障绩效。要充分发挥医疗保险在医药卫生体制改革中的重要作用，着眼于调结构、建机制，降低医疗服务成本，优化卫生资源配置。

二、合理确定保障范围和支付政策

门诊统筹所需资金由居民医保基金解决。各地要综合考虑居民医疗需求、费用水平、卫生资源分布等情况，认真测算、合理安排门诊和住院资金。2011 年新增财政补助资金，在保证提高住院医疗待遇的基础上，重点用于开展门诊统筹。

门诊统筹立足保障参保人员基本医疗需求，主要支付在基层医疗卫生机构发生的符合规定的门诊医疗费用，重点保障群众负担较重的多发病、慢性病。困难地区可以从纳入统筹基金支付范围的门诊大病起步逐步拓展门诊保障范围。

合理确定门诊统筹支付比例、起付标准（额）和最高支付限额。对在基层医疗卫生机构发生的符合规定的医疗费用，支付比例原则上不低于 50%；累计门诊医疗费较高的部分，可以适当提高支付比例。对于在非基层医疗机构发生的门诊医疗费用，未经基层医疗机构转诊的原则上不支付。根据门诊诊疗和药品使用特点，探索分别制定诊疗项目和药品的支付办法。针对门诊发生频率较高的特点，可以采取每次就诊定额自付的办法确定门诊统筹起付额。要根据基金承受能力，综合考虑当地次均门诊费用、居民就诊次数、住院率等因素，合理确定门诊统筹最高支付限额，并随着基金承受能力的增强逐步提高。要结合完善就医机制，统筹考虑门诊、住院支付政策，做好相互之间的衔接，提高基金使用效率。

对恶性肿瘤门诊放化疗、尿毒症透析、器官移植术后抗排异治疗、糖尿病患者胰岛素治疗、重性精神病人药物维持治疗等特殊治疗，以及在门诊开展比住院更经济方便的部分手术，要采取措施鼓励患者在门诊就医。各地可以针对这些特殊治疗和手术的特点，单独确定定点医疗机构（不限于基层医疗机构），并参照住院制定相应的管理和支付办法，减轻他们的医疗费用负担。

三、完善医疗服务管理措施

根据门诊保障需要，建立健全适合门诊特点的医疗服务管理和考核体系，加强对门诊就诊率、转诊率、次均费用、费用结构等的考核，规范基层定点医疗机构医疗服务行为。做好与基层医疗服务体系建设、基本药物制度、全科医生制度等其他改革的衔接，做到相互促进。

居民医保门诊统筹执行基本医疗保险药品目录，在定点基层医疗机构保证《国家基本医疗保险药品目录》甲类药品（包括基本药物）的使用。对定点基层医疗机构医保甲类药品的配备和使用要提出明确要求，并纳入定点基层医疗机构考核体系。对部分患者门诊基本医疗必需的乙类药品，有条件的地区可以研究探索制订基层医疗机构医生处方外购药品的支付和管理办法。严格执行政府办基层医疗机构基本药物零差率销售政策，降低药品使用成本。

将一般诊疗费全额纳入医疗保险支付范围，按规定比例予以支付。建立健全门诊统筹诊疗服务规范和监管措施，加强对定点基层医疗机构服务行为监管，合理控制诊疗服务数量和费用，避免分解就诊、重复收费等不规范诊疗行为的发生。

四、创新就医管理和付费机制

创新门诊统筹就医管理和付费机制，管理重点逐步由费用控制向成本控制转变，降低服务成本，提高保障绩效。要充分利用基层医疗机构，引导群众基层就医，促进分级医疗体系形成。发挥医疗保险对卫生资源的调控作用，合理使用门诊和住院资源，降低住院率，从总体上控制医疗费用。

积极探索基层首诊和双向转诊就医管理机制。确定首诊基层医疗机构要综合考虑医疗机构服务能力、参保居民意愿、是否与上级医院建立协作关系等因素，一般一年一定，参保人只能选择一家。积极探索双向转诊，明确首诊、转诊医疗机构责任，逐步建立风险控制和费用分担机制。规范基层医疗机构上转病人，促进医院下转病人，推动形成分工合理的就医格局。

充分发挥医疗保险团购优势，通过谈判，控制医疗服务成本，减轻患者费用负担。各统筹地区要研究制定门诊统筹团购办法，明确规则、内容、流程等，在人头服务、慢病管理、常用药品、常规诊疗项目等方面探索团购工作。在实施总额预算管理的基础上，探索实行按人头付费等付费方式，建立风险共担的机制，促进医疗机构和医生主动控制费用。要根据不同付费方式的特点，明确监管重点，提高医疗质量，保障参保居民基本医疗权益。

五、加强经办管理

加强居民医保基金预算管理，统筹安排门诊和住院资金，提高基金使用效率。在统一进行预算管理的基础上，对门诊和住院医疗费用支出单独列账、分开统计。完善门诊和住院费用支出监测指标体系，建立动态分析制度。

完善门诊统筹协议管理。随着门诊统筹付费机制的完善，充实细化协议内容，将门诊统筹政策要求、管理措施、服务质量、考核办法、奖惩机制等落实到定点协议中，通过协议强化医疗服务监管。定期公布定点医疗机构医疗服务费用、质量、群众满意度等情况，充分发挥社会监督作用。加大考核力度，将考核结果与费用结算、奖励处罚挂钩。

加强信息系统建设。各统筹地区要加快发行社会保障卡，尽快将网络延伸到全部定点基层医疗机构和街道（乡镇）、社区（村）服务网点，利用信息化手段强化运行监控，方便即时结算。提高医疗保险信息系统建设部署层级，数据至少集中到地市一级。对定点医疗机构信息系统与医保信息系统的衔接提出明确要求，定点医疗机构向医保机构传输就诊结算信息，逐步由定时回传提高到实时回传，内容应包括个人就诊基本信息和各项医疗服务的汇总及明细信息（含自费项目）。

六、积极稳妥开展门诊统筹工作

各省（区、市）人力资源社会保障厅（局）要高度重视门诊统筹工作，研究制定具体落实措施和工作方案，加强对各统筹地区的工作指导和政策协调。尚未开展居民医保门诊统筹的地区，要抓紧出台相关政策，尽快启动实施；已开展居民医保门诊统筹的地区，要根据本通知要求进一步完善政策、加强管理。门诊统筹重点联系城市要做好重点专题探索工作，破解重点难点问题，实现体制机制创新。有条件的地区可以调整职工医保个人账户使用办法，探索职工门诊保障统筹共济办法。

　　门诊统筹工作政策性强、涉及面广，各级人力资源社会保障部门要主动加强与发展改革、财政、卫生、民政等部门的沟通协调，促进医改各项工作协同推进。各省（区、市）要充分发挥重点联系城市的作用，及时推广好的经验做法，形成上下互动的合力。

　　各地在推进居民医保门诊统筹过程中，遇有新情况、新问题请及时向我部报告。

二〇一一年五月二十四日

国务院关于印发"十二五"期间深化医药卫生体制改革规划暨实施方案的通知（摘录）

国发〔2012〕11号

"十二五"期间深化医药卫生体制改革规划暨实施方案

三、加快健全全民医保体系

充分发挥全民基本医保的基础性作用，重点由扩大范围转向提升质量。通过支付制度改革，加大医保经办机构和医疗机构控制医药费用过快增长的责任。在继续提高基本医保参保率基础上，稳步提高基本医疗保障水平，着力加强管理服务能力，切实解决重特大疾病患者医疗费用保障问题。

（一）巩固扩大基本医保覆盖面。职工医保、城镇居民医保和新农合三项基本医疗保险参保率在2010年基础上提高三个百分点。重点做好农民工、非公有制经济组织从业人员、灵活就业人员，以及关闭破产企业退休人员和困难企业职工参保工作。

（二）提高基本医疗保障水平。到2015年，城镇居民医保和新农合政府补助标准提高到每人每年360元以上，个人缴费水平相应提高，探索建立与经济发展水平相适应的筹资机制。职工医保、城镇居民医保、新农合政策范围内住院费用支付比例均达到75%左右，明显缩小与实际住院费用支付比例之间的差距；进一步提高最高支付限额。城镇居民医保和新农合门诊统筹覆盖所有统筹地区，支付比例提高到50%以上；稳步推进职工医保门诊统筹。

（三）完善基本医保管理体制。加快建立统筹城乡的基本医保管理体制，探索整合职工医保、城镇居民医保和新农合制度管理职能和经办资源。有条件的地区探索建立城乡统筹的居民基本医疗保险制度。按照管办分开原则，

288

完善基本医保管理和经办运行机制，明确界定职责，进一步落实医保经办机构的法人自主权，提高经办能力和效率。在确保基金安全和有效监管的前提下，鼓励以政府购买服务的方式，委托具有资质的商业保险机构经办各类医疗保障管理服务。

（四）提高基本医保管理服务水平。加快推进基本医保和医疗救助即时结算，使患者看病只需支付自负部分费用，其余费用由医保经办机构与医疗机构直接结算。建立异地就医结算机制，2015年全面实现统筹区域内和省内医疗费用异地即时结算，初步实现跨省医疗费用异地即时结算；做好基本医保和医疗救助结算衔接。完善医保关系转移接续政策，基本实现职工医保制度内跨区域转移接续，推进各项基本医疗保险制度之间衔接。加快建立具有基金管理、费用结算与控制、医疗行为管理与监督等复合功能的医保信息系统，实现与定点医疗机构信息系统的对接。积极推广医保就医"一卡通"，方便参保人员就医。

加强基本医保基金收支管理。职工医保基金结余过多的地区要把结余降到合理水平，城镇居民医保和新农合基金要坚持当年收支平衡的原则，结余过多的，可结合实际重点提高高额医疗费用支付水平。增强基本医保基金共济和抗风险能力，实现市级统筹，逐步建立省级风险调剂金制度，积极推进省级统筹。完善基本医保基金管理监督和风险防范机制，防止基本医保基金透支，保障基金安全。

（五）改革完善医保支付制度。加大医保支付方式改革力度，结合疾病临床路径实施，在全国范围内积极推行按病种付费、按人头付费、总额预付等，增强医保对医疗行为的激励约束作用。建立医保对统筹区域内医疗费用增长的制约机制，制定医保基金支出总体控制目标并分解到定点医疗机构，将医疗机构次均（病种）医疗费用增长控制和个人负担定额控制情况列入医保分级评价体系。积极推动建立医保经办机构与医疗机构、药品供应商的谈判机制和购买服务的付费机制。医保支付政策进一步向基层倾斜，鼓励使用中医药服务，引导群众小病到基层就诊，促进分级诊疗制度形成。将符合资质条件的非公立医疗机构和零售药店纳入医保定点范围，逐步将医保对医疗机构医疗服务的监管延伸到对医务人员医疗服务行为的监管。加强对定点医疗机构和零售药店的监管，加大对骗保欺诈行为的处罚力度。

（六）完善城乡医疗救助制度。加大救助资金投入，筑牢医疗保障底线。资助低保家庭成员、五保户、重度残疾人以及城乡低收入家庭参加城镇居民医保或新农合。取消医疗救助起付线，提高封顶线，对救助对象政策范围内住院自负医疗费用救助比例提高到 70% 以上。在试点基础上，全面推进重特大疾病救助工作，加大对重特大疾病的救助力度。无负担能力的病人发生急救医疗费用通过医疗救助基金、政府补助等渠道解决。鼓励和引导社会力量发展慈善医疗救助。鼓励工会等社会团体开展多种形式的医疗互助活动。

（七）积极发展商业健康保险。完善商业健康保险产业政策，鼓励商业保险机构发展基本医保之外的健康保险产品，积极引导商业保险机构开发长期护理保险、特殊大病保险等险种，满足多样化的健康需求。鼓励企业、个人参加商业健康保险及多种形式的补充保险，落实税收等相关优惠政策。简化理赔手续，方便群众结算。加强商业健康保险监管，促进其规范发展。

（八）探索建立重特大疾病保障机制。充分发挥基本医保、医疗救助、商业健康保险、多种形式补充医疗保险和公益慈善的协同互补作用，切实解决重特大疾病患者的因病致贫问题。在提高基本医保最高支付限额和高额医疗费用支付比例的基础上，统筹协调基本医保和商业健康保险政策，积极探索利用基本医保基金购买商业大病保险或建立补充保险等方式，有效提高重特大疾病保障水平。加强与医疗救助制度的衔接，加大对低收入大病患者的救助力度。

国务院

二〇一二年三月十四日

后　记

　　为门诊和住院都提供较好的费用保障是一个国家医疗保险制度是否完整、成熟的重要标志。由于历史的原因，在由公费劳保医疗制度向职工基本医疗保险制度转轨过程中，我国选择了统账结合的医疗保险制度模式，采用个人账户的方式提供门诊费用保障。之后，为了化解门诊大病较重的个人疾病负担，又实行门诊大病统筹。从而形成个人账户管普通门诊、社会统筹管住院和门诊大病的统账结合责任结构。不过，无论个人账户还是门诊大病，都只是门诊保障的过渡形式，门诊保障的发展趋势还是门诊统筹。在随后的城镇居民基本医疗保险和新型农村合作医疗制度建设中就没有设置个人账户，而是普遍建立门诊统筹。完整、成熟的医疗保险制度应该是门诊统筹＋住院统筹，不分普通门诊、门诊大病还是住院，都提供较高水平的费用保障。在实现全民医保之后，普遍建立门诊统筹也是我国进一步完善各类医疗保险制度的重要内容。本书就是一本有关我国医疗保险制度门诊保障的专著。本书试图对我国医疗保险制度发展过程中先后采用的三种门诊保障形式（个人账户、门诊大病和门诊统筹）的背景、制度安排、成效问题、发展趋势和政策建议进行全面的描述、阐释、分析和讨论。

　　本书是在三个研究项目研究成果基础上进一步修改、提炼和完善而形成的。这三个研究项目是："中国医疗保障体系建设研究"（2005 年）、"医疗保险门诊特殊疾病（门诊大病）管理研究"（2007 年）和"基本医疗保险门诊统筹研究"（2009 年）。三个研究项目都是在社会保障研究所原所长何平研究员的主持下完成的，感谢老领导的关照、指导和帮助。这三个研究项目分别得到了国家社会科学基金、上海罗氏制药公司、优时比制药公司和中国医疗保险研究会的经费资助。在此，对提供资助的上述单位和机构表示感谢。在三项课题研究过程中，我的同事田晓雯、李健、郭婕、董朝晖、赵巍巍和李常印以及张开金教授（东南大学）、于环同学（中国人民大学）、李洪瑞同学（中国人民大学）、何敏媚讲师（中国中医药大学）分别参与了地方调研、调研报告初稿撰写、国内外文献收集整理和数据统计分析等工作，对本书的形成作出了一定的贡献。在此，对他（她）们的支持和帮助表示诚挚的谢意。另外，三项课题的研究工作得到了人力资源和社会保障部医疗保险司、社会保险事业管理中心的各位领导和同事的大力支持和协助。在此，也对他们表示衷心感谢。

由于个人能力、资料不足、调研不充分以及未能及时跟进医疗保险政策和运行的最新变化等诸多因素的影响，本书还存在很多不足、缺陷和问题。在此也恭请读者朋友不吝赐教和指正。

王宗凡

2012 年 10 月